U0289387

外科学

刘 龙 刘 艳 刘国雄 主 编

云南出版集团公司
云南科技出版社
·昆明·

图书在版编目（CIP）数据

外科学 / 刘龙，刘艳，刘国雄主编. -- 昆明 ： 云
南科技出版社，2017.12
ISBN 978-7-5587-0985-2

Ⅰ．①外… Ⅱ．①刘… ②刘… ③刘… Ⅲ．①外科学
Ⅳ．①R6

中国版本图书馆CIP数据核字(2017)第319984号

外科学

刘龙　　刘艳　　刘国雄　　主编

责任编辑：王建明　　蒋朋美
责任校对：张舒园
责任印制：蒋丽芬
封面设计：张明亮

书　　号：978-7-5587-0985-2
印　　刷：长春市墨尊文化传媒有限公司
开　　本：889mm×1194mm　　1 / 16
印　　张：23.5
字　　数：400千字
版　　次：2020年8月第1版　　2020年8月第1次印刷
定　　价：94.00元

出版发行：云南出版集团公司云南科技出版社
地址：昆明市环城西路609号
网址：http://www.ynkjph.com/
电话：0871-64190889

前　言

外科学（Chirurgery）是医学科学的一个重要组成部分，它的范畴是在整个医学的历史发展中形成，并且不断更新变化的。

外科学是现代医学的一个科目，主要研究如何利用外科手术方法去解除病人的病原，从而使病人得到治疗。外科学和所有的临床医学一样，需要了解疾病的定义、病因、表现、诊断、分期、治疗、预后，而且外科学更重视开刀的适应证、术前的评估与照顾、手术的技巧与方法、术后的照顾、手术的并发症与预后等与外科手术相关的问题。

外科一般以需要手术或手法为主要疗法的疾病为对象，外科疾病也不是都需要手术的，而常是在一定的发展阶段才需要手术。不仅如此，由于医学的进展，有的原来认为应当手术的疾病，已经可以改用非手术疗法治疗，有的原来不能施行手术的疾病，创造了有效的手术疗法。所以，随着医学科学的发展和诊疗方法的改进，外科学的范畴将会不断地更新变化。

编写《外科学》一书的目的是介绍近年来外科学某领域的新知识、新理论、新技术、新方法、新信息。《外科学》全书内容包括无菌术、胃肠疾病、肝胆疾病、外科急腹症、中医骨伤科总论、骨折、关节脱位、筋伤、外科疾病的护理、骨外科疾病手术的护理。

本书适合高等医学院校图书馆及各级医院图书馆（室）收藏，读者对象为各级医院外科医师、外科专业进修生及研究生。由于时间原因，本书写作过程中难免出现纰漏，恳请读者不吝赐教。同时，本书在编写过程中，我们参阅了大量外科专业学术论文、外科专业网站有关外科学领域的理论与实践的最新研究成果、文献资料，引用了部分前辈和专家学者的观点和著述，在此向相关作者表示由衷的感谢！由于时间仓促和版面所限，未能一一列出，在此一并致谢。

目 录

第一章 概述

第一节 外科学的范畴

外科学是医学科学的一个重要组成部分，它的范畴是在整个医学的历史发展中形成，并且不断更新变化的。在古代，外科学的范畴仅仅限于一些体表的疾病和外伤；但随着医学科学的发展，对人体各系统、各器官的疾病在病因和病理方面获得了比较明确的认识，加之诊断方法和手术技术不断地改进，现代外科学的范畴已经包括许多内部的疾病。按病因分类，外科疾病大致可分为五类

（一）损伤 由暴力或其他致伤因子引起的人体组织破坏，例如内脏破裂、骨折、烧伤等，多需要手术或其他外科处理，以修复组织和恢复功能。

（二）感染 致病的微生物或寄生虫侵袭人体，导致组织、器官的损害、破坏、发生坏死和脓肿，这类局限的感染病灶适宜于手术治疗，例如坏疽阑尾的切除、肝脓肿的切开引流等。

（三）肿瘤 绝大多数的肿瘤需要手术处理。良性肿瘤切除有良好的疗效；对恶性肿瘤，手术能达到根治、延长生存时间或者缓解症状的效果。

（四）畸形 先天性畸形，例如唇裂腭裂、先天性心脏病、肛管直肠闭锁等，均需施行手术治疗。后天性畸形，例如烧伤后瘢痕挛缩，也多需手术整复，以恢复功能和改善外观。

（五）其他性质的疾病 常见的有器官梗阻如肠梗阻、尿路梗阻等；血液循环障碍如下肢静脉曲张、门静脉高压症等；结石形成如胆石症、尿路结石等；内分泌功能失常如甲状腺功能亢进症等，也常需术治疗予以纠正。

外科学，不但包括上列疾病的诊断、预防以及治疗的知识和技能，而且还要研究疾病的发生和发展规律。为此，现代外科学必然要涉及实验以及自然科学基础。

外科学与内科学的范畴是相对的。如上所述，外科一般以需要手术或手法为主要疗法的疾病为对象，而内科一般以应用药物为主要疗法的疾病为对象。然而，外科疾病也不是都需要手术的，而常是在一定的发展阶段才需要手术，例如化脓性感染，在期一般先用药物治疗，形成脓肿时才需要切开引流。而一部分内科疾病在它

发展到某一阶段也需要手术治疗，例如胃十二指肠溃疡引起穿孔或大出血时，常需要手术治疗。不仅如此，由于医学科学的进展，有的原来认为应当手术的疾病，现在可以改用非手术疗法治疗，例如大部分的尿路结石可以应用体外震波，使结石粉碎排出。有的原来不能施行手术的疾病，现在已创造了有效的手术疗法，例如大多数的先天性心脏病，应用了低温麻醉或体外循环，可以用手术方法来纠正。特别在近年由于介入放射学的迅速进展，使外科与内科以及其他专科更趋于交叉。所以，随着医学科学的发展和诊疗方法的改进，外科学的范畴将会不断地更新变化。

第二节 外科学发展简史

外科学和整个医学一样，是人们长期同疾病作斗争的经验总结，其进展则是由社会各个历史时期的生产和科学技术发展所决定的。

现代外科学奠基于是 19 世纪 40 年代，先后解决了手术疼痛、伤口感染和止血、输血等问题。

手术疼痛曾是妨碍外科发展的重要因素之一。1846 年美国 Morton 首先采用了乙醚作为全身麻醉剂，并协助 Warren 用乙醚麻醉施行了很多大手术。自此，乙醚麻醉就被普遍地应用于外科。1892 年德国 Schleich 首先倡用可卡因作局部浸润麻醉，但由于其毒性高，不久即由普鲁卡因所代替，至今普鲁卡因仍为安全有效的局部麻醉药。

1877 年德国 Bergmann 对 15 例膝关节穿透性损伤伤员，仅进行伤口周围的清洁和消毒后即加以包扎，有 12 例痊愈并保全了下肢，他认为，不能将所有的伤口都视为感染的，而不让伤口再被沾污更为重要。在这个基础上他采用了蒸气灭菌，并研究了布单、敷料、手术器械等的灭菌措施，在现代外科学中建立了无菌术。1889 年德国 Furbringer 提出了手臂消毒法，1890 年美国 Halsted 倡议戴橡皮手套，这样就使无菌术臻于完善。

现代外科学传入我国虽已有百余年的历史，而在旧中国进展很慢，一直处于落后状态。有的外科设备的大医院都设在少数几个大城市，稍大的手术如胃大部切除、胆囊切除或肾切除等也只能在几个大城市的几个大医院中进行；外科医生很少，外科的各种专科多未形成。建国后，我国外科学建立了比较完整的外科体系。全国各省、自治区、直辖市都有了医学院校，外科队伍不断发展壮大；外科专科如麻醉科、腹部外科、胸心外科、骨科、整复外科、泌尿外科、脑神经外科以及小儿外科等均已先后建立。外科技术不但得到普及，并且在普及的基础上有了显著的提高。普及方面：全国的县医院已有外科设备和外科医生，技术条件不断改善；而且不少县以下的基层卫生院也开展了外科工作。提高方面：新的外科领域如心血管外科、显微外科技术以及器官移植（心移植、肾移植、肝移植等）正在蓬勃开展，并取得了可喜的成绩。另外，重要的外科仪器器械如体外循环机、人工肾、心脏起搏器、纤维光束内窥镜、人造血管、人工心脏瓣膜、人工骨关节以及微血管器械、震波碎石装置等，都能自行设计生产。

由于各地贯彻了中医政策，中西医结合在外科领域里也取得了不少成绩。中西医结合治疗一些外科急腹症，如急性胰腺炎、胆管结石以及粘连性肠梗阻等，获得了较好疗效。中西医结合治疗骨折应用动静结合原则，采用小夹板局部外固定，既缩短了骨折愈合时间，又恢复了肢体功能。其他如内痔、肛瘘和血栓闭塞性脉管炎等应用中西医结合方法，均取得了较单纯西医治疗为好的效果。这些中西医结合的成就，深受我国广大人民欢迎，在国际上也受到重视。

必须认识到，世界上的每一项专业都经历了古今中外许许多多人的研究和探讨，积累了十分丰富的资料。外科学也是一样，历史上所有为解除病人疾苦而刻苦钻研的外科工作者，对外科学的充实和提高都作出了有益的贡献，都是值得我们继承和学习的。

第二章 无菌术

微生物普遍存在于人体和周围环境。在手术、穿刺、注射、插管、换药等过程中，如不采取一定措施，微生物即可通过直接接触、飞沫和空气进入伤口，引起感染。无菌术即是针对这些感染来源所采取的一种预防措施，由灭菌法、抗菌法和一定的操作规则及管理制度所组成。

灭菌系指杀灭一切活的微生物，而消毒系指杀灭病原微生物和其他有害微生物，并不要求清除或杀灭所有微生物（如芽孢等）。灭菌法一般是指预先用物理方法，彻底消灭掉与手术区或伤口接触的物品上所附带的微生物。有的化学品如甲醛、戊二醛、环氧乙烷等，可以杀灭一切微生物，故也可在灭菌法中应用。消毒法又称抗菌法，常指应用化学方法来消灭微生物，例如器械的消毒，手术室空气的消毒，手术人员的手和臂的消毒以及病人的皮肤消毒。有关的操作规则和管理制度则是防止已经灭菌和消毒的物品、已行无菌准备的手术人员或手术区不再被污染，以免引起伤口感染的办法。

灭菌法所用的物理方法有高温、紫外线、电离辐射等，而以高温的应用最为普遍。手术器械和应用物品如手术衣、手术巾、纱布和盆、罐等都可用高温来灭菌。电离辐射主要用于药物如抗生素、激素、类固醇、维生素等，以及塑料注射器和缝线等的灭菌。紫外线可以杀灭悬浮在空气中、水中和附于物体表面的细菌、真菌、支原体和病毒等。但它不能射入食物和衣料、被服等纺织物，故一般常用于室内空气的灭菌。抗菌法所用化学制剂的种类很多。理想的消毒药物应能杀灭细菌、芽孢、真菌等一切能引起感染的微生物而不损害正常组织。但目前尚无能够达到上述要求的药物。一般可根据要消毒的器械、物品等的性质，来选用不同的药物，以发挥药物的作用和减少其不良反应。

第一节 手术器械、物品的灭菌、消毒法

（一）灭菌法

1.高压蒸气灭菌法　应用最普遍，效果可靠。高压蒸气灭菌器可分为下排气式

和预真空式两类。后者的灭菌时间短，对需要灭菌的物品的损害轻微，但价贵，应用未普及。目前在国内广泛应用的为下排气式灭菌器，灭菌时间较长。这种灭菌器的式样很多，有手提式、立式和卧式等多种。但其基本结构和作用原理相同，由一个具有两层壁的能耐高压的锅炉所构成，蒸气进入消毒室内，积聚而产生压力。蒸气的压力增高，温度也随之增高。用蒸气压力104.0～137.3kPa（15～20 lbf/in2）时，温度可达121～126℃，维持30分钟，即能杀死包括具有顽强抵抗力的细菌芽孢在内的一切细菌，达到灭菌目的。

高压蒸气灭菌器的使用方法略述如下：将需要灭菌的物品放入消毒室内，紧闭器门。先使蒸气进入夹套，在达到所需的控制压力后，将冷凝水泄出器前面的冷凝阀旋开少许，再将总阀开放，使蒸气进入消毒室。冷凝阀的开放是使冷凝水和空气从消毒室内排出，以确保消毒室所需的温度。此时，可看到夹套的蒸气压力下降，消毒室的蒸气压力上升。在消毒室温度表达到预选温度时，开始计算菌时间。灭菌时间终了后，让消毒室内的蒸气自然冷却或予以排气。在消毒室压力表下降到"0"位1～2分钟后，将门打开。再等10～15分钟后取出已灭菌的物品。由于余热的作用和蒸发，包裹即能干燥。物品灭菌后，一般可保留2周。

注意事项:①需要灭菌的各种包裹不应过大、过紧，一般应小于55cm×33cm×22cm；②放入灭菌器内的包裹，不要排得太密，以免妨碍蒸气透入，影响灭菌效果；③包内和包外各贴一条灭菌指示带（长约6～8cm），如压力达到时候15分钟时，指示纸带上即出现黑色条纹，表示已达灭菌的要求。包内放入用纸包好的升华硫磺粉物的检测温度的方法，因为所用的硫磺品种不同，多数的熔点为114～1160C，故结果有时并不可靠；④易燃和易爆炸物品如碘仿、苯类等，禁用高压蒸气灭菌法；锐利器械如刀、剪不宜用此法灭菌，以免变钝；⑤瓶装液体灭菌时，要用玻璃纸和纱布包扎瓶口，如用橡皮塞的，应插入针头排气；⑥已灭菌的物品应做记号，以便识别，并需与未灭菌的物品分开放置，以免弄错；⑦要有专人负责，每次灭菌前，应检查安全阀的性能是否良好，以防锅内压力过高，发生爆炸。

高压蒸气灭菌法多用于一般能耐受高温的物品，如金属器械、玻璃、搪瓷、敷料、橡胶类、药物等灭菌。各类物品灭菌所需的时间、温度和压力见表2-1-1。

表2-1-1 灭菌所需时间、温度和压力

物口种类	灭菌所需时间（分）	蒸气压力（kPa）	表压（lbf/in2）	饱和蒸气相对温度（℃）

6

橡胶类	15	104.0～107.9	15～16	121
敷料类	15～45	104.0～137.3	15～20	121～126
器械类	10	104.0～137.0	15～20	121～126
器皿类	15	104.0～137.0	15～20	121～126
瓶装溶液类	20～40	104.0～137.0	15～20	121～126

2.煮沸灭菌法　常用的有煮沸灭菌器。但一般铝锅洗去油脂后，也可作煮沸灭菌用。本法适用于金属器械、玻璃及橡胶类等物品，在水中煮沸至高无上1000C后，持续15～20分钟，一般细菌可被杀灭，但带芽孢的细菌至少需要煮沸1小时才能杀灭。如在水中加碳酸氢钠，使成2%碱性溶液，沸点可提高到时候105℃，灭菌时间缩短至10分钟，并可防止金属物品生锈。高原地区气压低、沸点低，故海拔高度每增高300m，一般应延长灭菌时间2分钟。为了节省时间和保证灭菌质量，在高原地区，可应用压力锅来煮沸灭菌。压力锅的蒸气压力一般为127.5 k Pa，锅内最高温度能达124℃左右，10分钟即可灭菌。

注意事项：①物品必须完全浸没在水中，才能达到灭菌目的；②橡胶和丝线类应于水煮沸后放入，持续煮沸15分钟即可取出，以免煮沸过久影响质量；③玻璃类物品要用纱布包好，放入冷水中煮，以免骤热而破裂；如为注射器，应拔出其内芯，用纱布包好针筒、内芯；④灭菌时间应从水煮沸后算起，如果中途加入其他物品，应重新计算时间；⑤煮沸器的锅盖应严密关闭，以保持沸水温度。

3.火烧法　在紧急情况下，金属器械的灭菌可用此法。将器械放在搪瓷或金属盆中，倒入95%酒精少许，点火直接燃烧。但此法常使锐利器械变钝，又能使器械失去光泽，一般不宜应用。

（二）　消毒法

1.药液浸泡消毒法　锐利器械、内腔镜等不适于热力灭菌的器械，可用化学药液浸泡消毒。常用的化学消毒剂有下列几种：

（1）1:1000　新洁尔灭溶液，浸泡时间为30分钟，常用于刀片、剪刀、缝针的消毒。1000ml中加医用亚硝酸钠5g，配成"防锈新洁尔灭溶液"，有防止金属器械生锈的作用。药液宜每周更换1次。

（2）70%酒精，浸泡30分钟，用途与新洁尔灭溶液相同。酒精应每周过滤，并核对浓度 1 次。

（3）10%甲醛溶液，浸泡时间为 30 分钟，适用于输尿管导管、塑料类、有机玻璃的消毒。

（4）2%戊二醛水溶液，浸泡 10～30 分钟，用途与新洁尔灭溶液相同，但灭菌效果更好。

（5）1:1000 洗必泰溶液，抗菌作用较新洁尔强。浸泡时间为 30 分钟。

注意事项：①浸泡前，要擦净器械上的油脂；②要消毒的物品必须全部浸入溶液中；③有轴节的器械（如剪刀），轴节应张开；管瓶类物品的内外均应浸泡在消毒液中；④使用前，需用灭菌盐水将药液冲洗干净，以免组织受到药液的损害。

2.甲醛蒸气熏蒸法　用 24cm 有蒸格的铝锅，蒸格下放一量杯，加入高锰酸钾 2.5g，再加入 40%甲醛（福尔马林）溶液 5ml，蒸格上放丝线，熏蒸 1 小时，即可达消毒目的，丝线不会变脆。

清洁、保管和处理：一切器械、敷料和用具在使用后，都必须经过一定的处理，才能重新进行消毒，供下次手术使用。其处理方法随物品种类、污染性质和程度而不同。凡金属器械、玻璃、搪瓷等物，在使用后都需用清水洗净，特别需注意沟、槽、轴节等处的去污，金属器械还须擦油防锈；各种橡胶管还需注意冲洗内腔，然后擦干。曾接触过脓液或 HbsAg 阳性，尤其是 HbeAg 阳性病人的血液的手术用品，应另作处理（表 2-1-1）。然后用清水冲洗干净，擦干或晾干。

表 2-1-1　感染手术后，手套、敷料、器械等的处理

手术种类	敷料、手套的处理	器械的处理
化脓性感染手术后	1:1000 新洁尔灭溶液浸泡 1～2 小时	1:1000 新洁尔灭溶液清洗后，煮沸 10 分钟。锐利器械可浸泡 1～2 小时
绿脓杆菌感染手术后	1:1000 新洁尔灭溶液浸泡 2～3 小时	1:1000 新洁尔灭溶液浸泡 1～2 小时,煮沸 10 分钟。锐利器械可浸泡 2 小时
破伤风、气性坏疽手术后	1:1000 新洁尔灭沉沦浸泡 4 小时	
乙型肝炎抗原阳性病人手术后	2%戊二醛水溶液或 0.2%过氧乙酸溶液浸泡 1 小时	2%戊二醛水溶液或 0.2%过氧乙酸溶液浸泡 1 小时

第二节 手术人员和病人手术区域的准备

一、手术人员术前准备

（一）概述

1.一般准备进手术室要换穿手术室准备的清洁鞋和衣裤，戴好口罩及帽子。口罩

要盖住鼻孔，帽子要盖住全部头发。剪短指甲，并除去甲缘下积垢。手臂皮肤破损有化脓感染时，不能参加手术。

2.手臂消毒法在皮肤皱纹内和皮肤深层如毛囊、皮脂腺等都藏有细菌。手臂消毒法仅能清除皮肤表面的细菌，并不能完全消灭藏在皮肤深处的细菌。在手术过程中，这些细菌会逐渐移到皮肤表面，故在手臂消毒后，还要戴上消毒橡胶手套和穿手术衣，以防止这些细菌污染手术伤口。

（二）手、手臂的消毒法

沿用多年的肥皂刷手法已逐渐被应用新型灭菌剂的刷手法所代替。后者刷洗手时间短，灭菌效果好，能保持较长时间的灭菌作用。洗手用的灭菌剂有含碘与不含碘两大类。

1.肥皂刷手法

（1）参加手术者先用肥皂作一般的洗手后，再用无菌毛刷蘸煮过的肥皂水刷洗手和臂，从手指尖到肘上 10cm 处，两臂交替刷洗，特别注意甲缘、甲沟、指蹼等处的刷洗。一次刷完后，手指朝上肘朝下，用清水冲洗手臂上的肥皂水。反复刷洗三遍，共约 10 分钟。用无菌毛巾从手到肘部擦干手臂，擦过肘部的毛巾不可再擦手部。

（2）将手和前臂浸泡在 70%酒精内 5 分钟。浸泡范围到肘上 6cm 处。

（3）如用新洁尔灭代替酒精，则刷手时间可减为 5 分钟。手臂在彻底冲净肥皂和擦干后，浸入 1：1000 新洁尔灭溶液中，用桶内的小毛巾轻轻擦洗 5 分钟后取出，待其自干。手臂上的肥皂必须冲净，因新洁尔灭是一种阳离子除污剂，肥皂是阴离子除污剂，带入肥皂将明显影响新洁尔灭的杀菌效力。配制的 1：1000 新洁尔溶液一般在使用 40 次后，不再继续使用。

（4）洗手消毒完毕，保持拱手姿势，手臂不应下垂，也不可再接触未经消毒的物品。否则，即应重新洗手。

2.碘而康刷手法：肥皂水擦洗双手、前臂至肘上 10cm 3 分钟，清水冲净，用无菌纱布擦干。用浸透 0.5%碘而康的纱布球涂擦手和前臂 1 遍，稍干后穿手术衣和戴手套。

3.灭菌王刷手法：灭菌王是不含碘的高效复合型消毒液。清水洗双手、前臂至肘上 10cm 后，用无菌刷蘸灭菌王 3～5ml 刷手和前臂 3 分钟。流水冲净，用无菌纱布擦干，再取吸足灭菌王的纱布球涂擦手和前臂。皮肤干后穿手术衣和戴手套

如果手术完毕，手套未破，连续施行另一手术时，可不用重新刷手，仅需浸泡酒精或新洁尔灭溶液 5 分钟，也可用碘而康或灭菌王涂擦手和前臂，再穿无菌手术衣和戴手套。但应采用下列更衣方法：先将手术衣自背部向前反折脱去，使手套的腕部随之翻转于手上，然后用右手扯下左手手套至手掌部，再以左手指脱去右手手套，最后用右手指在左手掌部推下左手手套。脱手套时，手套的外面不能接触皮肤。若前一次手术为污染手术，则连接施行手术前应重新洗手。

（三）穿无菌手术衣和戴手套的方法

目前多数医院都采用经高压蒸气灭菌的干手套，仅少数使用消毒液浸泡的湿手套。如用干手套，应先穿手术衣，后戴手套；如用湿手套，则应先戴手套，后穿手术衣。

1.穿无菌手术衣：将手术衣轻轻抖开，提起衣领两角，注意勿将衣服外面对向自己或触碰到其他物品或地面。将两手插入衣袖内，两臂前伸，让别人协肋穿上。最后双臂交叉提起腰带向后递，仍由别人在身后将带系紧。

2.戴无菌手套：没有戴无菌手套的手，只允许接触手套套口的向外翻折部分，不应碰到手套外面。

（1）戴干手套法：取出手套夹内无菌滑石粉包，轻轻地敷擦双手，使之干燥光滑。用左手自手套夹内捏住手套套口翻折部，将手套取出。先用右手插入右手手套内，注意勿触及手套外面；再用已戴好手套的右手指插入左手手套的翻折部，帮助左手插入手套内。

已戴手套的右手不可触碰左手皮肤。将手套翻折部翻回盖住手术衣袖口。用无菌盐水冲净手套外面的滑石粉。

（2）戴湿手套法：手套内要先盛放适量的无菌水，使手套撑开，便于戴上。戴好手套后，将手腕部向上举起，使水顺前臂沿肘流下，再穿手术衣。

二、病人手术区的准备

目的是消灭拟作切口处及其周围皮肤上的细菌。如皮肤上有较多油脂或胶布粘贴的残迹，可先用汽油或乙醚拭去，然后用 2.5%～3%碘酊涂擦皮肤，待碘酊干后，以 70%酒精将碘酊擦净两次。另一消毒方法是用 1:1000 新洁尔灭酊涂擦两遍。对婴儿、面部皮肤，口腔、肛门、外生殖器，一般用 1:1000 新洁尔酊或 1:1000 洗必泰酊涂擦两次消毒。也可用 0.75%吡咯烷酮碘消毒，此药刺激性小，作用持久。在植皮时，供皮区的消毒可用酒精涂擦 2～3 次。

注意事项：①涂擦上述药物时，应由手术区中心部向四周涂擦。如为感染伤口或肛门等处手术，则应自手术区外周涂向感染伤口或会阴肛门处。已经接触污染部位的药液纱布，不应再返擦清洁处；②手术区皮肤消毒范围要包括手术切口周围 15cm 的区域。如手术时有延长切口的可能，则应适当扩大消毒范围。现将不同手术部位的皮肤消毒范围，用图说明（图 2-2-1～图 2-2-4）。

图 2-2-1 颅脑手术　　　　　　　　　　　图 2-2-2 颈部手术

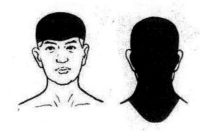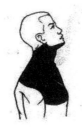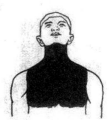

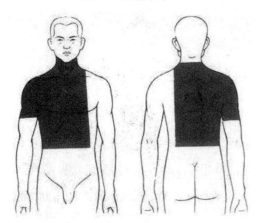

图 2-2-3 胸部手术

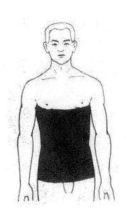

图 2-2-4 腹部手术

手术区消毒后，铺无菌布单。铺盖无菌布单的目的是除显露手术切口所必需的皮肤区以外，遮盖住其他部位，以避免和尽量减少手术中的污染。也可在手术区的皮肤上粘贴无菌塑料薄膜，切开后薄膜仍粘附在伤口边缘，可防止皮肤常存细菌在术中进入伤口。小手术仅盖一块孔巾即可，对较大手术，须铺盖无菌巾和其他必要的布单等。原则是除手术野外，至少要有两层无菌布单遮盖。一般的铺巾方法如下：用四块无菌巾，每块的一边双折少许，掩盖手术切口周围，每侧铺盖一块无菌巾。通常先铺操作者的对面，或铺相对不洁区（如会阴部、下腹部），最后铺靠近操作者的一侧，并用布巾钳夹住交角处，以防止移动。无菌巾铺下后，不可随便移动，如位置不准确，只能由手术区向外移，而不应向内移动。然后，根据情况，再铺中单、大单。大单的头端应盖过麻醉架，两侧和足端部应垂下超过手术台边 30cm。

第三节 手术进行中的无菌原则

在手术过程中，虽然器械和物品都已灭菌、消毒，手术人员也已洗手、消毒、穿戴无菌手术衣和手套，手术区又已消毒和铺覆无菌布单，为手术提供了一个无菌操作环境。但是，在手术进行中，如果没有一定的规章来保持这种无菌环境，则已经灭菌和消毒的物品或手术区域仍有受到污染，引起伤口感染的可能，有时可能使手术失败，甚至影响病人的生命。这个所有参加手术的人员必须认真执行的规章，即称无菌操作规则，如发现有人违反时，必须立刻纠正。无菌操作规则包括：

1.手术人员一经"洗手"，手臂即不准再接触未经消毒的物品。穿无菌手术衣和戴无菌手套后，背部、腰部以下和肩部以上都应认为是有菌地带，不能接触；同样，手术台边缘以下的布单，也不要接触。

2.不可在手术人员的背后传递器械及手术用品。坠落到无菌巾或手术台边以外的器械物品，不准拾回再用。

3.手术中如手套破损或接触到有菌地方，应另换无菌手套。前臂或肘部碰触有菌地方，应更换无菌手术衣或加套无菌袖套。无菌巾、布单等物，如已被湿透，其无菌隔离作用不再完整，应加盖干的无菌单。

4.在手术过程中，同侧手术人员如需调换位置时，应先退后一步，转过身，背对背地转到另一位置，以防止污染。

5.手术开始前要清点器械、敷料，手术结束时，检查胸、腹等体腔，核对器械、敷料数无误后，才能关闭切口，以免异物遗留腔内，产和严重后果。

6.切口边缘应以大纱布垫或手术巾遮盖，并用巾钳或缝线固定，仅显露手术切口。

7.作皮肤切口以及缝合皮肤之前，需用70%酒精或0.1%新洁尔灭溶液，再涂擦消毒皮肤一次。

8.切开空腔脏器前，要先用纱布垫保护周围组织，以防止或减少污染。

9.参观手术人员不可太靠近手术人员或站得太高，也不可经常在室内走动，以减少污染的机会。

第四节 手术室的管理

手术室需要一定的管理制度。在同一日内，一个手术室需要作数个手术的，应先作无菌手术，后作感染手术。每次手术完毕后和每日工作结束时，都应彻底洗刷地面，清除污染、敷料和杂物等。每周应彻底大扫除1次。手术室内应定期进行空气消毒。通常采用乳酸消毒法。在一般清洁工作后，打开窗户通风一小时，按100cm³空间，用80%乳酸12ml倒入锅内（或再加等量的水），置于三角架上，架下点一酒精灯，待蒸发完后将火熄灭，紧闭门窗30分钟后再打开通风。在绿脓杆菌感染手术后，则先用乳酸进行空气消毒，1～2小时后进行扫除，用1:1000新洁尔灭溶液揩洗室内物品后，开窗通风1小时。在破伤风、气性坏疽手术后，可用40%甲醛溶液

13

消毒手术室。按每 m³ 空间用甲醛溶液 2ml 和高锰酸钾 1g 计算，将甲醛溶液倒入高锰酸钾内，即能产生蒸气，12 小时后打开窗户通风。在 HBsAg 阳性，尤其是 HbeAg 阳性的病人手术后，地面和手术台等可撒布 0.1%次氯酸钠水溶液，30 分钟后清扫和清拭。也有采用紫外线消毒手术室空气的方法。通常以每 1m² 地面面积使用紫外线电功率 1～2 w 计算，照射 2 小时，照射距离不超过 2m。

凡进入手术室的人员，必须换上手术室的清洁鞋帽、衣裤和口罩。参加手术人员的数目不宜超过 2 人。患有急性感染和上呼吸道感染者，不得进入手术室。

第三章 胃肠道疾病

第一节 胃十二指肠疾病

一、胃十二指肠溃疡大出血

（一）概述

胃十二指肠溃疡大出血是因为溃疡基底部血管被侵蚀破裂所引起。多数为动脉出血。约 20%～30%的溃疡病病人会发生不同程度的出血。其临床表现取决于失血的量和速度。少量反复出血，表现为贫血，大便隐血试验阳性；出血量稍多（50～80ml）临床可出现柏油样便；大出血是指有明显胃肠道出血症状，即大量呕血和便血，血红蛋白降低，血压下降甚或出现休克者。引起大出血的溃疡病源，一般都位于胃小弯或十二指肠球部后壁。约 5%～20%的大出血病例需手术治疗。

（二）症状表现

1.呕血或柏油样便，或两者同时出现。

2.短期内出血>400ml，可有循环系统代偿现象；出血量>800ml，即可出现休克。

3.上腹部压痛，肠鸣音活跃。

（三）诊断依据

1.有典型溃疡病史（10%～15%的病人可无）。

2.呕血或柏油样便；3.有回流代偿或休克表现。

4.上腹部压痛，肠鸣音活跃。

5.胃镜检查可发现出血源。

6.选择性腹腔动脉造影，有时可见造影剂从溃疡出血点处溢入消化道。

（四）治疗

1.禁食，胃肠减压。

2.输血，输液。

3.应用止血剂。

4.手术治疗指征：有经非手术治疗24～48小时症状未改善或恶化；出血速度快，发生休克者（经6～8小时输血600～800ml，血压不能维持，红细胞压积急剧下降；反复多次出血者；疑有癌变者；年龄45岁以上，或有动脉硬化者。手术方式有包括溃疡在内的胃大部切除术；若溃疡切除困难，可行Bancroft手术，但须用丝线结扎出血点。

（五）用药原则

1.出血量不多，可应用基本止血，制酸和抗炎药物，维持水电解质平衡，必要时输血。

2.出血量大，以静脉应用止血药为主，包括新特药物，输血以纠正失血，防止并发症。3.术后病人加强支援疗法（包括特需药物）和应用抗生素预防感染。

（六）预防常识

临术上，约10%～15%的溃疡大出血病人，既往无溃疡病史，诊断较为困难，应与门静脉高压症食管、胃底静脉曲张破裂大出血以及胆道出血，应激性溃疡出血和胃癌出血等作鉴别。溃疡病大出血，绝大多数经内科治疗可止血，仅5%～20%的病人需手术。手术时要作胃十二指肠的全面检查，注意复合溃疡或多发溃疡的存在，尤其要注意贲门、胃底部有否病变，以免将出血病源遗漏而造成严重后果。

二、胃十二指肠溃疡急性穿孔

（一）概述

胃十二指肠溃疡在活动期逐渐向深部侵蚀，由粘模至肌层，终致穿破浆膜而发生穿孔。穿孔部位多数位于幽门附近的胃十二指肠前壁。临床表现为急性弥漫性腹膜炎。胃十二指肠溃疡穿孔为消化性溃疡最严重的并发症，多发生于冬春两季，男女比例约6～15:1，可发生于任何年龄，以30～50岁多见。十二指肠溃疡比胃溃疡发生穿孔者高3～10倍，前者平均年龄33岁，后者平均年龄46岁。该病发病急，变化快，若不及时诊治，会因腹膜炎的发展而危及生命。

（二）症状表现

1.突发性上腹部刀割样疼痛，很快弥漫全腹。多数伴恶心、呕吐。

2.腹式呼吸消失，腹肌紧张如"板状"，全腹压痛反跳痛，以右上腹明显。肝浊音界缩小或消失，肠鸣音减弱或消失。

3.随病情发展，可出现腹胀，甚至中毒性休克。

（三）诊断依据

1.大多数患者有溃疡病史，而且近期内溃疡症状加重。

2.突发性上腹部刀割样疼痛，很快波及全腹。多数伴有恶心、呕吐。

3.全腹压痛，肌紧张，尤以右上腹为甚，肝浊音界缩小或消失，肠鸣音减弱或消失。

4.X线片及腹部透视见膈下游离气体；腹穿抽得黄色混浊液体。

（四）治疗

1.禁食、胃肠减压，半坐卧位。

2.输液，纠正水电解质，酸碱平衡失调。

3.应用抗生素。4.手术治疗：指征包括：饱食后穿孔，顽固性溃疡穿孔，伴有幽门梗阻或出血者；年老，全身情况差或疑有癌变者。经非手术治疗6～8小时后症状体征无好转，反而加重者。手术方式有胃大部切除术和单纯穿孔修补术。

（五）用药原则

1.轻型保守治疗病例以静滴抗生素+雷尼替丁为主；2.重型行溃疡穿孔修补术病例，静脉应用抗生素+雷尼替丁，注意支持疗法，维持水电解质平衡，必要时根据临床和药敏试验选择有效的抗生素。

（六）预防常识

临床上，约30%的病人无典型溃疡病史，10～30%的病人在腹部透视时无膈下游离气体，故有时不易诊断。有时空腹穿孔或穿孔小者，流入腹腔的胃肠内容物较少，可沿升结肠旁沟流至右下腹，引起右下腹疼痛和压痛，因酷似急性阑尾炎时的转移性右下腹痛而致误诊。急性胰腺炎于暴饮暴食后，突发上腹剧痛，伴恶心、呕吐和轻度腹膜炎体征与溃疡穿孔发病相似，故对不能确诊的病人，要考虑胰腺炎的可能。最后还要考虑胃癌穿孔之可能，对不能排除者，应积极剖腹探查，以免误诊漏治。

二、溃疡瘢痕性幽门梗阻

（一）概述

幽门梗阻是由于幽门附近的胃十二指肠溃疡愈合后的瘢痕挛缩所致。临床突出的症状是严重的呕吐，为隔餐宿食，不含胆汁，可导致患者严重营养不良和水电解质紊乱。幽门梗阻发生率约为10%。多见于十二指肠溃疡病人，早期常以幽门痉挛、炎症为主，经内科治疗可缓解，后期呈永久性狭窄必须手术治疗。

（二）症状表现

1.上腹饱胀及深重感。

2.呕吐宿食，不含胆汁。

3.上腹部可见胃型及蠕动波，有振水音。

4.慢性病人可有营养不良，消瘦，贫血，皮肤干燥松弛等。

（三）诊断依据

1.常有较长胃十二指肠溃疡病史。

2.上腹饱胀，深重感，呕吐大量隔餐宿食，不含胆汁。

3.有腹部可见胃型及蠕动波，有振水音。

4.X线钡餐检查示胃扩大，有大量潴留液，排空迟缓（24小时仍可见钡剂残留）。或见幽门管变细，形状不规则，十二指肠球部变形。

（四）治疗

1.禁食，胃肠减压。

2.输液，输血。

3.纠正水电解质和酸碱平衡失调。

4.术前三天等渗盐水洗胃以减轻胃水肿。

5.手术治疗：术式有胃大部切除术，适用于胃酸高，溃疡痛明显的青年人。胃酸较低且年老体弱不能耐受胃大部切除者，可作单纯胃空肠吻合术。

手术前后静滴抗生素和其他辅助药，注意水电解质平衡，加强支持疗法，病程长，体质差的病人必要时应用特需药物。

（五）预防常识

瘢痕性幽门梗阻形成过程是缓慢的，但却是进行性加重的。因此，必须重视胃十二指肠溃疡的内科系统治疗，以减少或延缓幽门梗阻的发生。瘢痕性幽门梗阻必须手术治疗。病人由于经常呕吐，常引起严重失水、电解质和营养丧失，并伴有低氯低钾性碱中毒。同时由于胃高度扩张，胃壁水肿严重，故术前准备很重要。除有效纠正水和电解质紊乱、纠正低蛋血症外，术前每晚必须用温等渗盐水洗胃，以消除胃壁水肿，利于愈合。

三、先天性十二指肠闭锁（congenital duodenal atresia）

是胚胎时期，肠管空泡化不全所引致，属肠管发育障碍性疾病。病儿可伴有其他发育畸形，如21号染色体三体畸形（先天愚型，down 综合征）。

（一）流行病学

本病多见于早产儿，其发生率尚无确节统计。美国芝加哥儿童医院346例新生儿肠梗阻中有本病109例，占31.5%。70%病例伴有其他畸形，如先天愚型（20%）、先天性心脏病、食管闭锁、肛门闭锁、环状胰腺、肠旋转不良等。约30%病例伴有明显黄疸，偶伴发胆道闭锁。

（二）症状体征

1.孕期母亲羊水过多 十二指闭锁患儿的母亲40～60%有羊水过多史。在正常情况下，羊水被胎儿吞咽后，在小肠远端被吸收。肠道的任何梗阻均可导致异常的羊水积聚。梗阻部位越远，羊水过多的机会越少。因为有足够的胃肠道吸收羊水，同时从肾脏排泄出来。

2.新生儿呕吐 十二指肠闭锁者生后不久（数小时～2天）即发生，且呕吐频繁、量多、有力，有时呈喷射性。因梗阻部位多在胆总管胰管壶腹之远端，故呕吐物除胃内容物及乳汁外，常混有胆汁。呕吐剧烈者可混有血液或咖啡样物。呕吐的次数及程度进行性加剧。

3.排便异常 由于完全性梗阻，患儿无胎粪排出，偶尔少数病例可有1～2次少量胎粪，闭锁部位在十二指肠远端的病例，胎粪仅系肠道分泌物所构成，混有脱落的细胞。或排出少量灰白色大便。此胎粪较正常干燥、量少，颜色较淡，排出时间较晚。

4.腹胀 新生儿十二指肠梗阻腹胀并不显著，多数只上腹中央略有膨胀，婴儿呕吐又使胃获得减压，因此有时完全没有腹胀。胃蠕动波为更少见的症状。并发肠穿孔者，腹胀更为明显，甚至腹壁静脉清晰可见。

（三）疾病病因

正常肠道发育过程分3个阶段：

1.管腔开通阶段，在胚胎初期小肠已形成一个贯通的肠管。

2.上皮细胞增殖阶段，胚胎 5～10 周时上皮细胞增生繁殖，使肠腔闭塞，形成暂时充实期。

3.再度腔化阶段，胚胎 11～12 周时完成，闭塞肠管内出现很多空泡，彼此相互融合，使管腔再度沟通。如果胚胎肠管发育在第 2 或第 3 个月中发生障碍，某段没有出现空泡，停留于实质期，或出现空泡但未彼此融合，或融合不全，将形成肠管的闭锁或狭窄。有人认为胎儿时期肠管血循环障碍，阻碍了小肠正常发育也可产生闭锁。如脐环收缩太快、胚胎 8 周前胃肠管为直管状，以后肠道发育快、腹腔扩大慢，致使小肠变弯曲，腹腔容纳不下，突入脐囊内，10～12 周腹腔增大，突出的中肠做逆时针方向旋转，还纳入腹腔，还纳前脐环收缩，影响该段小肠血液循环，引起萎缩，发展成狭窄或闭锁。如小肠营养血管异常，有缺损或分支畸形，或发生肠套叠均可致发育不良。

（四）病理生理

1.好发部位 先天性十二指肠闭锁可位于十二指肠的任何部位，但以胆总管、胰管、壶腹附近最多见，病变多在十二指肠第二段壶腹部，一般认为壶腹远端的病变较近端为多见。

2.病理类型 先天性十二指肠闭锁常见有 4 种类型：

（1）盲管型：十二指肠近端终止于异常扩张的盲管，远端细小并与近端分离，肠管失去其连续性。

（2）索带型：十二指肠近远端均盲闭，两者之间有纤维索带相连接，此型最为罕见。

（3）盲状束袋型：十二指肠近远端虽然相连，但中间有盲状束袋形成，肠腔不通，且近端与远端直径差异甚大。

（4）隔膜型：此型最多见，占十二指肠闭锁的 85%～90%。其特征为肠管保持连续性，但在第 2 段或第 3 段的肠腔内有一隔膜，形如蹼状，可为单个隔膜，也可能为多发性隔膜，多数位于法特乳头附近，引起不同程度的十二指肠梗阻。隔膜中央或边缘有一小孔，直径如探针粗细，食物通过困难。无孔的隔膜则出生后就发生梗阻，孔大的隔膜可无症状或症状轻微。krieg（1937）曾收集十二指肠先天性隔膜病例 21 例，对其中的 18 例作了隔膜孔的有无、大小与发病时间的关系的统计，说明隔膜的孔愈大，出现的症状愈迟。有的在儿童期或成人期始出现症状。在解剖上虽是不完全性闭塞，但在功能方面，实际上相当于闭锁；有时隔膜为完全性，在解剖上也是闭锁，某些病例隔膜可以脱垂到第 3 段内。

3.病理改变 闭锁型者造成完全性梗阻，梗阻近端的十二指肠和胃扩张，可较正常直径粗几倍，肠壁肥厚，蠕动力减退；梗阻远端的十二指肠萎瘪细小，在完全性闭锁病例其腔内没有气体，比筷子还细，其壁非常薄。若为有孔隔膜型者造成不完全性梗阻，其梗阻近端肠管肥厚，扩张程度与肠腔狭窄程度及病程长短有关。

4.一般情况 早期一般情况良好，晚期病例多呈现消瘦。

（五）诊断

符合下列情况高度怀疑肠闭锁。

1.早产儿，体重在 2500g 以下。生后即开始发生持续性呕吐，量大，呈喷射状。

2.生后 24～36h 内无正常胎便排出，并有进行性腹胀。

3.母亲于妊娠早期发生妊娠并发症或有病毒性感染，妊娠后期羊水过多。

4.肛门指检排除肛门闭锁的可能，farber 试验胎便无羊水内容物。

5.腹部 x 检查可见胃和十二指肠近端扩张，呈"双气泡征"。整个腹部其他地方无气体，可证实十二指肠梗阻。

（六）实验室检查：

1.羊水细胞学检查 当母亲羊水过多，或超声检查高度怀疑胎儿有高位梗阻时，可行羊膜腔穿刺羊水细胞学检查，确定是否合并有染色体畸形存在。

2.farber 试验 用 1%温盐水或 1%过氧化氢液灌肠，无大量胎便排出，可排除胎粪性便秘及先天性巨结肠。胎便检查无胎毛及角化上皮，说明胎粪内不含羊水内容物，胎儿期已产生肠闭锁。配合肛门指诊，可助于诊断。

3.其他辅助检查：

（1）腹部 X 线检查 立位腹部平片或碘造影检查十二指肠闭锁可显示胃和十二指肠第 1 段内有扩大气液平面，即典型的"双泡征"，整个腹部其他地方无气体

（2）b 超检查 除可以作临床诊断外，还可以用于产前检查，特别是线阵型实时超声扫描检查可显示十二指肠闭锁胎儿腹内两个典型的液区，提示本病的诊断，供生后正确诊断和有准备地进行治疗的参考。

（3）肛门指检 排除肛门闭锁的可能。

（七）鉴别诊断

先天性十二指肠闭锁应与以下疾病鉴别。

1.幽门闭锁和隔膜　呕吐物不含胆汁。腹部立位 X 线平片只见胃扩张伴液平。钡剂检查可见梗阻部位在幽门窦部。

2.先天性肥厚性幽门狭窄　呕吐物不含胆汁，且发病在生后 2～3 周。右上腹可触及橄榄形肿块。钡餐及 b 型超声均显示幽门管狭窄且延长。

3.环形胰腺　本病也表现为十二指肠第 2 段梗阻。有时与十二指肠闭锁或狭窄合并发生，因此从临床检查不易鉴别，需经手术确诊。

4.先天性肠旋转不全　本病表现主要症状之一为十二指肠第 2 段梗阻。钡灌肠检查显示盲肠位置异常，多位于上腹部可作为诊断依据。

5.其他　尚需与胎粪性腹膜炎、先天性巨结肠，先天性索带压迫十二指肠引起肠梗阻等疾病相鉴别。

（八）治疗方案

先天性十二指肠闭锁一经确诊应立即进行手术。在准备手术的同时积极纠治脱水、电解质及酸碱平衡紊乱，并给予维生素 k 和抗生素。对近端十二指肠梗阻的病人，采用经右侧腹脐上横切口，术野暴露良好，同时便于全腹的探查。用电刀切开腹直肌，进入腹腔后，膨大的十二指肠往往暴露在切口上。引起十二指肠梗阻的原因不同，手术方法亦各异，每一种病因都有相对固定的方法。要估计有无合并小肠闭锁同时发生，复杂的闭锁约占 15%左右。在手术探查时，应高度重视有无旋转不良异常。如果合并有旋转不良，应先处理旋转不良而后才处理十二指肠病变的异常。对十二指肠闭锁的患儿，进入腹腔后，小心探查扩张的十二指肠。检查其活动情况。把结肠肝曲及横结肠推向左侧，充分暴露这一区域，施行十二指肠十二指肠侧侧吻合术或十二指肠空肠侧侧吻合术。

术中仔细检查 ladd 索带，确认有无横跨十二指肠，以免造成压迫。吻合口应在十二指肠梗阻的最低位，行全层吻合。近端十二指肠的切口至少 2cm，而小肠或未使用的十二指肠应在系膜游离缘斜行切开。远端肠管切开后，从切口处放置一根 foley 导管，充胀气囊，同时向远端小肠注入生理盐水。观察气囊能否顺利通过小肠进入结肠，或生理盐水是否能顺利进入结肠，从而保证没有它处闭锁的同时存在。对十二指肠闭锁患者，一些外科专家成功地在结肠后行十二指肠空肠吻合术。在这种情况下，空肠穿过结肠系膜进行吻合。吻合后置吻合口于结肠系膜下，同时把结肠系膜附着在十二指肠管壁上。一般使用 4-0 或 5-0 丝线进行全层吻合。线结可打在肠腔内或肠腔外。仔细缝合结肠系膜的孔隙，结肠肝曲可仍留在左腹部，而小肠放于右腹部。对十二指肠狭窄式隔膜形成患儿，在切开十二指肠近端前，应行胃造瘘置管，导管往十二指肠插向远端肠腔。如果有隔膜存在，导管附着在其上面加压抽吸时可引起导管的皱折。如果存在风袋状隔膜，导管的尖端可感到插至更远端，但往往在风袋状或隔膜的附着处出现皱折现象。当这种隔膜存在时，切口应从近端纵行切开直至隔膜可能附着的部位。扩大切口，超过隔膜的附着处。这时应非常小心谨慎，因为 vater 壶腹经常伴随这些隔膜存在。隔膜切开宜采取放射状切口，以避免损伤壶腹部。可通过按压胆囊，检查有无金黄色的胆汁流出而确认壶腹部。壶腹部可以小叶瓣状结构保留在十二指肠肠腔， 十二指肠切口可以 heineke-mikulicz 方式横向关闭。

（九）预防预后

1.预后：有资料显示，手术死亡率约为 30%。由于术前准备及静脉营养，死亡率已下降至 5%～10%。在新生儿期，如果 down 综合征确诊后，与患者家属商量，决定是否手术。随访结果发现，十二指肠闭锁的病人术后有良好的生活质量，仅有轻微或根本无症状。但是，有研究资料表明，仍可有巨十二指肠、胆汁反流式胃炎的存在。尽管有这些发现，病人通常是无症状的，亦毋须进一步治疗。

2.预防：对伴羊水过多的孕妇应警惕先天性畸形发生的可能。羊水穿刺造影和羊水甲胎蛋白、乙酰胆碱酯酶同时升高有助于产前诊断。

四、十二指肠壅积症（duodenal stasis）

是指各种原因引起的十二指肠阻塞，以致十二指肠阻塞部位的近端扩张、食糜壅积而产生的临床综合征。

（一）病因

引起本症原因很多，以肠系膜上动脉压迫十二指肠形成壅积者居多（占 50%），该情况也称为肠系膜上动脉综合征。其他原因有：

①先天异常：如先天性腹膜束带压迫牵拉而阻断十二指肠；十二指肠远端先天性狭窄或闭塞，环状胰腺压迫十二指肠降段；十二指肠发育不良产生的巨十二指肠，

以及十二指肠因先天性变异而严重下垂，可摺拗十二指肠空肠角而使之关闭，从而产生壅积症。

②肿瘤：十二指肠良、恶性肿瘤；腹膜后肿瘤如肾脏肿瘤、胰腺癌、淋巴瘤；十二指肠的转移癌，邻近肿大的淋巴结（癌转移）、肠系膜囊肿或腹主动脉瘤压迫十二指肠。

③十二指肠远端或近端空肠浸润性疾病和炎症；如进行性系统性硬化症、crohn病以及憩室炎性粘连或压迫引起缩窄等。

④胆囊和胃手术后发生粘连牵拉十二指肠；胃空肠吻合术后粘连、溃疡、狭窄或输入祥综合征。

⑤其他先天性畸形：十二指肠倒位、胆囊十二指肠结肠索带所致十二指肠梗阻；十二指肠前门静脉；法特氏壶腹位置异常。

（二）发病机制

十二指肠横段位于腹膜后，从右至左横跨第三腰椎和腹主动脉，其前方被肠系膜根部内的肠系膜上血管神经束所横跨，见图 1。若两者之间的角度过小，可使十二指肠受压。肠系膜上动脉一般在第一腰椎水平处分出，与主动脉呈 30°～42°角。此外，下列 5 个因素也是引起机械性梗阻的原因：

①肠系膜上动脉过长、过短。

②肠系膜上动脉变异，从腹主动脉分出的部位过低或分出时角度狭窄。

③异常粗大的静脉横压在十二指肠前方。

④脊柱前凸畸形使十二指肠占有的空隙减少；⑤瘦长型或内脏下垂者肠管重量牵引肠系膜根部。

（三）诊断

1.典型的症状是诊断的重要依据。

2.X 线钡餐检查特征：十二指肠水平部见钡柱中断（突然垂直切断）；受阻近段肠管强有力的顺向蠕动及逆蠕动构成的钟摆运动；俯卧位时钡剂顺利通过，逆蠕动消失。

3.必要时作选择性肠系膜上动脉造影，可显示与十二指肠在解剖角度上的关系。

（三）鉴别诊断

消化不良症状需与消化性溃疡鉴别，有时两者也可并存。十二指肠外的肿瘤如胰头癌或巨大胰腺囊肿压迫而引起十二指肠淤积，经内镜检查或逆行胰胆管造影术可予以区分。偶也可因腹主动脉瘤压迫十二指肠引起本症。本病也需与十二指肠内的结石、粪石、蛔虫团、异物所致十二指肠梗阻相区别。

（四）治疗措施

无明显症状者可不必处理。急性发作期给予静脉营养包括脂肪乳剂，鼻饲管减压和抗痉挛药物治疗急性胃扩张。平时宜少量多餐，餐后作膝胸位半小时，加强腹肌锻炼。如内科保守治疗不明显，可采用手术治疗。手术方式可选用：①游离十二指肠韧带；②十二指肠空肠吻合术；③十二指肠复位术。

五、十二指肠静脉曲张

门静脉高压除常见食管胃底静脉曲张出血外，尚可引起十二指肠、膀胱、胆道等少见部位静脉曲张出血。后者称为异位静脉曲张出血，因其出血部位及方式不同，临床表现复杂，极易误诊误治。其中十二指肠静脉曲张（duodenalvaricosis）由于内镜比较容易发现，临床报道相对较其他多。一旦十二指肠静脉曲张发生，由于止血困难，可招致死亡。随着治疗方法的进步，已有取得好的成绩者，但至今还无一公认确定的治疗方法。十二指肠静脉曲张发生出血，仍为致死原因。

（一）病因

肝硬化、门静脉高压、肝外门静脉闭塞、血管畸形等为十二指肠静脉曲张的病因，静脉曲张的走行因病因而异，在欧美肝外门静脉闭塞的发生率高。

在肝外门静脉高压或门静脉某一分支栓塞时，门静脉血流可经胃结肠支和肠系膜上静脉的分支到胰十二指肠静脉，再经十二指肠后上静脉、幽门或胃网膜右静脉回流到门静脉，故易致十二指肠静脉曲张出血。日本报道由肝硬化引起的门静脉高压者占多数。肝硬化引起的门静脉高压，肠系膜上静脉的血流可经腹腔后静脉流入下腔静脉，在伴随脾静脉闭塞者，往往以胃网膜静脉作为胃十二指肠静脉、胰十二指肠静脉的侧支循环，因而以上静脉多能看到血管扩张。少见的病例从胰十二指肠静脉到肝内异常血管间有蛇行曲张静脉，由异常血管至脐旁静脉间形成分流。

（二）诊断检查

1.诊断：根据临床表现（呕血、便血）及辅助检查（上消化道造影、内镜检查、腹腔血管造影等）可确诊。

2.实验室检查：

（1）血象变化　在出血的早期，患者的血红蛋白、红细胞计数及血细胞比容等可无变化，只有当组织液渗入血管内或补给等渗液体扩充血容量、血液被稀释后才出现贫血的表现，患者常呈正细胞正色素性贫血，网织红细胞常升高。大出血后，白细胞计数可达1～2万，出血停止后2～3天才恢复正常。肝硬化门静脉高压患者出血后白细胞计数可不增高，其原因是患者常存在有脾功能亢进。

（2）氮质血症　上消化道出血后，由于血液进入肠道，其蛋白质消化产物被肠黏膜吸收，故可引起血中尿素氮浓度增高，称肠原性尿素氮增高。在出血后的数h，尿素氮即可增高，一般在24～48h达高峰。如尿素氮继续升高，可能是继续出血或者系大出血后，因有效血容量减少，而致肾血流量与肾小球滤过率降低所导致的肾性尿素氮增高。因此，在排除了肾性尿素氮升高的因素之后，监测血尿素氮的变化是判断出血是否停止的一项有用指标。

3.其他辅助检查：

（1）上消化道造影　上消化道造影作为定性诊断困难，造影常表现为息肉样或巨大皱襞样，须与十二指肠溃疡、十二指肠息肉及十二指肠黏膜下肿瘤鉴别。

（2）上消化道内镜检查　内镜下十二指肠可见肠壁静脉曲张，呈囊状或结节状隆起，色泽可呈蓝色或与周围黏膜一致，表面可有糜烂，覆有少许灰黄苔或血性物。与上消化道造影同样，须与息肉和黏膜下肿瘤鉴别。活检可能引起大出血，要特别注意，为预防活检出血，活检之前对隆起部分可用活检钳压迫，以确定其弹性。活动出血时诊断困难，由于十二指肠有多量血液积聚，有必要反复把血液冲洗吸引干净后详细观察黏膜面。出血者隆起病变的表面常有糜烂，并多表现为涌出性出血。即使是出血当时也难以立即作出十二指肠静脉曲张诊断。既往史怀疑静脉曲张破裂出血者，内镜检查时要想到本病并尽量插镜到十二指肠远端。

（3）腹部CT　可确定肝硬化的存在、肝萎缩的程度和腹水的有无。造影ct检查可发现与十二指肠壁相连的异常扩张的血管，出血期可确定造影剂有无从血管外漏。

（4）腹腔血管造影　先行腹腔动脉和肠系膜上动脉造影，确定动脉期造影剂无血管外漏，在静脉期看见胃十二指肠静脉、胰十二指肠静脉增粗、蛇行或结节状曲张及造影剂流向下腔静脉可以确诊。在出血明显时可见到造影剂漏出血管外。高度怀疑本病时经皮经肝门静脉造影也有价值。进行经胃结肠支的造影可得到有关门静脉的非常鲜明的影像。经通常的腹腔动脉和肠系膜上动脉造影容易获得病因血管影像，而且检查后还可继续进行栓塞术。

（三）鉴别诊断

由于引起上消化道出血的病因甚多，故需鉴别的疾病亦多，以下仅就常见的疾病进行简要的鉴别。

1.胃与十二指肠溃疡病

（1）是引起上消化道出血最常见的原因。胃溃疡约占上消化道出血病因的 10%～15%，而十二指肠溃疡约占上消化道出血病因的 25%～30%。

（2）既往有溃疡病史或有溃疡病出血史，多数患者以冬春季节好发。

（3）疼痛多位于上腹部，多呈隐痛、烧灼样痛。多数十二指肠溃疡者有饥饿痛或夜间痛醒。

（4）疼痛一般具节律性。胃溃疡多为餐后 1/2～1h 疼痛发作，持续 1～2h，至下餐前疼痛逐渐缓解；十二指肠溃疡疼痛多在餐后 3～4h 发作（即饥饿时疼痛），进食后疼痛常消失。

（5）服用制酸剂、H2 受体拮抗药或质子泵抑制药疼痛可缓解或消失。

（6）少数病例可无上腹痛，无反酸、嗳气等症状，而仅以呕血和（或）黑便为首发症状，此种病例约占消化性溃疡病例总数的 10%～15%。

（7）X 线钡餐检查，如发现龛影征对诊断有重要帮助。

（8）胃镜检查，可在直视下观察溃疡的形态与大小，结合活组织病理检查可确立诊断。

2.急性胃黏膜病变

（1）是引起上消化道出血的重要病因之一，约占上消化道出血病因的 20%左右。

（2）常有引起胃、十二指肠黏膜损害的诱因存在。这些诱因包括：

①服用过阿司匹林等非甾体消炎药、肾上腺糖皮质激素、某些抗生素等。

②饮酒，尤其是酗酒后。

③多种应激状态，如颅脑外伤、急性脑血管疾病、重度烧伤等。

④败血症，严重肝、肾功能损害等。

（3）常有上腹疼痛或隐痛，反酸、恶心、呕吐等前驱症状，也可以呕血和（或）

黑便为首发症状。

（4）在出血后的 24～48h 内作急诊胃镜检查，如发现胃、十二指肠黏膜弥漫性充血、水肿，多处有出血糜烂灶时即可确诊。

3.胃癌

（1）是常见的上消化道出血的病因，因胃癌而出血者约占出血病例的 1%～3%。胃癌多见于 40 岁以上的男性患者，但近年来 30 岁以下的青年胃癌也不少见。

（2）患者早期常无特异性症状，多以食欲不振、上腹不适或隐痛为主要表现。随病情发展至中、晚期时，患者常有消瘦、贫血，上腹疼痛加重或呈持续性。少数患者上腹部可扪及质硬、常不易移动的包块。

（3）胃癌患者以缓慢、少量出血多见，而表现为大出血者较少见。粪隐血试验常呈持续性阳性。

（4）晚期胃癌患者如癌肿发生远处转移，则常可在左锁骨上扪及肿大、较固定的淋巴结。

（5）X 线钡餐检查是诊断胃癌的重要措施，可发现癌肿的大小、形态，癌肿周围胃黏膜的情况等。X 线钡餐诊断胃癌的阳性率可达 80%～90%。

（6）胃镜检查可在直视下观察胃癌的大小、形态、部位及浸润情况等，进行活组织病理检查可与良性溃疡相鉴别。胃镜检查胃癌的确诊率可达 95%以上。

（7）CT 与 mri 检查虽对胃癌的诊断有重要的辅助价值，但由于检查费用较昂贵，故一般不作为首选的检查方法。

（四）治疗方案

1.外科治疗　十二指肠静脉曲张的治疗多选择外科手术，单纯曲张静脉结扎术再出血率达 57%，胃十二指肠切除术约 40%可发生再出血，最有效的外科手术是门体分流术，降低了门静脉高压，再出血率为 10%。对于合并出血的病例，因为有肝硬化等基础病，出血后多病情重笃或陷入休克。若行外科手术止血，术后发生肝性脑病引起死亡者多。因此，手术适宜者的选择应慎重。不能耐受手术者可选用其他治疗方法，待初次止血后再择期手术。

2.内镜治疗　内镜的曲张静脉治疗有静脉曲张硬化治疗和套扎治疗，硬化治疗是已经确立的方法，其优点是内镜检查当时就可以行硬化治疗，这是广泛普及的技术。十二指肠静脉曲张的硬化治疗 1982 年由 sauerbruch 等最早报道，此后报道逐渐增多，最常使用的硬化剂为乙氧硬化醇（aethoxyskerol，as）和乙醇胺油酸酯（ethanolamine oleate，eo），注射量可多达 20～30ml，药物的副作用及并发症少，有一定疗效。但是对十二指肠静脉曲张破裂，硬化治疗后得到远期止血效果者约占1/3，总体疗效不佳。原因是十二指肠静脉曲张和孤立性胃静脉曲张一样，存在有量大且流速快的分流，加上十二指肠解剖学特点，静脉曲张多发生在十二指肠降部，难以应用气囊压迫止血及阻断血流，即使选择内镜治疗，往往内镜操作困难。有硬化治疗后出血加重的报道，由于十二指肠壁薄，操作手法困难，也有穿刺引起穿孔者。

近年有使用组织黏合剂（histoacryl）止血成功的报道，组织黏合剂是一种快速固化制剂，当静脉注射与血液接触后即刻发生聚合反应，致使局部硬化。已有报道血管内注入后远处其他脏器出现栓塞症状者。由于组织黏合剂是快速固化物质，为防止其固化过快引起操作困难，可将油性造影剂碘化油（lipiodol）与组织黏合剂以0.5：1 或 1:1 的比率稀释，但组织黏合剂与血液接触后固化时间与组织黏合剂稀释程度成正相关，即浓度配置越低，固化时间越长，进入体循环的几率越高，发生异位栓塞的几率越大。因此，近来主张使用不稀释的组织黏合剂的学者越来越多。

内镜硬化治疗对食管、胃底静脉曲张破裂出血的治疗是相当成熟的治疗方法，但对十二指肠静脉曲张破裂出血的治疗有一定的限制，目前还难说是一种侵袭性小、可信赖的止血方法。

静脉曲张破裂出血的内镜套扎治疗手法简单，临时止血效果好，即使内镜操作不是很熟练者也可实施，是一紧急止血的好方法。但是，内镜的静脉曲张套扎术仅为曲张静脉的局部疗法，对深层曲张静脉及交通支无作用，复发出血者多。可作为紧急止血的方法，应该待全身状态改善后追加其他治疗方法。

3.经导管治疗　经皮经肝的门静脉栓塞术、气囊下逆行经静脉的栓塞术和经回肠静脉的栓塞术的报道逐渐增加，选择上述治疗的理由是由于患者全身状况太差，多不能耐受全麻下外科手术；或内镜治疗由于大量出血，视野不清晰，硬化治疗有困难，加之顾虑硬化剂引起肾功能的损害。不管选用哪种栓塞治疗方法，导管的前端应进入胰十二指肠静脉等责任血管。注入 99%乙醇或使用不锈钢丝圈使静脉曲张内形成血栓以控制出血。栓塞治疗是低侵袭性治疗，与内镜治疗相比不仅起到静脉曲张的局部治疗效果，还能阻断曲张静脉的血流，为一种好的治疗方法。但是该治疗后导致门静脉压升高，静脉曲张再开通的病例和侧支循环形成引起再出血的病例也见有报道，术后宜慎重观察病程经过。

（五）预防预后

1.预后：止血成功的病例预后较好，作为急救处理，内镜治疗、栓塞治疗、外科手术的抢救成功率分别约为 70%、80%、70%。内镜的曲张静脉硬化治疗合并回结肠静脉的栓塞术和内镜套扎治疗合并回结肠静脉的栓塞术也取得较好的疗效，但与上述治疗方法相比较，疗效差异不显著。

2.预防：积极治疗原发病：肝硬化、门静脉高压、血管畸形等。

六、十二指肠损伤

分为穿透性、钝性和医源性损伤三种。钝性损伤引起十二指肠破裂的机制包括：直接暴力将十二指肠挤向脊柱；暴力而致幽门和十二指肠空肠曲突然关闭，使十二指肠形成闭襻性肠段，腔内压力骤增，以致发生破裂，引起腹膜后严重感染。损伤部位以十二指肠第二、三部最为多见，倘若十二指肠损伤只限于黏膜下层的血管破裂则形成十二指肠壁内血肿，比较罕见。

（一）发病机理

十二指肠损伤分为穿透性、钝性和医源性损伤三种。国外以穿透伤居多，国内主要是钝性损伤。钝性损伤引起十二指肠破裂的机制或是直接暴力将十二指肠挤向脊柱；或因暴力而致幽门和十二指肠空肠曲突然关闭，使十二指肠形成闭襻性肠段，腔内压力骤增，以致发生破裂，引起腹膜后严重感染。损伤部位以十二指肠第二、三部最为多见，中山医院所见 83% 位于该处。其中 1 例上腹部挤压伤引起十二指肠在幽门远侧及十二指肠第二、三部交界处完全断裂和十二指肠水平部坏死的特殊类型，可见其损伤的严重性。倘若十二指肠损伤只限于黏膜下层的血管破裂则形成十二指肠壁内血肿，比较罕见。

（二）诊断

1.上腹部穿透性损伤，应考虑十二指肠损伤的可能性。钝性十二指肠损伤术前诊断极难，究其原因：

（1）十二指肠损伤发生率低，外科医生对其缺乏警惕.。

（2）十二指肠除第一部外均位于腹膜后，损伤后症状和体征不明显，有些病人受伤后无特殊不适，数日后发生延迟性破裂，才出现明显症状和体征。

2.腹腔穿刺和灌洗：是一种可靠的辅助诊断方法，倘若抽得肠液、胆汁样液体、血液表明有脏器伤，但非十二指肠损伤的特征，腹穿阴性也不能摒除十二指肠损伤。

3.X线检查：腹部X线平片如发现右膈下或右肾周围有空气积聚、腰大肌阴影消失或模糊、脊柱侧凸，则有助于诊断。口服水溶性造影剂后拍片，如见造影剂外渗就可确诊。

（三）治疗

腹部损伤只要有剖腹探查指征就应立即手术。重要的是术中详尽探查，避免漏诊。十二指肠损伤的治疗方法，主要取决于诊断的早晚、损伤的部位及其严重程度。

lucos（1977）将十二指肠损伤分为四级：I级：十二指肠挫伤，有十二指肠壁血肿，但无穿孔和胰腺损伤；II级：十二指肠破裂，无胰腺损伤；III级：十二指肠损伤伴轻度胰腺挫裂伤；IV级：十二指肠损伤合并严重胰腺损伤。十二指肠撕裂伤按其大小可分为穿孔伤；透壁损伤小于20%周径；透壁损伤占20～70%周径；透壁损伤大于70%周径。

十二指肠损伤局部的处理方法为：

1.十二指肠壁内血肿而无破裂者，可行非手术治疗，包括胃肠减压，静脉输液和营养，注射抗生素预防感染等。多数血肿可吸收，经机化而自愈。若2周以上仍不吸收而致梗阻者，可考虑切开肠壁，清除血肿后缝合或作胃空肠吻合。

2.十二指肠裂口较小，边缘整齐可单纯缝合修补，为避免狭窄，以横形缝合为宜，80%的十二指肠裂伤，可用这种方法治疗。损伤严重不宜缝合修补时，可切除损伤肠段行端端吻合，若张力过大无法吻合，可半远端关闭，近端与空肠作端侧吻合。

3.对于十二指肠缺损较大，裂伤边缘有严重挫伤和水肿时可采用转流术。目的在于转流十二指肠液，肠腔减压以利愈合。转流方法分两种：一种是空肠十二指肠吻合，即利用十二指肠破口与空肠作端侧或侧侧 roux-en-y 吻合术，为最简便和可靠的方法；另一种方法是十二指肠憩室化，即在修补十二指肠破口后，切除胃窦，切断迷走神经，作胃空肠吻合和十二指肠造口减压，使十二指肠旷置，以利愈合。适用于十二指肠严重损伤或伴有胰腺损伤者。中山医院3例采用这种方法，效果满意，但操作复杂费时，应用受到限制。有的作者提出不切除胃窦，而切开胃窦大弯侧，用肠线吸收前食物暂时不能进入十二指肠，肠线吸收后幽门功能重新恢复，故称暂时性十二指肠憩室化。对于十二指肠缺损较大，也可用带蒂空肠片修复其缺损，称之为"贴补法"。

4.对于诊断较晚，损伤周围严重感染或脓肿形成者，不宜缝合修补，可利用破口作十二指肠造瘘术，经治疗可自行愈合。如不愈合，待炎症消退后可行瘘管切除术。

5.十二指肠、胰腺严重合并伤的处理最为棘手。一般采用十二指肠憩室化或胰十二指肠切除术，后者的死亡率高达 30～60%，只有在十二指肠和胰头部广泛损伤，无法修复时采用。 无论选用何种手术，有效的十二指肠减压，对伤口的愈合极为重要。

手术后最常见的并发症为十二指肠瘘、腹腔及膈下脓肿、十二指肠狭窄等。

（四）用药原则

1.十二指肠损伤以手术治疗为主，并需用各种药物辅助治疗，其中主要有液体疗法和抗生素治疗。

2.术前必须补液，必要时输血，以防治休克及水电解质、酸碱紊乱，提高病人的抵抗力和手术耐受性。

3.术后禁食、胃肠减压期间，也需经静脉输入液体、电解质、葡萄糖和维生素等，一般需 4～5 天，以维持热量和水电解质平衡。

4.病情重，术后不能进食或发生并发症的病人，需要积极给予营养支持，此类病人有必要选用用药框限"b"中的营养药物。

5.如胰腺同时受伤，术后发生胰瘘并发症，就必须应用抑制胰腺分泌的药物，根据病情，可从用药框限"a""b"和"c"中选用此类药物。

6.术前、术中和术后均需应用抗生素，特别是腹膜炎严重或合并有其他内脏损伤者，更需联合用药，术前和术中可先选用用药框限"a"中的抗生素药物。

7.术后继续抗生素治疗，定期检查血尿常规，直到体温、血象恢复正常后 2～3 天为止。若术后 3～4 天，体温不是逐渐下降而是逐渐上升，应查明原因并作相应的处理，不能盲目应用抗生素。

8.根据剖腹探查情况及腹腔污染程度，术后渗液、引流液细菌培养及药敏结果，术后对用药框限"a"中之抗生素效果不佳，特别是发生严重并发症者，可从用药框

限 "b" 和 "c" 中选择更为有效的抗生素。

（五）辅助检查

1.一般十二指肠损伤，应用检查框限 "a" 检查专案为主，多可确诊。

2.检查框限 "b"，必要时也可选用。可以进一步确诊十二指肠损伤。又因十二指损伤约29%伴有胰腺损伤，疑有胰腺合并症时，血、尿及腹穿和灌洗液淀粉酶的测定，具有识别的意义。

3.检查框限 "c" 对单纯十二指的损伤的诊断帮助不大，如果为了瞭解有无合胰、肝等实质性脏器损伤，病人的条件允许时，才考虑作此项检查。

（六）预后

1.治愈：经手术治疗后，症状体征消失，伤口愈合，无并发症。

2.好转：经手术后，一般情况好转，伤口感染或窦道形成。

3.未愈：遗留十二指肠瘘、腹腔严重感染等，需二期手术处理者。

七、十二指肠良性肿瘤

较恶性肿瘤少见，良、恶性比例为1：2.6～1：6.8。十二指肠良性肿瘤本身虽属良性，但部分肿瘤有较高的恶变倾向，有的本身就介于良、恶性之间，甚至在镜下均难于鉴别。尤其肿瘤生长的位置常与胆、胰引流系统有密切关系，位置固定，十二指肠的肠腔又相对较窄，因此常常引起各种症状，甚至发生严重并发症而危及生命。由于十二指肠位置特殊，在这些肿瘤的手术处理上十分棘手。

（一）临床表现

1.一般症状　可出现上腹部不适，食欲减退、嗳气、反酸等类似慢性胃炎、胃溃疡病的症状。因此，易与这些消化道疾病相混淆。

2.腹痛　约30%的十二指肠腺瘤性息肉的患者可出现间歇性上腹部疼痛，伴恶心、呕吐。带蒂的十二指肠息肉位于降部以下时可引起十二指肠空肠套叠，而球部巨大腺瘤可逆行进入幽门，导致急性幽门梗阻，称为球状活瓣综合征。位于十二指肠的平滑肌瘤由于肿瘤的牵拉，肠管蠕动失调以及瘤体中心坏死而继发的炎症反应、溃疡、穿孔等都可以引起腹痛。巨大良性十二指肠肿物如引起肠管梗阻也可造成相应的腹痛、恶心、呕吐症状。

3.消化道出血　25%～50%的十二指肠腺瘤和平滑肌瘤的患者可出现上消化道

出血症状。这主要是由于肿瘤表面缺血、坏死，溃疡形成所致。临床上主要表现为急性出血和慢性出血。急性出血以呕血、黑便为主；慢性出血则多为持续少量出血，大便潜血试验阳性，可导致缺铁性贫血。也有报道十二指肠巨大错构瘤和血管瘤引起消化道大出血。

4.腹部包块 巨大的十二指肠良性肿物可以腹部包块为主要症状，特别是肠腔外生长的平滑肌瘤，可在腹部体检时扪及包块，一般较为固定，界限较清楚，其质地因病理性质而异，可柔软而光滑，或坚韧而不平。

5.黄疸 生长在十二指肠降部乳头附近的良性肿物，如压迫胆道下端及乳头开口部位，可出现不同程度的黄疸。

6.其他 位于十二指肠部位的神经内分泌肿瘤可根据其肿瘤细胞构成情况引起相应的临床表现，如胃泌素瘤导致的卓-艾综合征；家族性腺瘤性息肉病患者特有的唇及颊黏膜色素沉着等。

（二）检查

1.上消化道钡剂造影 上消化道钡剂造影是十二指肠肿物首选的诊断方法。文献报道普通钡餐造影对十二指肠息肉病变诊断的阳性率64%～68%，而十二指肠低张气钡双重造影的阳性率可达93%。如果在低张造影时，加用使十二指肠松弛的药物，如高血糖素，则效果更好。

腺瘤的X线征象为肠腔内圆形充盈缺损或透亮区，边缘光滑，黏膜正常，如有蒂者则可有一定活动度。平滑肌瘤多表现为十二指肠有圆形或椭圆形缺损，边缘光滑。十二指肠的钡剂造影可以弥补纤维内镜对十二指肠第3.4段观察欠佳的不足。

2.纤维内镜 十二指肠纤维内镜可以直接观察十二指肠肿瘤情况并可以取活检或切除后活检，常用的内镜有2种，即侧视镜（side-view）和直视镜（direct-view）。由于十二指肠第3.4段观察上的局限性，故有人主张以小肠镜来检查十二指肠乳头开口以下部分的十二指肠病变较好，而上消化道造影与纤维内镜相结合可以有效地降低误诊率。

3.超声诊断 普通超声对十二指肠肿瘤诊断有一定的局限性，因十二指肠腔内的气体干扰了超声影像的观察。但如十二指肠肿瘤生长在壶腹周围，引起胆管扩张或胰管扩张；大的十二指肠球部肿物引起幽门梗阻导致胃扩张等，超声检查可能提供间接影响以供临床参考。

4.选择性动脉造影　选择性动脉造影对十二指肠肿瘤有一定诊断意义，尤其在十二指肠肿瘤的血供等方面给临床上提供重要依据。另一方面，对于内分泌肿瘤，如胃泌素瘤，通过选择性动脉造影及选择性动脉注入 secretin，然后测肝静脉血胃泌素水平，以达到区域定位的目的。

5.核素扫描　主要应用于十二指肠神经内分泌肿瘤的诊断和定位，如用 123 I 或 111 I 标记的 octreotide（生长抑素同源物）注射后，对表达生长抑素受体的胃泌素瘤具有极高的敏感性，阳性率可达 35%，但对生长抑素受体阴性的病灶无诊断价值。

6.CT 及 MRI　CT 和 MRI 对于十二指肠良性小肿瘤的诊断意义不大，但对于较大的平滑肌瘤、神经内分泌肿瘤有一定帮助。对由于十二指肠肿瘤引起的其他改变，如胆道扩张、胰管扩张等，有一定的影像学参考意义。

7.手术探查　如上述检查仍无法明确诊断时，可考虑行剖腹探查手术，尤其是原因不明的上消化道出血、梗阻、黄疸而又高度怀疑十二指肠肿瘤者，应放宽手术探查指征。

（三）诊断

十二指肠良性肿瘤早期不易诊断，即使出现上述临床表现，亦非本病所特异。关键在于应想到本病的可能性，及时合理地选择内镜活检、X 线钡餐等检查，多可明确诊断，少数诊断困难且具有手术指征者，可行手术探查。

（四）治疗

十二指肠良性肿物的治疗，原则上以切除为首选治疗方法。较常见的十二指肠肿瘤中腺瘤性息肉、平滑肌瘤等有一定的恶变率，特别是家族性息肉病（FAP）的患者，其位于十二指肠乳头和壶腹区的腺瘤和微腺瘤具有较高的癌变率。另不同文献报道十二指肠绒毛状瘤的癌变率为 28%～50%，应尽早手术切除，并加强术后随诊。

第二节 小肠疾病

一、病毒性胃肠炎（viral gastroenteritis）

病毒性胃肠炎又称病毒性腹泻，是一组由多种病毒引起的急性肠道传染病。临床特点为起病急、恶心、呕吐、腹痛、腹泻，排水样便或稀便，也可有发热及全身不适待症状，病程短，病死率低。各种病毒所致胃肠炎的临床表现基本类似。与急性胃肠炎有关的病毒种类较多，其中较为重要的、研究较多的是轮状病毒（rotavirus）和诺沃克类病毒（norovirus）。此外，嵌杯样病毒（caliclvirus）。肠腺病毒（enteric adenovirus）、星状病毒（astrovirus）、柯萨奇病毒（coxsackie virus）、冠状病毒（coronavirus）等亦可引起胃肠炎。下面主要介绍一下轮状病毒胃肠炎。

轮状病毒胃肠炎是病毒性胃肠炎中最常见的一种。普通轮状病毒主要侵犯婴幼儿，而成人腹泻轮状病毒则可引起青壮年胃肠炎的暴发流行。

（一）病原学

轮状病毒属呼肠孤病毒科，为球型，有宽壳盖、短幅和薄边的双股 rna 病毒。平均直径 70nm 左右，病毒体中心为直径 36～45nm 的致密核心，含病毒核酸。外有双层多肽衣壳，呈轮缘状，围绕内层。内层衣壳子粒在边缘部呈放射状排列，形似车轮辐条，故称为轮状病毒。中央部子粒排列不规则，呈蜂窝状。电镜下轮状病毒有两种形态，即双壳颗粒与单壳颗粒。前者为一种成熟的或完整的病毒颗粒，具有外层多肽衣壳，又称 l 毒粒（light virion），具有传染性；后者因在自然条件下失去其外壳，形成粗糙单壳颗粒，又称 d 毒粒（dense virion），无传染性。人轮状病毒的内衣壳可与小牛、小鼠、小猪、羔羊、兔及猴的轮状病毒发生交叉反应，但外壳抗原有型的特异性。人轮状病毒至少有 4 个血清型，各型之间无交叉免疫保护作用。

轮状病毒基因含有 11 个节段的双股线型 rna。根据 RNA 电泳图型，目前将人和动物状病毒分为 a～d4 个群。a 群为普通轮状病毒（主要引起婴幼儿腹泻）；b 群为猪轮状病毒和成人腹泻轮状病毒（adult diarrhea rotavirus），后者为我国学者从 1984 年流行于我国各地的成人流行性腹泻患者分离出的一种新轮状病毒，目前将此种病毒与世界其他地区发现的副轮状病毒、类轮状病毒统称为抗原特异性轮状病毒；c 群为人和猪轮状病毒；d 群为鸡和鸟类轮状病毒。成人腹泻轮状病毒与普通人轮状病毒在病毒抗原性、核酸图型及临床表现等方面均有差异。

轮状病毒对理化因素的抵抗力较强，耐乙醚和弱酸，在-20℃可以长期保存，56℃1小时可被灭活。此病毒可在猴肾原代细胞中传代和繁殖。

（二）流行病学

1.传染源　患者与无症状带毒者是主要的传染源。患者急性期粪便中有大量病毒颗粒，病后可持续排毒4～8天，极少数可长达18～42天。

2.传播途径　主要通过人传人，经粪—口或口—口传播，亦可能通过水源污染或呼吸道传播。成人轮状病毒胃肠炎（流行性腹泻）常呈水型暴发流行，也可通过生活接触传播。

3.易感人群　普通轮状病毒主要侵犯婴幼儿，以9～12月龄发病率最高，6月龄以下少见，但近来人工喂养新生儿发病也较多，成人感染后多无症状或呈轻症表现。成人腹泻轮状病毒则人群普遍易感，但主要在青壮年中造成流行。

4.流行特征　人轮状病毒广泛存在于世界各地，发病率甚高，几乎每个人都感染过轮状病毒。发病有明显的季节性，发病高峰在秋冬寒冷季节（12月～2月），但热带地区季节性不明显。轮状病毒成人腹泻可在一年四季发生，但流行和暴发在我国多发生于4～7月。

（三）发病机理与病理变化

轮状病毒主要侵犯小肠绒毛上皮细胞，使上皮细胞脱落，代之以缺乏消化酶的鳞形或方形上皮细胞。因此正常肠黏膜上存在的绒毛酶如麦芽糖酶、蔗糖酶、乳糖酶均减少，导致吸收功能障碍。由于乳糖及其他双糖不能被消化吸收而滞留在肠内，造成肠黏膜与肠腔渗透压的改变，使液体进入肠腔而造成渗透性腹泻。

病变部位主要位于十二指肠及空肠，上皮细胞可变为方形或不整形，但多数肠黏膜细胞尚正常。肠绒毛上皮细胞内空泡变性，内质网中有多量轮状病毒颗粒。

（四）临床表现

1.普通轮状病毒胃肠炎　潜伏期1～3天。病情差别较大，6～24月龄小儿症状重，而较大儿童或成年人多为轻型或亚临床感染。起病急，多先吐后泻，伴轻、中度发热。腹泻每日十到数十次不等，大便多为水样，或呈黄绿色稀便，常伴轻或中度脱水及代谢性中毒。部分病例在出现消化道症状前常有上呼吸道感染症状。本病为自限性疾病，病程约1周左右。但少数患儿短期内仍有双糖尤其是乳糖吸收不良，腹泻可持续数周，个别可长达数月。

2.成人腹泻轮状病毒胃肠炎潜伏期2～3天，起病急，多无发热或仅有低热，以腹泻、腹痛、腹胀为主要症状。腹泻每日3～10次不等，为黄水样或米汤样便，无脓血。部分病例伴恶心、呕吐等症状。病程3～6天，偶可长达10天以上。

少数患者可并发肠套叠、直肠出血，溶血尿毒综合征、脑炎及reye综合征等。

（五）诊断

1.流行病学　在秋冬季发生的水样腹泻，尤其有较多病例同时发生，应考虑有本病可能；

2.临床表现　急性水样腹泻，中毒症状较轻，病程自限；

3.实验室检查

（1）血常规　周血白细胞总数及分类大多正常，少数偏高，分类淋巴细胞增加；

（2）大便常规及培养　大便镜检大多无特殊发现，少数可见少量白细胞，培养无致病菌生长；

（3）特异性诊断实验　①取粪便作直接或免疫电镜检查，可发现轮状病毒颗粒；②用酶联免疫附试验或免疫酶斑试验（immnnoenzyme dot test）检测粪便上清液中的病毒抗原，具有较高的敏感性和特异性；③从粪便中提取病毒rna，进行聚丙烯酰胺凝胶电泳和银染色，检查有无轮状病毒的RNA电泳图谱，既有诊断价值，又可区别不同型病毒感染；④血清学检测，感染后5天，血中可检测出特异性igm抗体，亦有助于本病诊断。

（六）治疗

无特效疗法，以对症治疗为主。暂停乳类及双糖类食物。吐泻较重时用止吐剂及镇静剂。口服或静脉补液以纠正和电解质紊乱。

（七）预防

及早发现和隔离病人；对病人粪便应消毒处理；重视水源及食物卫生，餐具中进行消毒；婴儿室应有严格的消毒隔离制度；应提倡母乳喂养婴儿；对6--24月龄幼儿口服含各型轮状病毒的减毒疫苗，可刺激局部产生iga抗体，为目前最为有效的预防措施。

二、细菌性痢疾

细菌性痢疾是一种常见病，一年四季均可发生，但以夏、秋季发病率高。各年龄段人群皆可染病，小儿发病率较成人高，尤以 1～4 岁小儿发病率最高。在环境卫生状况差，卫生习惯不良的情况下易于流行。我国菌痢的发病率也很高。细菌性痢疾于早期治疗效果较好；发病后 3～4 天就诊，疗效较差。如果治疗不彻底或不适当，容易转为慢性痢疾、较难根治。中毒型痢疾病情严重，死亡率高。

（一）病原学

痢疾杆菌属于志贺氏菌属，革兰染色阴性。按菌体抗原不同分为志贺氏菌、福氏菌、鲍氏菌、宋内氏菌 4 个群。此菌属在外界环境中生存能力强，其中宋内氏菌最强，志贺氏菌最弱。在日光下半小时、60℃时 10 分钟、100℃时即刻，均可将其杀灭。一般消毒剂如来苏儿、漂白粉、新洁尔灭、过氧乙酸等均可将其灭活。

（二）流行病学

痢疾一年四季均可发生，但以夏、秋季发病率高。痢疾病人和带菌者是传染源，轻型、慢性痢疾和健康带菌者易被忽视。传播途径以粪、口感染为主，卫生习惯不良的小儿易患本病。小儿慢性菌痢多具潜隐性、非典型性和迁延性，不易被发现，故易在小儿群体中流行。人被感染后免疫力不持久，可以再发。受寒、疲劳、饮食不当、营养缺乏、肠菌群失调等因素皆可降低对本病的抵抗力。

（三）发病机理

本病以结肠或回肠末端化脓性炎症为主要病变。因为痢疾杆菌侵袭后产生内、外毒素使肠黏膜受损，病变部位有多核细胞浸润，形成脓肿或溃疡。病变局部肠系膜淋巴结充血肿大。中毒性菌痢主要病理变化是全身小动脉血管壁渗透性增加，使血管壁周围组织严重水肿，内脏器官（如脑、肝、肾及肾上腺等）出现水肿。

（四）临床表现

菌痢临床表现为腹痛、腹泻、里急后重、排脓血便，伴全身中毒等症状。婴儿对感染反应不强，起病较缓，大便最初多呈消化不良样稀便，病程易迁延。3 岁以上患儿起病急，以发热、腹泻、腹痛为主要症状，可发生惊厥、呕吐。志贺氏或福氏菌感染者病情较重，易出现中毒型痢疾，多见于 3～7 岁儿童。人工喂养儿体质较弱，易出现并发症。

菌痢按病程长短可分为急性、迁延性和慢性菌痢3类，其临床表现分述如下：

1.急性菌痢按临床表现分为4型，即普通型、轻型、重型和中毒型。

（1）普通型：急性起病，体温达39℃～40℃，伴有恶心、呕吐、腹痛、腹泻症状。每日大便10～20次，初为稀便或呈水泻，继呈脓血便，左下腹压痛伴肠鸣音亢进，里急后重明显。如能及时治疗、可于数日内痊愈。

（2）轻型：较普通型全身毒血症状和肠道症状表现轻，里急后重等症状不明显，易误诊为肠炎或结肠炎。

（3）重型：高热、呕吐、腹痛、里急后重明显，排脓血便，每日达数十次，严重者出现脱水和酸中毒症状。

（4）中毒型：此型多见于3～7岁儿童。起病急剧，体温迅速升至40℃～41℃，伴有头痛、畏寒、惊厥或循环障碍等症状。本病常无上呼吸道感染症状。胃肠症状也不严重，且多在出现惊厥后6～12小时才发生。中毒型多表现为以周围循环衰竭为主的休克型；以脑水肿与颅内压增加等脑部症状为主的脑型，以呼吸与循环衰竭同时存在为主的混合型。

①休克型：早期患儿面色灰白，口周青紫，肢端发冷，指趾甲苍白，心率和呼吸增快。随病情发展，面色变灰，指趾甲、口唇发绀，皮肤发花，心率每分钟达160次以上，心音低钝，脉细弱，意识不清。晚期伴心力衰竭、休克肺、dic（播散性血管内凝血）等。

②脑型：多见于学龄前儿童，乳儿和学龄儿童相对少见。患儿初起意识清醒，突然出现惊厥、四肢抽动，两眼上翻。严重者反复出现。开始每次惊厥后意识尚清，以后逐渐萎靡、烦躁或嗜睡，直至昏迷。患儿面色灰白，且体温越高面色越灰，神经症状也越重。脑水肿、脑病可引起呼吸衰竭，则治疗较为困难。因此若见患儿面色发灰、心率相对较缓及反复惊厥，都是颅压增高的征兆，要积极处理，以防呼吸衰竭发生。菌痢有脑水肿时，眼底改变并不明显，不能以此来判断有无脑水肿。

③混合型：脑型和休克型表现同时存在，病情更严重。

2.迁延性菌痢 病程在2周～2个月之间，系急性菌痢迁延不愈之故。病人常无高热、腹痛或中毒症状，只表现为腹部不适、食欲不佳、大便次数多，有时脓血便和黏液便交替出现。便培养阳性率低于急性期。

3.慢性菌痢 病程在2个月以上。由于急性期治疗不及时，或因患儿体质弱、营养不良、佝偻病、寄生虫、贫血等合并症所致，也可因耐药菌株引起。除腹泻外，其他症状不典型。病程久者可出现消瘦、乏力、轻度贫血等现象。

（五）检查

急性病人白细胞总数和中性粒细胞增高，可有核左移，慢性病人可有贫血。典型病人大便镜检可见大量脓细胞和红细胞，以及吞噬细胞，不典型者只见少许白细胞。挑选有脓血的大便易得到阳性结果。X线及乙状结肠镜可用于慢性菌痢的检查和鉴别诊断。

（六）诊断和鉴别诊断

在流行季节有痢疾接触史或有不洁饮食史，出现发热、黏胨脓血便、里急后重等症状，应考虑本病。在夏秋季节，有突发高热、惊厥、面色苍白、四肢末梢发冷、脉细数者应考虑中毒型菌痢。本病有呕吐、腹痛症状，但若病人出现严重呕吐、持久的剧烈腹痛，应首先排除其他肠内、外疾病，以防误诊。应注意与下列各种疾病相鉴别：

1.致病性大肠杆菌性肠炎　多发于2岁以下儿童，5～8个月发病率较高。粪便内可有黏液，有腥臭味，较为稀薄呈蛋花汤样，大便次数较多，容易引起脱水、酸中毒。镜检可有白细胞、脓细胞，通过粪便的细菌培养可以确诊。

2.沙门氏菌肠炎　常常以家庭或集体发作，呕吐多见，大便黏液多于脓，常呈绿色胶冻状。里急后重较为少见，粪便细菌培养可以确诊。

3.病毒性腹泻　多见于2岁之内儿童。起病急，伴有上呼吸道感染症状，大便呈水样或蛋花汤样，可有少量黏液，无腥臭味。粪便细菌培养阴性，做免疫电镜检查、酶联免疫吸附测定及聚丙烯酰胺凝胶电泳检测，以及病毒分离对诊断本病有帮助。

4.阿米巴痢疾　南方多见，多发于年龄较大的儿童。起病较慢，大便次数较多，但无里急后重，大便有血和黏液，呈紫红色果酱样，新鲜大便黏液镜检可以找到阿米巴滋养体。

5.出血性小肠炎　发病急，有腹痛、腹胀、呕吐等症状。大便呈血水便，晚期常常出现休克。粪便培养阴性，X线检查有助于诊断本病。

6.流行性乙型脑炎　其流行季节与中毒型痢疾相同。在中毒型痢疾缺乏肠道症状时，二者相似。脑脊液检查对于流行性乙型脑炎的诊断有帮助；而温盐水灌肠，以灌出物镜检或培养，可以明确中毒型痢疾的诊断。

7.霍乱与副霍乱 于流行季节来自疫区，有食用水产品史，出现急性呕吐和腹泻、水量多，呈淘米水样，粪便的细菌培养可以帮助诊断。

8.肠结核 可以出现脓血便，与菌痢类似，但其发病缓慢，有结核病史、可有午后低热及盗汗，结核菌素试验阳性；粪便培养有助于诊断。

（七）治疗

1.急性痢疾普通型的治疗

（1）常规疗法：患儿要卧床休息、隔离和采用消毒措施。饮食以流食或半流食为主，吐泻、腹胀重的患儿可短期禁食。

（2）抗生素疗法：可选用庆大霉素、黄连素和复方新诺明等联合口服。疗程7～10天。

（3）吸附疗法：可给予思密达，其对细菌和毒素有强大的吸附作用，并可抑制细菌生长，还可与黏液蛋白结合并相互作用，加强肠道黏膜屏障作用。

（4）微生态疗法：可用含双歧杆菌制剂。它通过与肠道猫膜上皮细胞结合，起占位性保护作用，抑制细菌入侵，维持肠道微生态平衡。

（5）补液疗法：根据脱水情况决定补液方法和补液量。

2.慢性痢疾的治疗

（1）抗生素疗法：常用药物和剂量同急性菌痢的治疗，但疗程要长。可采用间歇疗法，用药7～10天，休息4天，再治疗4天，休息4天，再重复4天，总疗程3～4周。也可用黄连素或大蒜混合液灌肠治疗。但应注意长期使用抗生素可引起肠道菌群失调。应在大便培养转阴、脓血便消失后即改用中药、维生素、微生态制剂和思密达等药物。

（2）饮食疗法：慢性菌痢除抗菌治疗外，还应注意改善患者的营养状态。

3.中毒型痢疾的治疗

（1）改善微循环：可利用阿托品类药物解除血管痉挛，防止休克。用多巴胺、酚妥拉明、异丙肾等扩张血管。用冬眠药物氯丙嗪抑制血管壁上受体，使微血管扩张，改善微循环，且有镇静、降低基础代谢作用。用糖皮质激素、氢化可的松消炎、减轻脑水肿、减轻中毒症状。

（2）扩容及纠酸：按输液速度先快后慢、先盐后糖、见尿补钾的补液原则进行。

（3）呼吸衰竭：吸氧，保持呼吸道通畅，使用呼吸兴奋剂，危重者给予气管插管或人工呼吸。

（4）减轻脑水肿：对脑型病例应及时使用脱水剂甘露醇，加地塞米松静脉推注或快速静脉滴注。

（5）控制感染：及时作药敏试验，合理使用抗生素。在药敏结果出来以前，一般首选喹诺酮类药物如环丙氟哌酸静脉给药，但因此类药可能会影响幼童骨骼发育，疗程不宜过长。一般为 5～7 天。还常用头孢菌素，如头孢哌酮、头孢氨噻肟控制感染。哌

（6）降温：可用莱比林、扑热息痛、萘普生等降温，也可冷盐水灌肠、物理降温。

（八）痢疾杆菌的耐药性

痢疾杆菌细胞质中的耐药因子（r 因子）可使其产生破坏抗菌药物的酶系统，产生耐药性。r 因子可以在不同菌株，甚至不同菌群之间传递，造成耐药性扩散，因而出现更多的耐药菌株。

近年来抗生素的普遍应用，甚至滥用，使痢疾杆菌抗药性逐年增加，一些敏感菌株也成为耐药株，对常用抗生素（复方胺甲恶唑、氯霉素、氨苄西林、诺氟沙星）都有不同程度的耐药，给治疗带来了困难。

（九）预防

为了预防痢疾，应做到以下几点：搞好环境卫生，加强厕所及粪便管理，消灭苍蝇孳生地，发动群众消灭苍蝇。加强饮食卫生及水源管理，尤其对个体及饮食摊贩做好卫生监督检查工作。对集体单位及托幼机构的炊事员、保育员应定期检查大便，做细菌培养。加强卫生教育，人人做到饭前便后洗手，不饮生水，不吃变质和腐烂食物，不吃被苍蝇沾过的食物。不要暴饮暴食，以免胃肠道抵抗力降低。

三、肠梗阻

肠梗阻是指任何原因引起的肠道通过障碍，而导致肠道和全身的病理变化。肠梗阻是小儿时期比较常见的急腹症。

（一）病因

肠梗阻大致可分为机械性（器质性）和动力性（功能性）两大类。

1.机械性肠梗阻是由于肠道内或肠道外器质性病变而引起肠管堵塞。病因可以

是先天性发育畸形如肠闭锁、肠狭窄、肠旋转不良、环状胰腺、疝气嵌顿等。后天的原因有肠套叠、蛔虫团堵塞、肠扭转、肿瘤压迫、炎症或手术后肠粘连等。

2.功能性肠梗阻是由于肠蠕动功能不良使肠内容物不能正常传递运送。常见于各种重症肺炎、败血症、肠炎所致的中毒性肠麻痹或低血钾引起的麻痹性肠梗阻。或是因肠道神经发育不正常引起的先天生巨结肠、幽门肥厚性梗阻等。

（二）症状

除原发疾病的特有表现外，肠梗阻共同的表现是阵发性腹部绞痛，呕吐腹胀和肛门不排气排便。

1.阵发性腹痛常常突然发生，机械性肠梗阻绞痛剧烈。小儿腹壁薄，腹痛发作时腹部常可见到鼓起的肠型和蠕动波。麻痹性肠梗阻没有绞痛，只有高度腹胀时可有持续胀痛，也见不到肠型，听不到肠鸣音。

2.呕吐，腹胀；如果梗阻部位高，呕吐出现早而频繁，吐出胃液和黄色胆汁，仅上腹胀或无腹胀。如梗阻部位低，则呕吐出现晚，吐出粪汁样液，且腹胀明显，麻痹性肠梗早期大多不吐，晚期可吐出粪便样物，腹胀明显。

3.肛门不排便、不排气是肠道完全梗阻的表现，但在梗阻早期，梗阻远端肠道里存留的粪便和气体仍可排出，不要误认为没有梗阻。肠绞窄时可以有血性液体排出。 除以上表现外，还有全身中毒症状，比如嗜睡、苍白、脱水等症状，一般肠绞窄6-8小时就可发生肠环死，常伴中毒性休克，病情十分凶险。

（三）诊断：

1.多数发病急，呈阵发性腹绞痛、腹胀、恶心呕吐、停止排便和肛门排气。

2.体征：①单纯机械性肠梗阻时，腹部膨隆，可见肠型及肠蠕动波；常有局限性压痛，一般无反跳痛及肌紧张；肠鸣音阵发性亢进或有气过水声；②麻痹性肠梗阻多见于腹部手术、炎症或外伤后，常有满腹膨胀、肠鸣音减弱或消失；③一旦发生狭窄性肠梗阻时，腹绞痛厉害，并出现腹部压痛及腹膜刺激征，可能有移动性浊音，肠鸣音减弱或消失，严重时出现脉速弱，血压下降，体温升高，白细胞计数增多，有中毒性休克症状。

3.白细胞计数增多，严重时伴发热、脱水，电解质及酸碱失衡。

4.X线检查见腹胀气及多个气液平面。X线腹部透视或平片有助于诊断，如发现肠管充气胀大，有液平面，即表示有肠梗阻存在，机械性肠梗阻时充气与胀大的肠管仅限于梗阻以上部分；麻痹性肠梗阻时则可见胃肠道包括结肠普遍胀气，出现孤立的胀气肠襻，腹膜腔或肠襻间有积液，可能有绞窄的存在。

（四）治疗

1.西医治疗

①非手术治疗：解正水、电解质平衡紊乱和酸碱失衡。

胃肠减压：是治疗肠梗阻的重要方法之一，通过胃肠减压吸出胃肠道内的气体和液体，可减轻腹胀、降低肠腔内压力，减少细菌和毒素，有利于改善局部和全身的情况。

防治感染：抗生素的应用，对防治细菌感染有重要的意义。

②手术治疗：对各种类型的绞窄性肠梗阻、肿瘤及先天性畸形所致的肠梗阻，以及非手术治疗无效的病人应行手术治疗，具体手术方法应根据梗阻的病因、性质、部位及全身情况而定。

2.中医治疗

生植物油：生豆油、香油或花生油，成人 200～250ml，儿童 80～150ml，口服或由胃管内注入。

（五）护理

禁食水，胃肠减压以减轻腹胀。体位选半卧位，以减轻对膈肌的压迫。严密观察病情变化，若病情加重。应警惕绞窄性肠梗阻的发生，及时手术治疗。

（六）预防

对粘连性肠梗阻在缓解期应注意饮食，勿进食较硬的食物，饮食以稀软食为主。对蛔虫性肠梗阻缓解后应行驱虫治疗，除药物驱虫外，还可用氧气疗法驱除肠道蛔虫。饱食后勿作剧烈运动，以防止肠扭转的发生。

出现阵发性腹部绞痛，停止排气排便，呕吐腹胀，肠型及肠鸣音亢进或血便等应及时到医院诊治，除必要的病史症状询问及体查外，应行胸腹透及腹平片检查，早期症状体征不明确者应作短期密切的病情观察，切勿轻易放走病人，以防延误诊治，导致肠绞窄肠坏死及出现严重脱水低血容量性和全身中毒性休克死亡。早期单纯性结肠梗阻可考虑非手术疗法，但需密切观察，一旦保守治疗无效或病情加重应及时剖腹探查。术中根据不同的梗阻病因及病理变化决定手术方式，应尽量保留有生机的肠管，但又不能遗留已失活的肠段。

四、急性出血性坏死性肠炎（肠坏死）

是与 c 型产气荚膜芽孢杆菌感染有联系的一种急性肠炎，本病病变主要在小肠，病理改变以肠壁出血坏死为特征。其主要临床表现为腹痛、便血、发热、呕吐和腹胀。严重者可有休克、肠麻痹等中毒症状和肠穿孔等并发症。

（一）病因

病因尚未完全阐明。现认为本病的发病与感染产生 b 毒素的 welchii 杆菌（c 型产气荚膜杆菌）有关，b 毒素可致肠道组织坏死，产生坏疽性肠炎。

除了进食污染有致病菌的肉类食物外，也还有其他饮食因素，如饮食习惯突然改变，有利于 welchii 杆菌的繁殖；或如饮食以甘薯为主，肠内胰蛋白酶抑制因子的大量存在，使 b 毒素的破坏减少。

（二）症状

1.病史起病急，发病前多有不洁饮食史。受冷、劳累，肠道蛔虫感染及营养不良为诱发因素。

2.腹痛起病急骤，突然出现腹痛，也常可为最先症状，多在脐周。病初常表现为逐渐加剧的脐周或中上腹阵发性绞痛，其后逐渐转为全腹持续性痛并有阵发性加剧。

3.腹泻便血腹痛发生后即可有腹泻。粪便初为糊状而带粪质，其后渐为黄水样，继之即呈白水状或呈赤豆汤和果酱样，甚至可呈鲜血状或暗红色血块，粪便少而且恶臭。无里急后重。出血量多少不定，轻者可仅有腹泻，或仅为粪便隐血阳性而无便血；严重者一天出血量可达数百毫升。腹泻和便血时间短者仅 1～2 天，长者可达一月余，且可呈间歇发作，或反复多次发作。腹泻严重者可出现脱水和代谢性酸中毒等。

4.恶心呕吐常与腹痛、腹泻同时发生。呕吐物可为黄水样，咖啡样或血水样，亦可呕吐胆汁。

5.全身症状起病后即可出现全身不适，软弱和发热等全身症状。发热一般在 38～39℃，少数可达 41～42℃，但发热多于 4～7 天渐退，而持续 2 周以上者少见。

6.腹部体征相对较少。有时可有腹部饱胀、见到肠型。脐周和上腹部可有明显压痛。早期肠鸣音可亢进，而后可减弱或消失。

（三）临床分型

1.胃肠炎型见于疾病的早期有腹痛、水样便、低热，可伴恶心呕吐。

2.中毒性休克出现高热、寒战、神志淡漠、嗜睡、谵语、休克等表现，常在发病 1～5 天内发生。

3.腹膜炎型有明显腹痛、恶心呕吐、腹胀及急性腹膜炎征象，受累肠壁坏死或穿孔，腹腔内有血性渗出液。

4.肠梗阻型有腹胀、腹痛、呕吐频繁，排便排气停止，肠鸣音消失，出现鼓肠。

5.肠出血型以血水样或暗红色血便为主，量可多达 1～2l，明显贫血和脱水。

（四）检查

1.血象周围血白细胞增多，甚至高达 4，0000/mm3 以上，以中性粒细胞增多为主，常有核左移。红细胞及血红蛋白常降低。

2.粪便检查外观呈暗红或鲜红色，或隐血试验强阳性，镜下见大量红细胞，偶见脱落的肠系膜。可有少量或中等量脓细胞。

3.X 线检查腹部平片可显示肠麻痹或轻、中度肠扩张。钡剂灌肠检查可见肠壁增厚，显著水肿，结肠袋消失。在部分病例尚可见到肠壁间有气体，此征象为部分肠壁坏死，结肠细菌侵入所引起；或可见到溃疡或息肉样病变和僵直。部分病例尚可出现肠痉挛、狭窄和肠壁囊样积气。

（五）治疗

以非手术疗法为主，加强全身支持疗法、纠正水电解质失常、解除中毒症状、积极防治中毒性休克和其他并发症。必要时才予手术治疗。

1.非手术治疗

（1）一般治疗休息、禁食，腹痛、便血和发热期应完全卧床休息和禁食。直至呕吐停止，便血减少，腹痛减轻时方可进流质饮食，以后逐渐加量。禁食期间应静脉输入高营养液，如 10%葡萄糖、复方氨基酸和水解蛋白等。过早摄食可能导致疾病复发，但过迟恢复进食又可能影响营养状况，延迟康复。腹胀和呕吐严重者可作胃肠减压。腹痛可给予解痉剂。

（2）纠正水电解质紊乱本病失水、失钠和失钾者较多见。可根据病情酌定输液总量和成分。儿童每日补液量约 80～100ml/kg，成人 2000～3000ml/d，其中 5%～10%葡萄糖液约占 2/3～3/4，生理盐水约占 1/3～1/4，并加适量氯化钾。

（3）抗休克迅速补充有效循环血容量。除补充晶体溶液外，应适当输血浆、新鲜全血或人体血清白蛋白等胶体液。血压不升者可配合血管活性药物治疗，如 α -受体阻滞剂、β -受体兴奋剂或山莨菪碱等均可酌情选用。

（4）抗生素控制肠道内感染可减轻临床症状，常用的抗生素有：氨基苄青霉素（4～8g/d）、氯霉素（2g/d）、庆大霉素（16～24 万 u/d）、卡那霉素（1g/d），舒氨西林（6.0g/d）、复达欣 4g/d 或多粘菌素和头孢菌素等，一般选二种联合应用。

（5）肾上腺皮质激素可减轻中毒症状，抑制过敏反应，对纠正休克也有帮助，但有加重肠出血和促发肠穿孔之危险。一般应用不超过 3～5 天；儿童用氢化可的松每天 4～8mg/kg 或地塞米松 1～2.5mg/d；成人用氢化可地松 200～300mg/d 或地塞米松 5～20mg/d，均由静脉滴入。

（6）对症疗法严重腹痛者可予度冷丁；高热、烦躁者可给予吸氧、解热药、镇静药或予物理降温。

（7）抗毒血清采用 welchii 杆菌抗毒血清 42000～85000u 静脉滴注，有较好疗效。

2.外科手术治疗

（1）下列情况可考虑手术治疗：

①肠穿孔；

②严重肠坏死，腹腔内有脓性或血性渗液；

③反复大量肠出血，并发出血性休克；

④肠梗阻、肠麻痹。

⑤不能排除其他急需手术治疗的急腹症。

（2）手术方法：

①肠管内无坏死或穿孔者，可予普鲁卡因肠系膜封闭，以改善病变段的血循环；

②病变严重而局限者可做肠段切除并吻合；

③肠坏死或肠穿孔者，可做肠段切除、穿孔修补或肠外置术。

五、肠易激综合征

（一）病因

1.胃肠道动力紊乱　IBS 患者小肠消化间期移行性复合运动异常，周期明显缩短，空肠出现较多离散的丛集收缩波，且腹痛发作者中多数与之有关，这些变化在应激和睡眠中更为明显。

2.内脏感觉异常　研究发现 IBS 患者多数具有对管腔（直肠）扩张感觉过敏的临床特征，其平均痛觉阈值下降，直肠扩张后的不适程度增强或有异常的内脏-躯体放射痛，提示脊髓水平对内脏感觉信号处理的异常。

3.精神因素　心理应激对胃肠道功能有显著影响，它在 IBS 症状的诱发，加重和持续化中起重要作用，相当一部分患者伴有心理障碍，其中以焦虑，抑郁为主。

4.肠道感染　部分 IBS 患者在发病前有肠道感染史，在由各种病原（包括细菌，病毒，寄生虫）感染引起的胃肠炎患者中有部分发生肠功能紊乱，有 10%可发展为感染后 IBS。

5.其他　部分 IBS 患者的症状与食物有关，可加重其症状，食物中的纤维发酵可能是过多气体产生的原因，此外，肠道菌群的紊乱可能也是产生症状的原因之一。

（二）临床表现

1.症状　症状分为：腹泻主导型；便秘主导型；腹泻便秘交替型。精神，饮食，寒冷等因素可诱使症状复发或加重。

（1）腹痛　是 IBS 的主要症状，伴有大便次数或形状的异常，腹痛多于排便后缓解，部分病人易在进食后出现，腹痛可发生于腹部任何部位，局限性或弥漫性，疼痛性质多样。

（2）腹泻　①持续性或间歇性腹泻，粪量少，呈糊状，含大量黏液；②禁食 72 小时后症状消失；③夜间不出现，有别于器质性疾患；④部分患者可因进食诱发；⑤患者可有腹泻与便秘交替现象。

（3）便秘　排便困难，大便干结，量少，可带较多黏液，便秘可间断或与腹泻相交替，常伴排便不尽感。

（4）腹胀　白天较重，尤其在午后，夜间睡眠后减轻。

近半数患者有胃灼热、恶心、呕吐等上胃肠道症状，背痛、头痛、心悸、尿频、尿急、性功能障碍等胃肠外表现较器质性肠病显著多见，部分病人尚有不同程度的心理精神异常表现，如焦虑、抑郁、紧张等。

2.体征

通常无阳性发现，部分患者有多汗，脉快，血压高等自主神经失调表现，有时可于腹部触及乙状结肠曲或痛性肠襻。

（三）检查

多次（至少 3 次）大便常规培养均阴性，便隐血试验阴性，血尿常规正常，血沉正常，对于年龄 40 岁以上患者，除上述检查外，尚需进行结肠镜检查并进行黏膜活检以除外肠道感染性、肿瘤性疾病等。

（四）诊断

IBS 诊断标准以症状学为依据，诊断建立在排除器质性疾病的基础上，推荐采用目前国际公认的 IBS 罗马 III 诊断标准：

反复发作的腹痛或不适（不适意味着感觉不舒服而非疼痛），最近 3 个月内每个月至少有 3 天出现症状，合并以下 2 条或多条：①排便后症状缓解；②发作时伴有排便频率改变；③发作时伴有大便性状（外观）改变。

诊断前症状出现至少 6 个月，近 3 个月符合以上标准。

（五）治疗

应根据患者的具体情况采用个体化方案，应积极寻找并祛除诱因，减轻症状，治疗只限于对症处理。

1.调整饮食　详细了解病人的饮食习惯及其与症状的关系，避免敏感食物，减少产气食物（奶制品，大豆，扁豆等），高脂肪食物。高纤维素食物（如麸糠）可刺激结肠运动，对改善便秘有明显效果。

2.心理和行为治疗　对病人进行耐心的解释工作，具体包括心理治疗，生物反馈疗法等，对于有失眠，焦虑等症状者，可适当予以镇静药。

3.药物治疗

（1）胃肠解痉药　抗胆碱能药物最常用，尚可部分拮抗胃结肠反射和减少肠内产气，减轻餐后腹痛，钙通道阻滞药如：硝苯地平（硝苯吡啶）、匹维溴铵。

（2）胃肠道动力相关性药物　洛哌丁胺、多潘立酮（吗丁啉）、西沙必利等。

（3）泻药　通常避免使用，但对严重便秘者可短期使用，首选半纤维素或渗透性泻药，睡前服乳果糖 15～30ml，效果亦较好，尤其适用于老年人。

（4）精神药物　对具有明显精神症状的患者，适当予以镇静剂，抗抑郁药，抗焦虑药有一定帮助。

（5）消除胃肠道胀气　二甲硅油，药用炭（活性炭）具有消气去泡作用，临床常用。

（6）肠道益生菌　部分腹泻型患者可能有肠道菌群的紊乱，应用肠道益生菌类制剂有帮助。

（7）其他　5-HT4 受体部分激动药替加色罗对便秘型 IBS 有效，并可明显改善患者的腹痛症状，5-HT3 受体拮抗药阿洛司琼对腹泻为主的 IBS 有效。

六、肠原性腹泻

（一）原因

1.肠道炎症：肠道炎症所引起的腹泻可分为感染性炎症性腹泻和非感染性腹泻两类。

（1）感染性炎症性腹泻为最常见的一类腹泻，常见于：

①病毒感染：按发病率高低顺序分别为：轮状病毒（其中包括 a 组轮状病毒、成人腹泻轮状病毒）、肠腺病毒、诺沃克病毒、埃可病毒、星状病毒、冠状病毒、嵌杯样病毒、norwalk 因子以及其他病毒感染所引起的腹泻等。

②细菌感染：细菌感染所致的感染性腹泻十分常见，呈全球性分布，如细菌性痢疾、沙门氏菌感染、霍乱、副溶血弧菌感染、弯曲菌感染、溃疡性肠结核以及金黄色葡萄球菌胃肠炎等。

③真菌感染：如肠念珠菌病等。

④寄生虫感染：如阿米巴肠病、梨形鞭毛虫病、血吸虫病、钩虫病、姜片虫病以及绦虫病等。

（2）非感染性腹泻：如炎症性肠病（包括慢性非特异性溃疡性结肠炎和克隆病）、急性出血性坏死性肠炎、放射性肠炎以及缺血性肠病等均可有腹泻，结肠憩室炎或结肠息肉并发结肠炎也可伴有腹泻。

2.肿瘤：肠道肿瘤，如小肠恶性淋巴瘤、结肠癌以及直肠癌等，导致肠黏膜的浸润、糜烂和溃疡等病变，均可引起腹泻；apud 瘤、胃泌素瘤、类癌以及胰性霍乱等，则由于产生大量的胃肠肽类物质而引起腹泻。

3.吸收障碍：小肠黏膜受损，如小儿乳糜病、热带和非热带斯泼卢病、乳糜管或肠系膜淋巴结病变等引起的肠腔内菌群失调以及小肠部分切除或短路手术等，均可引起营养物质的吸收障碍而引起腹泻。

4.食物中毒：如葡萄球菌肠毒素所引起的食物中毒、海豚中毒以及肉毒中毒等。

5.化学品中毒：如砷、汞、磷及酒精等中毒。

6.药物作用：泻剂如硫酸镁等；拟副交感神经药如新斯的明、乙酰胆碱及毛果芸香碱等；广谱抗生素如林可霉素及氯林可霉素；降压药如胍乙啶及利血平等都能引起腹泻。

7.肠变态反应性疾病：因对乳品及鱼虾等食物过敏，引起肠的变态反应性疾病，导致腹泻。

8.其他：如尿毒症及营养不良等。

（二）体征

腹泻患者，出现腹水征阳性，全身水肿见于严重的吸收不良综合症，若同时出现腹水和腹部包块可见于结肠癌和结核性腹膜炎；右下腹包块以结肠癌为多，肠管样包块以克罗恩病为多，结肠淋巴瘤也可见到类似体征；若发现消瘦、突眼、甲状腺肿大等可能患有甲状腺功能亢进；发现有巩膜黄染、肝病面容、蜘蛛痔（nerus araneus）、脾脏肿大（splenomegaly）和腹水则可能为肝硬化。

（三）检查

不同的疾病有相应的检查方法，根据病史、查体选择相应的检查方法，如细菌培养用于慢性细菌性痢疾的诊断、胰功肽、D 木糖试验、呼吸氢气试验、粪脂肪定量等用于慢性胰腺炎和各种小肠原因吸收不良综合症辅助诊断，而甲状腺功能测定对于甲亢至关重要。血清胃泌素、VIP、5-HT 或尿 5-HIAA 测定对于肠道的 APUD 瘤如胃泌素瘤、胰性霍乱和类癌综合症诊断意义重大。

如消化道空腔脏器多选用内窥镜或超声内镜检查，既直观、可靠、简单和准确，又节约时间。对于实质性脏器如肝脏、胰腺、脾脏、肾脏等选用 B 超、CT 和核磁共振等。

七、肠系膜上静脉血栓

（一）病因

血栓形成常继发于：①肝硬变或肝外压迫引起门静脉充血和血流郁滞；②腹腔内化脓性感染如坏疽性阑尾炎、溃疡性结肠炎、绞窄性疝等；③某些血液异常如真性红细胞增多症，口服避孕药造成的高凝状态；④外伤或手术造成的损伤，如肠系膜血肿脾切除、右半结肠切除等。约1/4的病人无明显诱因称为原发性肠系膜静脉血栓形成。

静脉血栓形成后可向近远端继续蔓延。当受累肠曲的静脉回流完全受阻时，肠管充血水肿浆膜下先点状出血，后扩散成片。肠壁和肠系膜增厚水肿。继之，肠曲发生出血性梗死呈暗紫色。大量血性液体从肠壁和肠系膜渗出至肠腔和腹腔。静脉急性闭塞尚可反射性引起内脏动脉的痉挛和血栓形成加速肠坏死的过程。最后同样导致低血容量、感染中毒性休克。

（二）临床表现

常有门静脉血流郁滞、高凝、或血管损伤的诱因。起病较缓慢。表现为腹部不适、便秘或腹泻。数日或数周后，随着血栓蔓延扩大，静脉血液回流受阻，影响肠曲生机时，突然发生剧烈腹痛，持续性呕吐，腹泻和血水样便比动脉栓塞更为多见。体检时可见腹胀、腹部压痛、反跳痛和腹肌紧张。肠鸣音减弱或消失。腹腔穿刺可抽到血性液体。常有发热和白细胞计数、红细胞压积增高。腹部X线平片可显示受累小肠扩张充气，伴有气液平面。透视时肠蠕动消失。

（三）治疗

诊断本病后，除了胃肠减压、补充血容量、应用广谱抗生素以外，应进行抗凝治疗。同时密切观察腹部体征的变化。疑有肠坏死时，应立即剖腹探查，将坏死肠管连同含有静脉血栓的全部系膜切除，以免血栓继续蔓延，累及其他肠管。术后仍应继续抗凝治疗6～8周。

七、肠系膜囊肿

肠系膜囊肿（mesenteric cyst）是指位于肠系膜、具有上皮衬里的囊肿。绝大多数为良性病变，多因先天性畸形或异位的淋巴管组织发展而成，也有因腹部外伤、淋巴管炎性梗阻或局限性淋巴结退化而形成。约 60%的肠系膜囊肿位于小肠系膜，24%位于结肠系膜，另有 16%位于腹膜后。肠系膜囊肿较少见，为一种良性疾病，70%见于成人，25%在 10 岁以下，男女之比 1：1.2。

（一）症状体征

囊肿较小一般无症状和体征。囊肿增大到一定程度时，则出现一系列临床症状与体征。

1.腹部肿块与腹胀　腹部胀感及触到肿物是患者表现的最初症状，也是体检中的主要发现。肿块无疼痛及压痛。当囊肿并发出血或感染时，肿物可有压痛。边界清楚或不清，依病因而异，但无清楚的肿块边界。有囊性感或呈橡皮样，若肿物过大，则腹部有振水感。活动度通常较大，而且具有规律性：由于固定于后腹壁的肠系膜根部是从左上走向右下、纵向固定的，故肠系膜根部囊肿的活动度以横向为大，沿右上至左下轴心活动，而上下活动受限；若囊肿位于肠系膜周围者，上下及左右活动范围均大。囊肿较大者可引起腹胀，患者腹围逐渐增大，巨大囊肿可误诊为腹水，小囊肿可表现为偏向一侧的腹胀，巨大囊肿引起肠梗阻者也有腹胀。

2.腹痛　为间歇性腹痛，反复发作。是由于肠管被压迫或扭转而引起的；较大的囊肿挤压肠系膜，使肠系膜张力增加，亦可引起腹痛症状。肠系膜囊肿位于肠系膜两层膜之间，当患者活动时因重力关系会牵拉系膜根部或引起肠管轻微痉挛，故腹痛是经常出现的症状。轻微腹痛可持续半小时至数小时，严重者可伴有发热、呕吐、腹泻，持续数天，缓解后可再次复发。

3.其他表现　由于肠系膜囊肿多较游离，瘤体重量易引起肠扭转，并因故常导致急性肠梗阻。巨大囊肿挤压肠管可引起慢性肠梗阻，少数肿大明显者可产生局部压迫症状，如压迫胃肠道可引起阵发性腹痛，食后不适及食欲减退、恶心及呕吐等。压迫输尿管，可产生有症状的或无症状的尿路梗阻。个别患者可因囊肿破裂而形成腹水。囊肿腐蚀或侵入肠壁可引起便血。患者还可表现为食欲减退、消瘦、发热、恶心、呕吐、腹泻、便秘等。

（二）病因

肠系膜囊肿是随着淋巴液充满逐渐增大的先天性淋巴隙。可因胚胎期肠发育异常所致，亦可因肠系膜创伤导致淋巴液潴留引起，或由寄生虫感染造成。

（三）病理生理

1.分类 鉴于肠系膜囊肿的发病原因、生长情况、病理性质及形态学改变复杂多样，因而有不同的分类方法：

（1）按形态学分类：①单发性囊肿；②多发性囊肿；③弥漫性囊肿。

（2）按病因分类：beahrs等依据病因将肠系膜囊肿分为4类：①先天性（胚胎发育）囊肿：如皮样囊肿，浆液性囊肿；②创伤性囊肿：如外伤性血肿，乳糜囊肿；③感染性囊肿：如霉菌、结核及寄生虫性囊肿；④肿瘤性囊肿：如淋巴管瘤。

（3）按病理结构分类：①真性囊肿：如皮样囊肿、浆液性囊肿、表皮样囊肿、肠源性囊肿等。②假性囊肿：如创伤性血肿、乳糜囊肿等。

（4）按病理性质分类：①良性囊肿；②恶性囊肿：包括囊性肉瘤及腺癌。

2.病理

（1）病变部位：肠系膜囊肿多为单个，少数为多发。大多位于空肠或回肠系膜之间，靠近肠管的系膜缘，其中约一半的肠系膜囊肿位于回肠系膜。有资料显示，肠系膜囊肿的好发部位排列如下：回肠＞空肠＞小肠系膜根部＞横结肠＞乙状结肠（表1）。

（2）大体形态：多为单个、单房性囊肿，偶有多发或多房性囊肿，最大直径达25cm，最小2cm，最大者几可充满整个腹腔（8000ml液体），呈无张力的圆形或椭圆形，靠近肠管者多呈哑铃状。邻近肠管有共同肌层与血管，多不能单独切除肿物。

3.病理特征

（1）先天性囊肿：常见为肠源性囊肿与结肠系膜浆液性囊肿。胚胎期肠道发育过程中有多个憩室样芽突出现，并逐渐退化消失。若某个芽突残留，并从消化道脱落，存留于系膜两叶之间，逐渐增长而形成肠源性肠系膜囊肿。囊肿内壁被覆有分泌功能的肠黏膜上皮，故囊内常含有无色黏液；囊肿多为单发，呈球形或椭圆形；囊肿大小不一，由数厘米至20cm不等；囊肿最多见于小肠系膜，常与肠腔隔绝。浆液性囊肿则多发于横结肠与乙状结肠系膜，多单发，囊壁覆盖间皮细胞，囊内为黄色透明浆液，但并发出血或感染时则为暗红或脓液。肠系膜皮样囊肿罕见，为发育成熟的外胚层组织构成，呈球形，囊壁为结缔组织，内可含有皮肤附件，如毛囊、皮脂腺及汗腺等结构，囊内含有油脂样或半液状物质。

（2）肿瘤性囊肿：多为淋巴管瘤，可以为囊性或海绵状淋巴管瘤。常发生于回肠系膜或小肠系膜根部，其次在乙状结肠系膜。淋巴管瘤的病因未完全明了，可能为淋巴管发育异常。或淋巴组织异位生长而导致淋巴管梗阻和扩张所致。肿瘤由无数扩张的淋巴管组成，肉眼见大小不等的乳白色囊状结构，直径自数毫米至10cm不等。囊壁由单层淋巴管内皮细胞与纤维结缔组织组成，偶见少量平滑肌纤维。少数囊肿壁可并发慢性炎症或钙化。囊内多含有黄色透明的淋巴液或乳糜液，伴出血还可为血性。此外，还有囊性平滑肌瘤、淋巴管内皮细胞瘤、淋巴管肉瘤及恶性畸胎瘤的报道，后两者为肠系膜囊性恶性肿瘤。肿瘤性囊肿罕见，约占全部肠系膜囊肿的3%。

（3）外伤性囊肿：因肠系膜钝挫伤使两层分离，淋巴液潴留而形成的囊肿。常为单房性，囊壁为增生的纤维组织，无上皮细胞覆盖。

（4）寄生虫性囊肿：见于肝包虫囊肿破裂后，头节或子囊散播于系膜表面而成。

（四）诊断检查

1.诊断：肠系膜囊肿的诊断主要依靠临床表现及下述辅助检查。

2.实验室检查：目前没有相关内容描述。

3.其他辅助检查：

（1）X线检查　不一定有阳性发现，但能除外泌尿系或肠道疾病。

①腹部平片：可见软组织阴影；皮样囊肿及包虫囊肿壁钙化时，可显示环形钙化影；皮样囊肿偶可见牙齿、骨骼等结构。

②钡餐或钡灌肠造影：可见肠道受压移位等表现；如肿块邻近肠管狭窄、拉长、肠壁僵硬；钡剂通过困难或缓慢；胃十二指肠及横结肠移动或弧形压迹等。

③CT扫描：可提供最佳的囊肿影像诊断，可提供确定位置、并可定性，有利于肠系膜囊肿的鉴别诊断。

（2）B超检查

腹部B超不仅可以定位，而且可以定性。由于简便、无创，可作随访观察。对假性囊肿，可作为采用保守疗法或手术治疗的指导。肠系膜囊肿的声像图有如下特点：

①形状：圆形或半圆形肿物。

②边界：因有完整包膜，囊肿图像边界清楚，圆滑，锐利，亦可呈花瓣状光环。

③内反射：肠系膜局部见液性暗区。液性暗区其间回声光团多少与分布，因囊

肿内容物成分的性状和分布状况不同而异，如囊内容物主要是液体或主要为脱落物形成的均质凝块，则因反射界面少，声像图上表现为甚少或缺乏内回声；如脱落物分散悬浮于液体内，则有较多的回声光团或光点，分布不均匀。

④声穿过性：声穿过性因内容物液体成分多少而异。液体成分较多者，后壁反射较强，声穿过性好；否则表现为中等或较差的声穿过性。

⑤可压缩性：具有明显的可压缩性。

（3）腹腔镜检查　可直接观察囊肿的部位、大小等。

（五）鉴别诊断

肠系膜肿瘤主要应与卵巢囊肿、胰腺囊肿、腹水、有蒂的输尿管纤维瘤、肾盂积水、胆囊积液、游走肾脏和脾囊肿或肿瘤等疾病相鉴别。

（六）治疗

小的肠系膜囊肿无须治疗，肠系膜囊肿增大后，易并发急腹症，一旦确诊，应早期手术。

1.囊肿剜出　为最理想的手术方式，在不影响肠管血供的情况下，应力争施行本手术。

2.囊肿、肠管切除加肠管端端吻合　由于多数肠系膜囊肿与肠管甚为靠近，单纯剜出常不可能，而必须将囊肿与相连的肠管一并切除，然后再做肠管端端吻合。在囊肿引起肠梗阻或肠坏死时，整块切除尤为必要。

3.囊肿与肠腔吻合或袋形缝合　若囊肿巨大，或因囊肿位于肠系膜根部，切除时有伤及大血管的可能，则可考虑囊肿与肠腔吻合或做袋形缝合。但因有复发、感染及癌变的危险，一般不宜采用。

4.囊肿部分切除　当囊肿分布范围广泛或有多囊时，如行囊肿全切，会引起大段肠管血运障碍，此时可行囊肿部分切除，剩余部分囊壁完全裸露在腹腔，或采用3%碘酊涂拭残囊内膜，减少其分泌。有人发现残囊内膜的分泌液，可经腹膜完全吸收从而达到吸收与分泌平衡。

5.腹腔镜手术　利用腹腔镜行腹腔内某些疾病的手术是近年发展起来的一门新技术，具有损伤小、愈合快等诸多优点，可用腹腔镜切除囊肿。对淋巴管瘤引起的难治性腹水，有报道在淋巴管造影明确诊断的同时，注入碘化油，可通过栓塞淋巴管而获得治愈。

（七）并发症

1.肠梗阻 因瘤体重量，使易肠系膜及肠管发生扭转造成急性肠梗阻；巨大囊肿挤压肠管可引起慢性肠梗阻。

2.尿路梗阻 巨大囊肿压迫输尿管，可产生有症状的或无症状的尿路梗阻。

（八）预后及预防

1.预后：大多数病人手术治疗预后良好。

2.预防：如为原有疾病（腹部外伤或手术创伤后、感染性结核性囊肿等）而致本病者，治疗原发病，预防出现肠系膜囊肿。

八、小肠梗阻

（一）单纯性小肠梗阻

1.病因及病理机制

病理上小肠肠腔阻塞后，内容物通过受阻，梗阻平面以上的小肠肠腔扩张而梗阻平面以下的肠腔空虚萎陷。肠腔的扩张或/和扩大是以靠近梗阻部的近段开始，越向上端扩大就越轻。由于肠内容物（主要是气体和液体）通过受阻而潴积在梗阻以上的扩张的肠腔内。因而梗阻以上的扩张的腹腔内有较多的气体及液体的存在。梗阻程度严重或梗阻时间长，肠腔内压力大及肠腔扩大明显，则容易使肠壁内的血管受压而造成血供障碍及形成肠壁坏死穿孔。

2.临床表现

腹部绞痛、呕吐、腹胀及便秘与肛门排气停止。腹痛呈阵发性或波浪式绞痛，部位多在脐周或下腹，往往伴有肠蠕动的增加。所以腹部检查时常见腹部膨胀以及肠的轮廓甚至见到肠蠕动所致的肠型，一般无腹膜炎症的压痛，反而在按压腹部时自觉好受些，病变部有深压痛，肠鸣音明显亢进。

3.影像学表现

单纯性小肠梗阻的典型 X 线表现为：梗阻以上的肠腔扩张、积气积液，立位片可见高低不平的液平面呈不连续的阶梯状排列，在卧位片中，可以见到连续扩张的肠腔，此时能较清晰地观察扩张肠腔的程度及肠腔的黏膜结构，一般来讲空肠的黏膜皱襞显示为横贯肠腔环状或弹簧状的黏膜皱襞，而回肠相对光滑且往往弯曲聚拢形成咖啡豆状，此时应注意不要误诊为绞窄性小肠梗阻。

对于梗阻部位的判断：十二指肠梗阻在立位片则见到扩大的胃和十二指肠有较大的液平面。但要注意的是在胃积液多而扩张明显时，容易忽视扩张积液而无气体的十二指肠，此时往往会误诊为急性胃扩张或幽门梗阻，值得注意。此时应在透视下观察及转动体位，显示十二指肠内的液平面或积气情况，则对确诊十二指肠梗阻有重要意义。空肠梗阻，在扩张的肠腔见到横贯肠腔的连续性环状黏膜皱襞，且扩张的肠腔位于中上腹部偏左，在立位片只见到较少量的液平面在中腹部范围，而以下未见到充气的肠曲或液平面则判断不难。回肠中下段的梗阻在立位照片上能见到高低不等的液平面且往往在髂嵴连线以下亦有液平面存在，透视下常常能见到上下移动的液平面。卧位片可以见到连续性扩张的空回肠充满腹腔且往往呈大跨度的排列，从而有别于与绞窄性小肠梗阻鉴别。

单纯性小肠梗阻又分为完全性梗阻或不完全性梗阻，这个判断对临床制定治疗方案有很大的帮助。在确定小肠扩张后，因小肠梗阻的远侧肠腔，包括小肠及结肠均呈萎陷状态而无气体存在，尤其是在短时间内复查中均不见结肠有气体存在时，则可诊断是完全性单纯性小肠梗阻；在扩张充气的小肠同时见到结肠有气体存在，且在短时间内复查中结肠气体仍存在，则一般可诊断为不完全性单纯性小肠梗阻。

梗阻原因的判断一般来讲较难，除非临床有明确腹部手术史，则梗阻估计与术后粘连有关；又或在照片中见到散在钙化斑点则可推测梗阻与结核性腹膜炎有关；或在梗阻部见到扭曲成团的蛔虫，则蛔虫性梗阻的诊断明确。

4.鉴别诊断

需与绞窄性小肠梗阻鉴别。

（二）绞窄性小肠梗阻

1.病因及病理机制

病理上小肠绞窄性肠梗阻是因为一段小肠及系膜受到同一病变的钳闭、压迫、扭转及牵引等因素有关，因而造成这段小肠有 2 个梗阻点，而称这段小肠为闭祥性小肠梗阻，此闭祥造成血运供应障碍使肠壁缺血缺氧，进一步导致此段小肠的瘀血、水肿、渗出及坏死。肠壁的水肿出血造成血液渗入肠腔，再加以肠肠排空障碍使肠内容物（包括液体及气体）的积蓄，使近端小肠扩大。常有部分肠曲相对特别扩大形成较特殊表现形式，且往往是绞窄近侧的肠段，绞窄肠段因肠壁的水肿增厚而限制了舒张。但当绞窄段肠腔扩大明显时，虽有水肿、出血，肠壁也不增厚，反而因膨胀而变薄。绞窄段肠壁的血供障碍亦使肠肌受累致肠蠕动功能减低或消失，而肠壁及系膜的瘀血外渗会导致腹腔积液。

2.临床表现

急而剧烈的腹痛呈持续性阵发性加剧。呕吐出现早且为持续性，甚至呕吐或自肛门排出血性液体。腹部有明显压痛、反跳痛，呈局部膨隆状。经临床处理后症状体征无改善。

3.影像学表现

绞窄性小肠梗阻的 X 线表现为小肠的充气扩大及出现液平面。在梗阻段肠曲长度短时一般与单纯性小肠梗阻难以鉴别，只有梗阻段（闭袢）肠曲的长度超过 70cm 时，才会出现续窄性肠梗阻的 X 线征象。

（1）假肿瘤征是诊断完全性绞窄性小肠梗阻的一个重要征象。

（2）由肠扭转所显示的空回肠转位，即连续性分布较紧密的环状黏膜皱襞的扩张充气的肠腔位于下腹部甚至偏右，反之黏膜皱襞稀少或无黏膜皱襞的扩张肠管位于中上腹部或偏左，往往是属于不完全性绞窄性小肠梗阻。

（3）扩张肠管呈花瓣状、同心圆状、咖啡豆状或梳状排列而集中于腹部的某一位置，即所谓小跨度蜷曲肠袢排列成多种特殊形态的 X 线表现，与单纯性小肠梗阻所形成大跨度肠曲排列不同，大多数可诊断是绞窄性小肠梗阻。

（4）此外，扩张的肠管表现为显著扩大与其邻近充气扩大的肠管呈明显的对比；或者在立位腹平片中见到扩大的小肠内有较长的液气平面，此液气平面出现越多，则提示是绞窄性小肠梗阻。

（5）短期内（24h）出现腹腔大量积液，亦是绞窄性肠梗阻的一个间接表现。另一个间接表现是胃内充气扩大积液以及直肠内见到积液及积便征。临床症状表现明显而 X 线则无阳性征，此时应密切追踪观察，因为绞窄性肠梗阻的早期或闭袢内只有积液而无积气，都可以出现此种现象，此时不要轻易下"没有肠梗阻"的诊断。

4.鉴别诊断

需与单纯性小肠梗阻鉴别。

第三节 结肠、直肠、肛门疾病

一、肛门直肠疾病概述

肛门直肠疾病是指发生于肛门直肠部位的疾病。常见的有痔、肛隐窝炎、肛裂、肛痈、肛漏、脱肛、息肉痔、锁肛痔等统称为痔疮、痔瘘。

直肠肛门（肛管）为大肠的下段。直肠位于盆腔，上接乙状结肠，下连肛管，全长约15～20cm，前方是膀胱，精囊，前列腺和尿道（女性则为子宫和阴道），后方是骶骨，尾骨。直肠上界解剖学定在第二骶椎下缘，外科学定在骶骨岬水平。直肠下方与肛管相连。为了临床应用方便，常把直肠分为上、中、下三段：上段12～16cm，中段8～12cm，下段8cm以下；肛管3～4cm。肛管与直肠分界有两种观点，一种是解剖学肛管以点状线为界，另一种是外科肛管，指尾骨尖或前列腺尖水平以下部分，长约3～4cm。

（一）肛门直肠疾病有

1.便血 便血是内痔、肛裂、直肠息肉、直肠癌的共有症状。血不与大便相混，附于大便表面，或便时点滴而下，或一线如箭，血多而无疼痛者，多为内痔，便血少而有肛门疼痛者，多为肛裂。儿童便血，大便次数和性质无明显改变者，多为直肠息肉，血与黏液相混，其色晦暗，肛门有重坠感者，应考虑有直肠癌的可能。便血鲜红，血出如箭，并伴口渴，便秘，尿赤，舌红，脉数等症状，多属风热肠燥。便血色淡，伴有面色无华，心悸，神疲，乏力，舌淡，脉沉细等症状，属血虚肠燥。

2.肿痛 常见于肛旁脓肿、内痔嵌顿、外痔水肿、血栓外痔等病。肿胀高突，疼痛剧烈，多为湿热阻滞，可伴有胸闷腹胀，体倦身重，食欲不振，发热，苔黄腻，脉濡数等症状，常见于肛旁脓肿，外痔水肿。微肿微痛者，每因气血、气阴不足，又兼湿热下注之虚中挟实证，可伴发热不高，神疲乏力，头晕心悸，盗汗，便溏或干结，舌淡或红，苔黄或腻，脉濡细等症状，常为肛旁脓肿而症状不明显者或结核性肛周感染。

3.脱垂 是Ⅱ、Ⅲ期内痔，直肠息肉，直肠脱垂的常见症状。脱垂而不能自行回纳者，多因气虚血弱，中气下陷，无以摄纳，伴有面色无华，头晕眼花，心悸气短，自汗盗汗，舌淡，脉沉细弱等症状。内痔脱出，嵌于肛外，红肿疼痛，不易复位者，多为湿热下迫，若复因染毒，热毒熏灼则局部糜烂坏死，可伴有寒热烦渴，便干尿黄，舌红，苔黄或腻，脉弦数等症状。

4.流脓　常见于肛旁脓肿或肛瘘。脓出黄稠带粪臭者，多为湿热蕴阻肛门，热盛肉腐而成脓，伴有发热，口苦，身重体倦，食欲不振，溲赤，苔黄或腻，脉弦或数等。脓出稀薄不臭，或微带粪臭，淋漓不尽，创口潜形，周围有空腔，不易敛合者，多为气阴两亏兼湿热下注之证，可伴低热盗汗，面色萎黄，神疲纳呆，舌淡红，脉濡细等。

5.便秘　是痔、肛裂、肛旁脓肿、肛管直肠癌的常见症状。腹满胀痛，拒按，大便秘结，伴口臭、心烦，身热溲赤，舌红，苔黄燥，脉数等，多属肠胃实热。腹满作胀，喜按而便不润者，多属血虚肠燥或脾虚不运，可伴面色苍白，头晕心悸，神疲乏力，舌淡，脉细无力等。

6.分泌物常见于内痔脱出、直肠脱垂、肛瘘等。多为湿热下注或热毒蕴结所致，常伴有局部肿痛，口干，纳呆，胸闷不舒，便溏或干结，溲赤，舌红，苔黄腻，脉弦数。内痔、直肠嵌顿坏死及实证肛瘘多见。分泌液清稀不臭，多为虚证脱肛、内痔脱垂或虚证肛瘘。

（二）检查

1.一般检查

临床症状详询病史，注意其典型症状。无痛性便鲜血是内痔，混合痔，直肠息肉等疾病共有的症状；便鲜血并且伴有肛门剧痛者，多为肛裂；反复较大量出血，有时伴腹部绞痛，可能是 Meckel 憩室；腹泻伴腥臭黏液血便，应考虑大肠癌的可能；长期腹泻，腹痛伴黏液脓性便，可能是慢性溃疡性结肠炎；肛门坠胀感多见于内痔、混合痔、肛周脓肿、直肠脱垂；中晚期内痔，混合痔，直肠脱垂，低位直肠息肉，肛乳头瘤可以出现肛门脱垂物，严重的内痔和混合痔可嵌顿于肛门外，导致肿痛甚至发生糜烂，坏死；肛周脓性分泌物是肛瘘的主要症状；肛门周围潮湿多存在肛周湿症。

肛管直肠指诊是肛肠疾病中最简便而又重要的检查方法，适用于凡有肛肠病史及症状的患者。肛门直肠指诊时可触及的病变包括：内痔、肛瘘、直肠息肉、肛门直肠周围脓肿、直肠脱垂、直肠癌、直肠类癌，直肠后壁肿瘤等。

2.肛肠病 X 线检查

（1）结肠双对比造影（双重气钡造影）

是临床上常用的方法。优质的结肠双对比造。影片可以显示出大肠黏膜的细微结构。影像清晰，透明，富有立体感，可显示单发的 2-3cm 大小的病灶。

（2）排粪造影

排粪造影是一种专门用于研究功能性出口梗阻所致的 X 线检查方法。功能性出口梗阻是指只有在排粪过程中才表现出来的直肠、肛管的一系列功能性异常，包括耻骨直肠肌肥厚、粘连、痉挛、肛管内括约肌失弛缓症、直肠黏膜脱垂、直肠内套叠、直肠前膨出（直肠前突）、乙状结肠或小肠疝、前压迫、盆底及会阴下降综合征等。

（3）肛周瘘管、窦道造影

肛周瘘管、窦道造影主要是检查是以碘剂显示瘘口、窦道长短、分支、走行方向及距体表的深度。

3.肛门直肠功能检查

（1）结肠转运试验

结肠转运试验是结肠转运缓慢疾病的唯一检查方法，此检查方法对结肠运输性运动缓慢所致的便秘和功能性出口梗阻所致便秘在临床诊断上有重要意义。

（2）肛管直肠压力测定

肛管直肠压力测定对排便不能节制的患者有一定的诊断意义，便秘的诊断常有助。对先天性巨结肠症和耻管直肠肌肥厚等疾病有一定意义。

（3）盆底肌电图检查

盆底肌电图有助于评价盆底肌肉神经支配情况和分析排便失禁原因。在肌源性肛肠疾病诊断上有重要意义。

4.特殊检查

（1）肛管、直肠及结肠超声检查

此法主要应用于大肠良性肿瘤和恶性肿瘤的检查，即肠占位病灶。肛管及直肠内超声检查用作对肛管直肠脓肿的脓腔定位。从而指导手术治疗，具有重要意义。

（2）肛管、直肠及结肠 CT 检查

肛管、直肠及结肠 CT 检查在大肠肿瘤的诊断和治疗上有独特价值。CT 不仅能显示管肠内病变，更重要的是可直接观察到肠壁及其附近的组织和器官。对指导手术治疗具有重要意义。CT 检查可显示先天性肛门直肠畸形的结构形态及其发育情况有特异性，这有助于手术方式的选择。

（3）肛管、直肠及结肠磁共振成像检查

此法对大肠恶性肿瘤的早期发现、正确分期以及术后复查有重要诊断价值。在先天性肛门直肠畸形的手术前评价及指导手术方式有重要意义。

还有纤维结肠镜检查等。

二、溃疡性直肠炎

局限性溃疡性直肠炎是溃疡性结肠炎（UC）的一个亚型，病变只限于直肠而不向上蔓延。其与溃疡性结肠炎的区别在于范围小和不发生癌变。

本病为距离齿状线 15cm 以下的直肠非特异性慢性炎症，其病因和发病机制尚不清楚，与 UC 一样虽有环境因素、遗传缺陷及免疫反应异常之说，仍以免疫反应异常为主。与此同时，特别应注意肠道菌群改变、细菌毒素或代谢产物的抗原模拟和板机的作用。黏膜通透性增加，屏障功能降低亦为重要发病因素，可能由一些遗传决定的因素使感染因子或肠腔内抗原物质引起黏膜局部的 T 淋巴细胞免疫反应，导致众多的促炎细胞因子的增加，引起炎症的级联反应并逐步放大和慢性化，最终导致肠壁损伤，出现症状。

（一）临床表现

本病只表现直肠有些功能紊乱，多属轻型 UC 的临床表现，虽有反复发作倾向，但亦可是自限性的。由于病变仅位于直肠，故颇具特征性，具下腹痛、便秘、少量出血的直肠炎的三联症。黏膜渗出和出血常附着于粪便表面。有时出血成为主要表现，而有出血性直肠炎之诊断，颇为常见。一般症状较轻，少有体重下降，贫血、低蛋白血症等。

（二）诊断

本病的诊断应使用 UC 的通用诊断标准，包括临床表现、结肠镜表现及活检、X线钡剂灌肠等改变。其中结肠镜具有确诊的价值。由直肠镜所见可确定炎症的程度。Baron 等分级见表 3-3-1。分级对确定疾病严重度及评估转归有重要意义，直肠黏膜活检对诊断常具决定意义。

表 3-3-1 Baron-Connell-Lennard-Jones 分级级别结肠镜表现

1 血管纹理清晰，无自发出血或接触性出血
2 黏膜血管粗乱，充血水肿、但无出血
3 黏膜接触性出血
4 黏膜严重出血，自发或接触性
5 明显溃疡形成伴自发性出血

由于直肠黏膜对不同刺激反应有类似之处，因此，应与一些常见的直肠炎症鉴别，如感染性直肠炎、药物所致直肠炎、放射性直肠结肠炎、孤立性直肠溃疡、痔、肛裂等。

（三）物理治疗

1.磁疗

磁疗（magnetotherapy），以磁场作用于人体治疗疾病的方法。磁场影响人体电流分布、荷电微粒的运动、膜系统的通透性和生物高分子的磁矩取向等，使组织细胞的生理、生化过程改变，产生镇痛、消肿、促进血液及淋巴循环等作用。

近年来中国的磁疗高速发展已进入多层次、多学科、多水平和深入提高的阶段。对磁疗的理论，生物效应，临床适应证，方法学，磁疗产品研究等，都有较明确的论证。近年用钕铁硼磁块，做成的消痔带痔疮内裤等用于治疗痔疮肛裂脱肛肛周疾病等有通络活血消炎镇痛改善局部血液循环的作用，根据中医理论利用磁场作用于局部的经络、穴位、和病灶局部，使生物磁场持续释放生物能量，打通痔处血液循环、消除气血淤滞、打通受阻经络，消除炎症及肿痛，促使病变部位淤积、凝固或半凝固的血液稀释，使痔疮静脉血液恢复正常循环流动，从而使痔核逐渐萎缩、消失。磁疗已成为物理治疗的主要方法之一。有许多医疗科技工作者对机理进行更深一步的研究，多种磁疗服饰、磁疗睡眠系统也正在向高层次发展

2.水疗法

①矿泉浴：如氡泉、硫化氢泉、氯化钠泉、碳酸泉等。温度 37～38℃，每日 1 次，15～20 分钟，20 次为 1 个疗程。碳酸泉浴时温度为 30～35℃，每日 1 次，5～10 分钟，15 次为 1 个疗程。

②松脂浴：在浴盆中加入松脂粉 60 克，每日 1 次，15 分钟，15 次为 1 个疗程。

③低压淋浴：水压用 1 个大气压以下，温度为 37～38℃，每日 1 次，15～30 分钟，

20 次为 1 个疗程。

④温水浴：温度为 37～38℃，每日 1 次，15～20 分钟，20 次为 1 个疗程。

3.一般治疗

本病治疗与其他 UC 一样。治疗原则是尽早控制发作、维持缓解、预防复发。由于治疗药物在靶向部位的浓度是有效发挥抗炎作用的关键，因此，在直肠局部用药特别有效。如炎症限于距肛门 10cm 以内，使用栓剂即可；如超过 10cm 可予灌肠剂，泡沫剂为宜。如用 SASP 栓 0.5g 每日 2 次；Pentasa 栓剂则每日 2 次纳肛，也可用中药如锡类散、冰硼散等灌肠。短链脂肪酸为结肠上皮细胞的能源来源，用其灌肠可使炎症减轻，对 5-ASA 治疗无效者可予一试。有些患者在工作紧张或情绪激动时症状加剧，应尽量避免，或在急性发作时加用安抚剂。本病预后颇佳。

三、肛门直肠周围脓肿

（一）病因

1.感染性因素

绝大部分直肠肛管周围脓肿由肛腺感染引起。

2.医源性因素

临床上属医源性引起的肛门直肠周围脓肿也不少见。如因操作不当或药剂不洁感染形成黏膜下脓肿；直肠周围注射化学药物刺激，引起组织坏死，造成直肠周围脓肿；乙状结肠镜检查，造成腹膜穿孔感染，引起直肠后间隙脓肿等。临床上亦可见到肛门直肠手术引起感染，而形成的直肠周围脓肿，以及尿道术后感染、会阴部术后感染、产后会阴破裂缝合后感染、尾骶骨骨髓炎术后感染等引起的脓肿。

3.其他

直肠内异物损伤后感染，放线菌病，直肠憩室炎感染，肛管直肠癌破溃或波及深部的感染，及身体虚弱，抵抗力低下，或患有慢性消耗性疾病，或营养不良，都是肛门直肠周围脓肿的发病原因。

（二）分类

1.按感染病菌分类

（1）非特异性肛周脓肿　由大肠埃希杆菌、厌氧菌等混合感染引起。

（2）特异性感染　临床较为少见，以结核性脓肿为主。

2.按脓肿部位分类

（1）肛提肌下脓肿（低位脓肿）　包括肛周皮下脓肿、坐骨直肠间隙脓肿、低位马蹄形脓肿等。

（2）肛提肌上脓肿（高位脓肿）　包括骨盆直肠间隙脓肿、直肠后间隙脓肿和高位马蹄形脓肿等。

3.按脓肿的最后结局分类

（1）非瘘管性脓肿　凡与肛窦、肛腺无关，最终不残留肛瘘者，均属非瘘管性脓肿。

（2）瘘管性脓肿　即为经肛窦、肛腺感染而致，最后遗留肛瘘者。

（三）临床表现

根据脓肿的病变部位不同，其临床表现也不同：

1.肛门周围脓肿

肛门周围皮下脓肿最常见，常位于肛门后方或侧方皮下部，一般不大。疼痛、肿胀和局部压痛为主要表现。全身感染性症状不明显。

2.坐骨肛管间隙脓肿

又称坐骨直肠窝脓肿，由于坐骨直肠间隙较大，形成的脓肿亦较大而深。发病时患侧出现持续胀痛，逐渐加重，继而为持续性跳痛，排便或行走时加剧。全身感染症状明显，发热为最常见的临床症状。早期局部体征不明显，以后出现肛门患侧红肿，局部触诊或肛门指诊时患侧有深压痛，甚至波动感。

3.骨盆直肠间隙脓肿

由于此间隙位置深、空间大，引进的全身症状较重面局部症状不明显。早期就有全身中毒症状，如发热、寒战、全身疲倦不适。局部表现为直肠坠胀感，便意不尽。直肠指诊可在直肠壁上触及肿块隆起，有压痛和波动感。诊断主要靠穿刺抽脓，必要时做直肠超声或 CT 检查予以证实。

（四）检查诊断

1.局部检查肛门周围有硬结或肿块，局部温度增高、压痛或有波动。位于肛提肌以上的脓肿，直肠指检可触及压痛性肿块，直肠内穿刺可抽出脓液。

2.血白细胞及中性粒细胞计数增多。

3.B 超或 CT 检查可测及脓腔。

（五）治疗

少数肛周脓肿用抗生素，热水坐浴及局部理疗等可以消散，但多数需要手术治疗，手术方式因脓肿部位不同而异。

1.肛门周围脓肿切开引流术在局麻下就可进行，在波动最明显处作与肛门存放射状切口，保证引流通畅。

2.坐骨肛管间隙脓肿要在腰麻或骶麻下进行，在压痛最明显处用粗针头穿刺，抽出脓液后，在该处作一平行于肛缘的弧形切口，避免损伤括约肌，探查脓腔使引流通畅后，置管或油纱条引流。

3.骨盆直肠间隙脓肿切开引流术要在腰麻或骶麻下进行，切开部位因脓肿来源不同而不同。如脓肿向肠腔突出，手指在直肠内可触及波动，应在肛镜下行相应部位直肠壁切开引流；如脓肿源于经括约肌肛瘘感染者，引流方式与坐骨肛管间隙脓肿相似。

肛周脓肿切开引流后，绝大多数形成肛瘘。近年来有采用脓肿切开引流加一期挂线术的报道，可避免肛瘘的形成。

四、肛门直肠癌

肛管直肠癌是指齿线至乙状结肠交界处之间癌肿。约占胃肠道肿瘤的 1/4，发病率较高，病因不明确，早期症状不明显，有不少患者早期曾按痔、痢疾等诊治而延误治疗，必要而又简单的直肠指诊是提高直肠癌诊断率必不可少的检查方法。该病发生的原因，到当前为止仍然不十分明了，不过多数认为可能与食物或遗传有关。最近十多年来，由于工商业的发展，经济繁荣，国民所得大大地提高，以及受到西方文明的影响，常规的生活类型和饮食习惯发生很大的改变。在食物方面，肉类、蛋白质、脂肪的摄取量提高很多，大肠直肠有明显增加的趋势，三十几岁就得到肠癌的病人也不少。遗传方面，家属或癌症家族症候群等，得癌的机会比一般人高。当前虽然癌症的研究有相当程度的进展，如肿瘤基因及肿瘤抑制基因的发现，但仍有许多癌化的机转不十分明了。总之，直肠癌的形成是由许多因素造成，绝对不是由单一因素所导致的，而且它是由多种步骤演变而成。

（一）病因

由此可见，肛门直肠癌已成为威胁人民健康的主要疾病。因此，要提高对本病的认识，早诊断，早治疗，提高治愈率和存活率。肛门直肠癌的发病与哪些因素有关？到目前为止，肛门直肠癌的发病原因尚不明确，但认为主要与下列因素有关：

①慢性炎症刺激：长期的慢性炎症可能是引起肛门直肠癌的要素。如慢性细菌感染、阿米巴痢疾、慢性非特异性结肠炎、憩室炎等，使得黏膜发生肉芽肿、炎性变和假息肉阶段而发生癌变。其中血吸虫患者的大肠黏膜长期受沉积虫卵刺激，产生坏死、脱落，甚至形成溃疡，然后在上皮再生和增生的基础上发生息肉，从而导致癌变。此外，痔疮、肛瘘、肛裂、化脓性汗腺炎、毛囊炎等长期刺激肛门皮肤，也可引起癌变。

②良性肿瘤恶变：直肠家族性息肉病、直肠腺瘤、乳头状瘤等，在一定条件下，也可导致恶性病变。

③性病所致：不洁性交，使肛门部患了尖锐湿疣或乳头状纤维瘤，长期摩擦刺激，可引起癌变。

④饮食因素：高脂肪、高蛋白、低纤维素的饮食与直肠癌发病有关。这是因为高脂肪食物可使胆汁分泌增多，促进肠道细菌生长，而胆醇、胆盐在厌氧菌作用下，形成不饱和胆固醇，如脱氧胆酸和石胆酸增加，这二种致癌物数量增加，促进直肠癌发病。同时，食物纤维摄入过少，使肠蠕动变慢，粪便及其他废物在肠道滞留过久，刺激肠黏膜，致使直肠癌发生。

⑤家族遗传因素：基因改变的传递可表现于家族性。

⑥免疫功能异常：人体免疫功能异常，如细胞免疫机能抑制在患者中普遍存在，随着细胞免疫反应性的降低，癌的发生率就增高，细胞免疫功能的抑制是癌发生发展的一个主要因素。

⑦病毒感染：病毒感染可引起肿瘤已被证实，在良性和恶性肿瘤体中，可见到病毒小体，但是哪类病毒是致癌物质尚在研究中，能诱发肿瘤的病毒种类很多，且在自然界中普遍存在，但在一定条件下才能致癌。

（二）临床表现

1.早期症状：局限于黏膜，可无任何症状，有时有少量出血，肉眼尚难觉察，待癌肿增大并有溃疡及感染时可出现下列三组症状。

2.排便异常：即直肠刺激征状，如便意频繁，下坠，便不尽感，甚者有里急后重，并可伴腹胀，下腹不适等。

3.粪便反常：如血便、黏液便、或脓血便。甚者有粪形变细等。

4.梗阻症状：为直肠被癌肿梗阻，有排便困难、粪少便闭、伴腹痛、腹胀。甚者可见肠型并有肠鸣亢进等。

5.其他症状：若侵犯了周围组织器官时，可出现相应器官病变的症状，如侵犯肛管可有局部剧痛。肛门括约肌受累可致便失禁，常有脓血溢出肛外。前方侵及泌尿系可出现尿频、尿痛、排尿困难。向后侵犯骶神经丛时，出现骶部、会阴部的持续性剧痛，并牵涉下腹部、腰部及大腿部疼痛。癌转移至肝脏时，可有肝大、黄疸、腹水等症状。晚期病人可有消瘦、贫血、水肿或恶病质等。

（三）检查

1.肛门指诊：肛指检查简便易行，一般可发现距肛门 7～8cm 深度的病变。据报道，90%的直肠癌可通过肛指检查而发现。

2.乙状结肠镜检查：它可以检查距肛缘 25cm 以内的全部直肠及部分乙状结肠，至少 60%的大肠癌可通过此方法检查发现。此法对直肠癌的诊断最有效、最安全、最可靠。

3.钡剂灌肠、气钡双重对比造影：对直肠中上段癌症的诊断有很大帮助，可以明确诊断，了解肿瘤的形态、长度，对手术前估计也有帮助，但有狭窄时应慎用，以防发生梗阻。

（四）诊断

1.大便习惯改变，便次增多，脓血便或黏液血便；伴有肛门下坠感或里急后重感，大便形状不规则。

2.腹痛、腹胀、排便困难。有的便次增多，便秘或腹泻与便秘交替出现。

3.肛管癌患者有疼痛、肿块、出血或大便失禁。

4.直肠指检：约 90%的直肠癌，尤其是直肠下段癌、仅靠指检即可发现。肛门指检能触及直肠或肛管肿块，形状不规则、高低不平、质硬，指套可染脓血。但目前仍有一些医师对可疑直肠癌患者不做这一常规检查，以致延误诊断和治疗。实际上这种诊断方法简单可行，经过直肠指检还可判断扪及肿块的大小和浸润程度，是否固定，有无肠壁外、盆腔内种植性肿块等。

5.直肠镜或乙状结肠镜检查：直肠指检后应再做直肠镜检查，在直视下协助诊断，观察肿块的形态、上下缘以及距肛门缘的距离，可直视肿瘤形态，并可取组织活检确定性质。位于直肠中、上段癌肿，手指无法触到，采用乙状结肠镜检是一种较好的方法。

6.钡剂灌肠、纤维结肠镜检：能显示充盈缺损、黏膜破坏、肠腔狭窄，僵硬或局部梗阻等征象。但对直肠癌的诊断帮助不大，故不列为常规检查，仅为排除结肠直肠多发性肿瘤时应用。

（五）治疗

肛管直肠癌的治疗目前仍以外科手术为主，化疗为辅，放射治疗有一定的作用。

1.手术治疗

手术治疗分根治性和姑息性两种。

(1)根治性手术：手术方式根据癌肿在直肠的位置而定。直肠壁内有黏膜下淋巴丛和肌间淋巴丛两个系统，癌细胞在肠壁内淋巴系统的转移不多见。一旦癌细胞穿透肠壁，就向肠壁外淋巴系统扩散。一般首先累及癌肿同一水平或稍高处的肠旁淋巴结，然后向上逐渐累及与痔上动脉伴行的中间淋巴结群，终至肠系膜下动脉旁淋巴结群。上述向上方的淋巴转移是直肠癌最常见的转移方式。如癌肿位于直肠下段，癌细胞也可以横向沿肛提肌和盆壁筋膜面的淋巴管侵及闭孔淋巴结，或沿痔中动脉流至髂内淋巴结。有时癌细胞也可以向下穿过肛提肌，沿痔下动脉引流至坐骨直肠窝内淋巴结、腹股沟淋巴结，由于直肠上段癌的淋巴转移方向几乎均向上，手术切除癌肿邻近和在此平面以上的淋巴组织，即可达到根治目的，手术有保留肛括约肌的可能。直肠下段癌的淋巴转移虽主要也是向上，但同时尚有横向转移至髂内淋巴结和闭孔淋巴结的可能，根治性手术需包括直肠肛管周围组织和肛提肌，故无法保留肛括约肌。

(2)姑息性手术：如癌肿局部浸润严重或转移广泛而无法根治时，为了解除梗阻和减少病人痛苦，可行姑息性切除，将有癌肿的肠段做有限的切除，缝闭直肠远切端，并取乙状结肠做造口（Hartmann 手术）。如不可能，则仅做乙状结肠造口术，尤在已伴有肠梗阻的患者。

2.化学治疗

化学治疗同结肠癌。化学药物治疗。手术后的病人化疗一般一年一年半内可使用 2—3 个疗程，常用药物主要是 5-氟脲嘧啶（5-FU），也可联合应用丝裂霉素、环磷酰胺等，5-FU 每个疗程总量可用 7—10 克。可口服或静脉给药，最好加入葡萄糖液中滴注，每次 250 毫克，每日或隔日一次。如果反应较大如恶心、食欲减退、无力、白细胞和血小板计数下降等，可减少每次用量，或加大间隔期。骨髓抑制明显时可及时停药。口服法胃肠道反应比静脉给药大，但骨髓抑制反应轻。用药期间必须注意支持治疗，并用减少副作用的药物。癌肿未能切除的病人行化疗，有一定减轻症状控制肿瘤生长的作用，但效果较差，维持时间短，如病人一般情况差时，副作用显著，反而加重病情，不宜应用。

3.放射治疗

放射治疗在直肠癌治疗中的地位已日益受到重视，有与手术相结合的综合治疗和单纯放射治疗两种。

4.物理治疗

肿瘤局部冷冻、激光和烧灼治疗晚期直肠癌病人伴有不全肠梗阻征象者，可试用肿瘤局部冷冻或烧灼（包括电烙烧灼和化学烧灼）治疗，使肿瘤组织缩小或脱落，暂时缓解梗阻症状。近年来开展激光治疗，应用 Nd-YAG 激光，功率 65W，分点照射局部肿瘤组织，遇有出血、改用功率 40W 在出血点四周聚焦照射止血，每隔 2～3 周重复照射，个别病例的肿瘤可见缩小，暂时缓解症状，可作为一种姑息治疗方法。

5.转移和复发病人的治疗

(1)局部复发的治疗：如果局部复发病灶范围局限，且无其他部位的复发、转移时，可予手术探查，争取切除。如复发灶局限于会阴切口中央，两侧尚未延及坐骨结节者，有广泛切除的可能。如会阴部结节或肿块系盆腔复发灶伸向会阴部的下极，不宜手术，因无法完全切除病灶，反而切开肿瘤组织，遗留久不愈合的创口。盆腔内复发病灶采用放射治疗，每疗程 220Gy（2000rad），可暂缓解疼痛症状。

(2)肝转移的治疗：近年来不少研究证实直肠癌转移灶的手术切除效果不是原来想象的那样悲观。若能在切除原发病灶的同时切除肝转移灶，则可提高生存率。凡属单个转移灶，可行肝段或楔形切除。如为多个肝转移灶而不能手术切除者，先用去动脉化措施，即结扎肝动脉，使肿瘤坏死，再通过结扎肝动脉的远端插入导管，从中注入氟尿嘧啶和丝裂霉素；也可采用肝动脉栓塞术，使肿瘤体积明显缩小。但上述治疗禁用于伴有明显黄疸、严重肝功能异常、门静脉梗塞以及年龄超过 65 岁的患者。放射治疗可改善部分病人的症状。近年来有用射频高温来治疗肝转移灶的报道，口服甲硝哒唑更可增加抑癌效应，疗效尚在总结中。

肛管直肠癌的 5 年生存率为明显比胃、肺、肝、食管和胰腺恶性肿瘤的 5 年生存率为高。其预后与患者的性别和年龄无关，但与其病程、癌肿浸润范围、分化程度和有无转移则密切相关。

（六）直肠癌的高发人群

1.患有直肠息肉患者：息肉是从肠黏膜上长出来的一种赘生物，大小、形状、数目、部位各异。患者中 40 岁以上的中老年人较多，随着年龄的增加息肉也在增多，依靠直肠镜即可确诊此病。息肉究其来源主要分为腺瘤性和增生（炎症）性两大类。已知腺瘤性息肉，尤其是多发性的和直径大于 1 厘米的腺瘤性息肉癌变危险性较大，被称为直肠癌的癌前病变，必须摘除干净；即便已经根治了腺瘤性息肉的患者，也要定期复查，以观察是否复发。

2.患有溃疡性直肠炎：不是一般说的直肠炎，而是以反复发作的脓血便为主要症状，直肠镜检可见"口疮"样溃疡的直肠炎。溃疡性直肠炎发生癌变的几率比正常人高 5～10 倍，特别是未成年时就发病，而且病变一直在活动、病变范围广泛、病程在 5 年以上的人，癌变危险性更大。值得注意的是，近年来我国溃疡性直肠炎病人明显增多，由此引发的癌症患者也在增多。

3.患有日本血吸虫病：该病流行于我国南方长江以南地区。血吸虫的虫卵长期存在于大肠黏膜中刺激肠黏膜而导致癌变。血吸虫病重灾区与无此病地区相比，直肠癌的检出率要高 12.3 倍。

4.盆腔接受过放射治疗者：子宫、卵巢癌患者常要接受放疗，其直肠癌的发生率比常人高出 4 倍，尤其是放疗 10 年后、放疗剂量较大的患者。

5.以前患过直肠癌者：约 2%～11%的直肠癌患者在治疗了第一个癌灶后又发生第二个原发直肠癌灶（不是复发），这被称为异时多发。所以说，患者不要因已经治疗过就高枕无忧，而要定期复查。以往接受过卵巢癌、乳腺癌手术，或施行过输尿管乙状结肠吻合术的人也是直肠癌的高发人群。

6.直肠癌患者的家庭成员：有直肠癌家族史者直肠癌的发生率比无家族史者高 3 倍，除遗传因素外，可能与相同的饮食习惯有关。

7.其他：胆囊切除术后的病人，小肠吻合术后的病人，石棉加工业与纺织业的工人也是高危人群。

五、直肠黏膜松弛

（一）病因

1.长期便秘　人类排便为蹲厕或坐便，直肠与肛门处于相对垂直位置，如果长期便秘会导致腹压持续升高，久之，干硬粪便挤压直肠黏膜，使之向下移位，黏膜与肌层逐渐分离。

2.不良的排便习惯　即使没有便秘，如果排便习惯不良，便后厕所久坐，每次长达 30 分钟以上，长此以往，腹压增高压迫直肠黏膜，使之下移。

3.负重远行　经常从事重体力作业，如搬运工等，可由于腹压持续升高导致直肠黏膜松弛。

4.妊娠　受孕激素影响，肛提肌容易松弛下陷，直肠容易受腹压作用而下移，此时便秘加重，黏膜容易发生松动。

5.咳嗽　慢性咳嗽会造成腹压增高，剧烈咳嗽可使腹压瞬间增高为原来腹压的 4 倍，是直肠黏膜松弛的高危人群。

（二）症状

直肠黏膜松弛作为直肠黏膜脱垂的初期阶段，症状并不是很明显，无非就是排便异常、腹部下坠感强烈等，但是直肠黏膜松弛发展成为直肠黏膜脱垂后，就会出现脱出等症状。

1.排便异常

可有便秘、腹泻、大便失禁、里急后重等。其中便秘最多，约占 50%～70%，直肠黏膜出血和黏液便也颇常见

2.脱出

直肠脱出肛外是直肠脱垂的主要症状。轻者在排便增加腹压时直肠脱出肛门外，初起能自行还纳，以后渐渐不能自己还纳，需用手还纳；重者直肠壁黏膜和肛门括约肌松弛，除大便时直肠脱垂，在打喷嚏、咳嗽、排气、工作劳累、走路时、久立久坐时直肠都能脱出肛门之外。

3.局部症状

由于直肠黏膜长期受到异物刺激，使直肠黏膜充血、水肿，严重时表面溃疡，出现黏液分泌多、出血、肛门部坠痛、酸痛、尿频、腹胀等症状。

（三）临床表现

以排便梗阻感、排便费力费时、肛门坠胀、便次增多、便柱变细如挤牙膏状、直肠排空不尽感为最突出的症状，部分患者经常用手法诱导排便，甚至挤压肛周，或经常使用开塞露等外用药物解便，一些患者长期应用润滑剂后，直肠排便反射敏感度下降，常常出现便意"混乱"错觉。

（四）检查

1.指诊　肛管直肠指诊有助于排除直肠肿瘤，并可扪及直肠腔扩大、直肠黏膜松弛，可触及直肠末端不光滑而柔软的黏膜皱襞，直肠前壁尤为明显。

2.内镜检查　直肠镜可见直肠前壁黏膜过多，呈皱褶状，个别黏膜内脱垂并堵塞肠腔，肠腔内没有明显的腔隙。个别患者出现黏膜水肿、质脆、充血现象。

3.气钡灌肠造影　钡灌肠检查还可了解有无结肠冗长、扭曲、结肠扩张或狭窄等。

4.排粪造影是诊断直肠黏膜松弛或直肠内脱垂的主要方法，其典型的影像变化是在排便过程中肛缘上 6～8cm 外直肠前后壁出现折叠，并逐渐沿肛管下降，最后直肠下段变成杯口状的鞘部，其上方直肠缩窄成锥状，形成套入部。排粪造影可以观察松弛黏膜是前壁还是环状受累，以区别松弛的程度。

（五）治疗

1.保守治疗

（1）一般治疗

养成良好的排便习惯、多运动、多食蔬菜、水果，保证每日饮水量在 2000ml 以上，适当食用粗粮，以减少粪便在肠道停留的时间。

（2）药物治疗

口服中、西药，使大便通畅，防止便秘。外用膏剂、栓剂保护直肠黏膜并润滑肠腔，使排便通畅。

（3）注射治疗

通过在黏膜下层注射硬化剂达到无菌性炎症粘连，可以使症状体征得到明显改善或消失，临床颇为常用。

2.手术治疗

（1）结扎术　比较传统而且经典，将隆起的黏膜点状结扎，每个结扎点保持一定距离，等待结扎点坏死脱落，达到治愈。

（2）胶圈套扎术　用组织钳夹住黏膜，将胶圈套上，被套扎的黏膜缺血坏死脱落，形成的瘢痕组织，使直肠黏膜与肌层粘连。

（六）预后

1.本病部分患者经药物治疗或通过饮食调理可以得到明显改善。

2.经过注射或手术治疗效果良好。

3.手术后需注意排便习惯，否则可复发。

（七）预防

1.保持大便通畅且有规律，大便时间不宜过长，以 3 分钟为宜。

2.尽量不要久坐，防止肛周血液循环不畅，建议减少负重远行。

3.减轻腹压，凡慢性咳嗽、过度肥胖者均应及时治疗，以免对直肠增压。

六、结肠直肠癌

结肠直肠癌是胃肠道中常见的恶性肿瘤，早期症状不明显，随着癌肿的增大而表现排便习惯改变、便血、腹泻、腹泻与便秘交替、局部腹痛等症状，晚期则表现贫血、体重减轻等全身症状。其发病率和病死率在消化系统恶性肿瘤中仅次于胃癌、食管癌和原发性肝癌。

（一）病理

1.大体形态分型

（1）肿块型（菜花型、软癌）　肿瘤向肠腔内生长、瘤体较大，呈半球状或球状隆起，易溃烂出血并继发感染、坏死。该型多数分化较高，浸润性小，生长较慢，好发于右半结肠。

（2）浸润型（缩窄型、硬癌）　肿瘤环绕肠壁浸润，有显著的纤维组织反应，沿黏膜下生长，质地较硬，易引起肠腔狭窄和梗阻。该型细胞分化程度较低，恶性程度高，出现转移早。好发右半结肠以远的大肠。

（3）溃疡型　肿瘤向肠壁深层生长并向肠壁外浸润，早期即可出现溃疡，边缘隆起，底部深陷，易发生出血、感染，并易穿透肠壁。细胞分化程度低，转移早。是结肠癌中最常见的类型，好发于左半结肠、直肠。

2.组织学分型

（1）腺癌　大多数结肠癌是腺癌，约占四分之三，腺癌细胞可辨认，排列成腺管状或腺泡状，按其分化程度可分为三级，Ⅲ级分化最差，细胞排列为片状或索条状。

（2）黏液癌　癌细胞分泌黏液，在细胞内可将细胞核挤到一边（状似戒指，有称作印戒细胞癌），在细胞外可见间质内有黏液以及纤维组织反应，癌细胞在片状黏液中似小岛状。分化低，予后较腺癌差。

（3）未分化癌　癌细胞小，形状与排列不规则，易侵入小血管及淋巴管，浸润明显。分化很低，予后最差。

3.临床分期

Ⅰ期（Dukes A 期）：癌局限于肠壁内

A0 期：癌局限于黏膜

A1 期：癌局限于黏膜下层

A2 期：癌侵及肠壁肌层未穿透浆膜

Ⅱ期（Dukes B 期）：癌浸润至肠壁外

Ⅲ期（Dukes C 期）：伴有淋巴腺转移

C1 期：近处淋巴转移（肠旁）

C2 期：远处淋巴转移（系膜）

Ⅳ期（Dukes D 期）：已有远脏转移

4.扩散转移

1.大肠癌扩散的特点　一般沿肠管横轴呈环状浸润，并向肠壁深层发展，沿纵轴上下扩散较慢，且累及肠段一般不超过 10 公分。癌侵及浆膜后，常与周围组织、邻近脏器及腹膜粘连。

2.结肠癌的淋巴转移　淋巴转移一般依下列顺序由近而远扩散，但也有不依顺序的跨越转移。

（1）结肠淋巴结　位肠壁脂肪垂内。

（2）结肠旁淋巴结　位邻近结肠壁的系膜内。

（3）系膜血管淋巴结　位结肠系膜中部的血管旁，也叫中间淋巴结组。

（4）系膜根部淋巴结　位结肠系膜根部。

癌肿侵入肠壁肌层后淋巴转移的机率增多，如浆膜下淋巴管受侵，则淋巴转移机会更大。

5.血行转移　一般癌细胞或癌栓子沿门静脉系统先达肝脏，后到肺、脑、骨等其他组织脏器。血行转移一般是癌肿侵犯至毛细血管小静脉内，但也有由于体检时按压瘤块、手术时挤压瘤体所致，甚至梗阻时的强烈蠕动皆可促使癌细胞进入血行。

6.浸润与种植　癌肿可直接浸润周围组织与脏器。癌细胞脱落在肠腔内，可种植到别处黏膜上，脱落在腹腔内，可种植在腹膜上，转移灶呈结节状或粟粒状，白色或灰白色，质硬。播散全腹腔者，可引起癌性腹膜炎，出现腹水等。

（二）临床表现

1.早期症状

最早期可有腹胀、不适、消化不良样症状，而后出现排便习惯的改变，如便次增多，腹泻或便秘，便前腹痛。稍后即可有黏液便或黏液脓性血便。

2.中毒症状　由于肿瘤溃烂失血和毒素吸收，常可导致病人出现贫血、低热、乏力、消瘦、浮肿等表现，其中尤以贫血、消瘦为著。

3.肠梗阻表现　为不全性或完全性低位肠梗阻症状，如腹胀，腹痛（胀痛或绞痛），便秘或便闭。体检可见腹隆、肠型、局部有压痛，并可闻及亢强的肠鸣音。

4腹部包块　为瘤体或与网膜、周围组织浸润粘结的肿块，质硬，形体不规则，有的可随肠管有一定的活动度，晚期时肿瘤浸润较甚，肿块可固定。

5.晚期表现　有黄疸、腹水、浮肿等肝转移征象，以及恶病质，直肠前凹肿块，锁骨上淋巴结肿大等肿瘤远处扩散转移的表现。

左半与右半结肠癌肿，由于二者在生理、解剖及病理方面的差异，其临床特点也表现不同。

（1）右半结肠癌　右半结肠肠腔较宽大，粪便在此较稀，结肠血运及淋巴丰富，吸收能力强，癌肿多为软癌，易溃烂、坏死致出血感染，故临床表现以中毒症状为主。但在病情加重时也可出现肠梗阻表现。

（2）左半结肠癌　左半结肠肠腔相对狭小，粪便至此已黏稠成形，且该部多为浸润型癌，肠腔常为环状狭窄，故临床上较早出现肠梗阻症状，有的甚至可出现急性梗阻。中毒症状表现轻，出现晚。

（三）诊断

结肠癌的早期症状多不为病人注意，就医时也常以"痢疾""肠炎"等病处理，一旦出现中毒症状或梗阻症状以及触及腹块时已非早期，因此，如果病人出现贫血、消瘦、大便潜血阳性以及前述早期症状时，需作进一步检查。

1.X线检查　包括全消化道钡餐检查及钡灌肠检查。对结肠肿瘤病人以后者为宜。其病变征象最初可出现肠壁僵硬、黏膜破坏，随之可见恒定的充盈缺损、肠管腔狭窄等。对较小病灶的发现还可肠腔注气作钡气双重对比造影检查效果更佳。

对有结肠梗阻症状的病人，不宜做全消化道钡餐检查，因钡剂在结肠内干结后排出困难，可加重梗阻。

2.结肠镜检查

（1）乙状结肠镜　直筒式，最长30公分，检查方便，可直视下活检，适合乙状结肠以下的病变。

（2）纤维结肠镜　长120～180公分，可以弯曲，可以观察全结肠，能作电切、电凝及活检，可发现早期病变。当前述检查难以确诊时可作此项检查。

3.B型超声扫描、CT扫描检查　均不能直接诊断结肠癌，但对癌肿的部位，大小以及与周围组织的关系，淋巴及肝转移的判定有一定价值。

4.血清癌胚抗原（CEA）　对结肠癌无特异性，其阳性率不肯定。值高时常与肿瘤增大有关，结肠肿瘤彻底切除后月余可恢复到正常值，复发前数周可以升高故对判定预后意义较大。

（四）鉴别诊断

1.结肠良性肿物　病程较长，症状较轻，X线表现为局部充盈缺损，形态规则，表面光滑，边缘锐利，肠腔不狭窄，未受累的结肠袋完整。

2.结肠炎性疾患（包括结核、血吸虫病肉芽肿、溃疡性结肠炎、痢疾等）　肠道炎症性病变病史方面各有其特点，大便镜检都可能有其特殊发现，如虫卵、吞噬细胞等，痢疾可培养出致病菌。X线检查病变受累肠管较长，而癌肿一般很少超过10公分。肠镜检查及病理组织学检查也不同，可进一步确诊。

3.其他　结肠痉挛：X线检查为小段肠腔狭窄，为可复性。阑尾脓肿：有腹部包块，但X线检查包块位盲肠外，病人有阑尾炎病史。

（五）**治疗**

手术切除仍然是目前的主要治疗方法，并可辅以化疗，免疫治疗、中药以及其他支持治疗。

1.手术治疗

（1）术前准备　除常规的术前准备外，结肠手术必须要做好肠道准备包括①清洁肠道：手术前二天进少渣或无渣饮食；术前 1～2 天服缓泻剂，若有便秘或不全肠梗阻者酌情提前几天用药；清洁灌肠，根据有无排便困难可于术前一日或数日进行。②肠道消毒：杀灭肠道内致病菌，尤其是常见的厌氧菌如脆弱拟杆菌等，以及革兰氏阴性需氧杆菌。其药物前者主要是应用甲硝唑（灭滴灵），后者可用磺胺类药物、新霉素、红霉素、卡那霉素等。肠道准备充分，可减少术中污染，减少感染有利愈合。

（2）手术方法

①右半结肠切除术　适用于盲肠、升结肠及结肠肝曲部的癌肿。切除范围：回肠末端 15～20 公分、盲肠、升结肠及横结肠的右半，连同所属系膜及淋巴结。肝曲的癌肿尚需切除横结肠大部及胃网膜右动脉组的淋巴结。切除后作回、结肠端端吻合或端侧吻合（缝闭结肠断端）。

②左半结肠切除术　适用于降结肠、结肠脾曲部癌肿。切除范围：横结肠左半、降结肠、部分或全部乙状结肠，连同所属系膜及淋巴结。切除后结肠与结肠或结肠与直肠端端吻合。

③横结肠切除术　适用于横结肠癌肿。切除范围：横结肠及其肝曲、脾曲。切除后作升、降结肠端端吻合。若吻合张力过大，可加做右半结肠切除，作回、结肠吻合。

④乙状结肠癌肿的根治切除　根据癌肿的具体部位，除切除乙状结肠外，或做降结肠切除或部分直肠切除。作结肠结肠或结肠直肠吻合。

⑤伴有肠梗阻病人的手术原则　术前作肠道准备后如肠内容物明显减少，病人情况允许，可作一期切除吻合，但术中要采取保护措施，尽量减少污染。如肠道充盈，病人情况差，可先作肿瘤近侧的结肠造口术，待病人情况好转后再行二期根治性切除术。

⑥不能作根治术的手术原则　肿瘤局部浸润广泛，或与周围组织、脏器固定不

能切除时，若肠管已梗阻或不久可能梗阻，可用肿瘤远侧与近侧的短路手术，也可作结肠造口术。如果有远处脏器转移而局部肿瘤尚允许切除时，可用局部姑息切除，以解除梗阻、慢性失血、感染中毒等症状。

（3）术中注意事项

①开腹后探查肿瘤时宜轻，勿挤压。

②切除时首先阻断肿瘤系膜根部血管，防止挤压血行转移。并由系膜根向肠管游离。

③在拟切断肠管处用布带阻断肠管，减少癌细胞肠管内种植转移。有人主张在阻断肠管内注入抗癌药物，常用 5-氟脲嘧啶 30 毫克/每公斤体重，加生理盐水 50 毫升稀释，保留 30 分钟后分离肠管。

④与周围组织粘连时能切除时尽量一并切除。

⑤关腹前要充分的冲洗腹腔，减少癌细胞种植与腹腔感染。

2.药物治疗

（1）化学药物治疗 手术后的病人化疗一般一年～一年半内可使用2～3个疗程，常用药物主要是 5-氟脲嘧啶（5-FU），也可联合应用丝裂霉素、环磷酰胺等，5-FU 每个疗程总量可用 7～10 克。可口服或静脉给药，最好加入葡萄糖液中滴注，每次 250 毫克，每日或隔日一次。如果反应较大如恶心、食欲减退、无力、白细胞和血小板计数下降等，可减少每次用量，或加大间隔期。骨髓抑制明显时可及时停药。口服法胃肠道反应比静脉给药大，但骨髓抑制反应轻。

用药期间必须注意支持治疗，并用减少副作用的药物。

癌肿未能切除的病人行化疗，有一定减轻症状控制肿瘤生长的作用，但效果较差，维持时间短，如病人一般情况差时，副作用显著，反而加重病情，不宜应用。

（2）免疫治疗 可以提高病人抗肿瘤的能力，近年来发展很快，诸如干扰素、白细胞介素、转移因子、肿瘤坏死因子等，已逐渐广泛应用，不但可以提高病人的免疫能力、而且可以配合化疗的进行。

（3）中药治疗 可改善症状，增强机体的抗病能力，减少放疗、化疗的副作用，有的中药有直接的抗癌作用，如白花蛇舌草、半枝莲、山慈姑、龙葵等。用药时可辨证、辨病兼顾，加入清热解毒、活血攻坚、滋阴养血、除痰散结、调补脾胃等方面的药物。

（六）预后

结肠癌予后较好，根治术后总五年存活率可达 50%以上，若为早期病人五年存活率可达到 80%以上，而晚期只有 30%左右。

第四节 阑尾疾病

一、急性阑尾炎

急性阑尾炎是腹部外科中最为常见的疾病之一，大多数病人能及时就医，获得良好的治疗效果。但是，有时诊断相当困难，处理不当时可发生一些严重的并发症。到目前为止，急性阑尾炎仍有 0.1～0.5%的死亡率，因此如何提高疗效，减少误诊，仍然值得重视。

（一）发病机制

急性阑尾炎虽然常表现为阑尾壁受到不同程度的细菌侵袭所致的化脓性感染，但其发病机制却是一个较为复杂的过程，归纳起来与下列因素有关。

1.阑尾管腔的阻塞：阑尾的管腔狭小而细长，远端又封闭呈一首端，管腔发生阻塞是诱发急性阑尾炎的基础。正常情况下，阑尾腔的内容物来自盲肠，经阑尾壁的蠕动可以完全排出，如果不同因素使管腔发生阻塞后，这种正常排空的能力受阻。据统计坏疽性阑尾炎的病理中，约 70－80%可发现阑尾腔有梗阻的因素存在，梗阻的部位大多在阑尾的根部，当然也可在阑尾的中段和远段，梗阻的原因有：

（1）淋巴沪泡的增生：阑尾黏膜下层有着丰富的淋巴组织，任何原因使这些组织肿胀，均可引起阑尾腔的狭窄。在青少年急性阑尾炎中，约有 60%是由淋巴组织肿胀而诱发。有人曾观察到阑尾炎的发生与阑尾内淋巴沪泡的数目多少有密切关系。

（2）粪石阻塞：约占 35%，粪石是引起成年人急性阑尾炎的主要原因。粪石是阑尾腔内由粪便、细菌及分泌物混合、浓缩而成，大多为一个，约黄豆大小。当较大的粪石嵌顿于阑尾的狭窄部位时，即可发生梗阻。

（3）其他异物：约占 4%，如食物中的残渣，寄生虫的虫体和虫卵，均可引起阑尾腔阻塞。

（4）阑尾本身：当腹腔内先天性因素或炎症性粘连可使阑尾发生扭曲、折迭，索带、肿物压迫可使阑尾腔狭窄。

（5）盲肠和阑尾壁的病变：阑尾开口附近盲肠壁的炎症、肿瘤及阑尾本身息肉、套迭等均可导致阑尾腔的阻塞。

阑尾管腔发生阻塞后，大量黏液在腔内潴留，使腔内压力逐渐上升，过高压力可压迫黏膜，使其出现坏死及溃疡，为细菌侵入创造了条件。如腔内压持续增高，阑尾壁也受压，首先静脉回流受阻，静脉血栓形成，阑尾壁水肿及缺血，腔内细菌可渗透到腹腔。严重时动脉也受阻，使部分、甚至整个阑尾发生坏死。

2.细菌感染：阑尾腔内存在大量细菌，包括需氧菌及厌氧菌两大类，菌种与结肠内细菌一致，主要为大肠杆菌，肠球菌及脆弱类杆菌等。细菌侵入阑尾壁的方式有：

（1）直接侵入：细菌由阑尾黏膜面的溃疡侵入，并逐渐向阑尾壁各层发展，引起化脓性感染。

（2）血源性感染：细菌经血液循环到达阑尾，儿童在上呼吸道感染时，急性阑尾炎的发病可增高。

（3）邻近感染的蔓延：阑尾周围脏器的急性炎症，直接蔓延波及到阑尾，可继发性引起阑尾炎，这种途径较为少见。

3.神经反射：各种原因的胃和肠道功能紊乱，均可反射性引起阑尾环形肌和阑尾动脉的痉挛性收缩。前者可加重阑尾腔的阻塞，使引流更为不畅，后者可导致阑尾的缺血、坏死，加速了急性阑尾炎的发生和发展。

（三）病理类型

1.类型：急性阑尾炎在病理学上大致可分为三种类型，代表着炎症发展的不同阶段。

（1）急性单纯性阑尾炎：阑尾轻度肿胀，浆膜充血，附有少量纤维蛋白性渗出。阑尾黏膜可能有小溃疡和出血点，腹腔内少量炎性渗出。阑尾壁各层均有水肿和中性白细胞浸润，以黏膜和黏膜下层最显著。阑尾周围脏器和组织炎症尚不明显。

（2）急性化脓性（蜂窝织炎性）阑尾炎：阑尾显著肿胀、增粗，浆膜高度充血，表面覆盖有脓性渗出。阑尾黏膜面溃疡增大，腔内积脓，壁内也有小脓肿形成。腹腔内有脓性渗出物，发炎的阑尾被大网膜和邻近的肠管包裹，限制了炎症的发展。

（3）急性穿孔性（坏疽性）阑尾炎：阑尾壁的全部或一部分全层坏死，浆膜呈暗红色或黑紫色，局部可能已穿孔。穿孔的部位大多在血运较差的远端部分，也可在粪石直接压迫的局部，穿孔后或形成阑尾周围脓肿，或并发弥漫性腹膜炎。此时，阑尾黏膜大部已溃烂，腔内脓液呈血性。

2.结局：大致也可分成三种可能

（1）炎症消散：单纯性阑尾炎经非手术治疗可以使炎症消散，且完全治愈，但少数病人可遗留疤痕，甚至可使管腔狭窄，成为再次发病的基础。化脓性阑尾炎部分病人经保守治疗后，可形成局部限性脓肿，经吸收后而愈。

（2）感染局限：化脓性阑尾炎和穿孔性阑尾炎，感染可局限于阑尾周围，或以局限性炎性肿块出现，或形成阑尾周围脓肿。大多数病人经治疗后可完全吸收，但也有的病人脓肿逐渐增大，甚至可破溃，引起严重后果。

（3）感染扩散：急性阑尾炎在尚未被网膜包裹之前发生穿孔时，可引起弥漫性腹膜炎，治疗不当轻者可形成腹腔内的残余脓肿如膈下脓肿，重者可危及生命。极少病人细菌栓子可随血流进入门静脉引起炎症，更进一步可在肝内形成脓肿，病人出现严重的脓毒血症，伴有高热、黄疸、肝肿大等临床现象。

（四）临床表现

大多数急性阑尾炎病人不论病理类型如何，早期的临床症状都很相似，诊断并无困难，大都能得到及时和正确的处理。

1.症状：主要表现为腹部疼痛，胃肠道反应和全身反应。

（1）腹痛：迫使急性阑尾炎患者即早就医的主要原因就是腹痛，除极少数合并有横贯性脊髓炎的病人外，都有腹痛存在。

①腹痛的部位：典型的急性阑尾炎病人，腹痛开始的部位多在上腹痛、剑突下或脐周围，约经6－8小时或十多小时后，腹痛部位逐渐下移，最后固定于右下腹部。腹痛固定后，原来初发部位的疼痛可明显减轻，甚至完全消失。这种腹痛部位的变化，临床上称之为转移性右下腹痛，它是急性阑尾炎所独有的特征，也是和其他急腹症鉴别的主要依据之一，大约80%的病人具有这一特点。关于转移性腹痛的传统解释是：发病初期的疼痛是阑尾为了排除粪石或异物，解除管腔的梗阻，管壁产生强烈的蠕动，反射性引起内脏神经功能紊乱的结果，因内脏神经不能准确的辩明疼痛的确实部位；当炎症波及到阑尾的浆膜及其系膜时，受体神经支配的右下腹的壁层腹膜受到刺激，疼痛的定位比较准确。临床上不典型的病人也有，腹痛起始的部

位可能在全腹部，或左侧腹部，甚至在腰部、会阴部；也有的病人无转移性腹痛，发病一开始就是右下腹部疼痛。因此，没有典型的转移性腹痛病史，也不能轻易地完全排除急性阑尾炎的存在。

②腹痛的特点：急性阑尾炎的病人腹痛多数以突发性和持续性开始的，少数可能以阵发性腹痛开始，而后逐渐加重。突然发生完全性梗阻的急性阑尾炎，发病初期就可为剧烈的阵发性腹痛，这是由于阑尾腔内压力增高，阑尾壁强力收缩的结果，一阵剧痛过后，可经短暂的间歇而再次发作。腹痛的程度和特点因人而异，但与阑尾炎的病理类型关系密切，单纯性阑尾炎多呈持续性钝痛或胀痛，而化脓性和穿孔性阑尾炎常为阵发性剧痛或跳痛。

③腹痛突然减轻的意义：急性阑尾炎的病程中，有的病人腹痛可突然完全缓解，这种现象可能发生在两种情况：粪石、异物被排入盲肠，阑尾腔的梗阻突然解除，腔内压迅速减轻，疼痛随即缓解，表示病情好转；另外，阑尾壁坏死、穿孔后，脓性渗出进入腹腔，阑尾腔的压力也迅速减轻，腹痛也可随即减轻，但腹腔内的炎症逐渐扩散，在短暂的缓解后，右下腹痛又会逐渐加重，这是一种暂时现象。因此，腹痛的突然减轻，不一定都是好转的象征，必须结合体征综合判断，不能轻易地放弃治疗。

（2）胃肠道的反应：恶心、呕吐最为常见，早期的呕吐多为反射性，常发生在腹痛的高峰期，呕吐物为食物残渣和胃液，晚期的呕吐则与腹膜炎有关。约 1/3 的病人有便秘或腹泻的症状，腹痛早期的大便次数增多，可能是肠蠕动增强的结果。盆位阑尾炎时，阑尾的尖端直接刺激直肠壁也可伴便次增多，而阑尾穿孔后的盆腔脓肿，不仅便次多，甚至会出现里急后重。

（3）全身反应：急性阑尾炎初期，部分病人自觉全身疲乏，四肢无力，或头痛、头晕。病程中觉发烧，单纯性阑尾炎的体温多在 37.5～38℃ 之间，化脓性和穿孔性阑尾炎时，体温较高，可达 39℃ 左右，极少数病人出现寒战高烧，体温可升到 40℃ 以上。

2.体征：急性阑尾炎腹部检查时，常出现的体征有腹部压痛，腹肌紧张和反跳痛等，这些直接的炎症的体征是诊断阑尾炎的主要依据。另外在一部分病人还会出现一些间接的体征如腰大肌征等，对判断发炎阑尾的部位有一定的帮助。

（1）步态与姿势：病人喜采取上身前弯且稍向患侧倾斜的姿势，或以右手轻扶右下腹部，减轻腹肌的动度来减轻腹痛，而且走路时步态也缓慢。这些特点，在病人就诊时即可被发现。

（2）腹部体征：有时需连续观察，多次比较才能作出较准确的判断。

①腹部外形与动度：急性阑尾炎发病数小时后，查体时就能发现下腹部呼吸运动稍受限，穿孔后伴弥漫性腹膜炎时，全腹部动度可完全消失，并逐渐出现腹部膨胀。

②腹膜刺激征：包括腹部压痛，肌紧张和反跳痛。尽管各病人之间腹膜刺激征在程度上有差异，但几乎所有的病人均有腹部压痛。

A.右下腹压痛：压痛是最常见和最重要的体征，当感染还局限于阑尾腔以内，病人尚觉上腹部或脐周疼痛时，右下腹就有压痛存在。感染波及到阑尾周围组织时，右下腹压痛的范围也随之扩大，压痛的程度也加重。穿孔性阑尾炎合并弥漫性腹膜炎时，虽然全腹都有压痛，但仍以感染最重的右下腹最为明显。盲肠后或腹膜后的阑尾炎，前腹壁的压痛可能较轻。

B.腹肌紧张：约有 70% 的病人右下腹有肌紧张存在。一般认为腹肌紧张是由于感染扩散到阑尾壁以外，局部的壁层腹膜受到炎症刺激的结果，多见于化脓性和穿孔性阑尾炎，是机体的一种不受意识支配的防御性反应。腹肌紧张常和腹部压痛同时存在，范围和程度上两者也大体一致。肥胖者、多产妇和年老体弱的病人，因腹肌软弱，肌紧张常不明显。

D.反跳痛：急性阑尾炎的病人可出现反跳痛，以右下腹较常见，如取得病人的合作，右下腹反跳痛阳性，表示腹膜炎肯定存在。当阑尾的位置在腹腔的深处，压痛和肌紧张都较轻时，而反跳痛却明显者，也表示腹腔深部有感染存在。

③右下腹压痛点：传统的教材上，对急性阑尾炎的局部压痛点的具体位置都进行了介绍，并把局部压痛点阳性列为阑尾炎的体征之一。虽然各作者提出的阑尾炎压痛点都是以阑尾根部在体表的投影为基础，由于总结的资料不尽相同，所推荐的局部压痛点的位置也不完全一致。临床实践证实，各压痛点的阳性率差异很大，因此仅靠某一压痛点的有无来确诊急性阑尾炎是不切实际的。更多的医生相信，右下腹部固定压痛区的存在，要比压痛点的阳性更有诊断价值。现介绍常见的压痛点如下：。

A.马压点（Mc Burney's point）：在脐与右侧髂前上棘连线的中外 1/3 交界处。

B.兰氏点（Lanz's point ）：在两侧髂前上棘连线的中、右 1/3 交界处。

D.苏氏点（Sonmeberg's point）：在脐和右髂前上棘连线与右侧腹直肌外缘相交处。

D.中立点：在马氏点和兰氏点之间的区域内，距右髂前上棘约 7 厘米的腹直肌外侧缘处。

④腹部包块：化脓性阑尾炎合并阑尾周围组织及肠管的炎症时，大网膜、小肠及其系膜与阑尾可相互粘连形成团块；阑尾穿孔后所形成的局限性脓肿，均可在右下腹触到包块。炎性包块的特点是境界不太清楚，不能活动，伴有压痛和反跳痛。深部的炎性包块，在病人充分配合下，仔细触摸才能发现。包块的出现表示感染已趋于局限化，发炎的阑尾已被大网膜等组织紧密的包绕，此时不宜于急诊手术。3. 间接体征：临床上还可以检查其他一些体征如罗氏征等，只要手法正确并获得阳性结果，对阑尾炎的诊断有一定参考价值。

A.罗氏征（又称间接压痛）：病人仰卧位，检查者用手掌按压左下腹部，或沿降结肠向上腹用力推挤，如右下腹疼痛加重即为阳性；或用力的方向是朝右下腹部，出现同样结果时也为阳性，迅速松去按压力量的同时疼痛反而加重，更能说明右下腹有炎症存在。关于阳性结果的机理，目前的解释是：前者是因压力将左结肠内的气体向右结肠传导，最后冲击到盲肠，并进入发炎的阑尾腔，引起疼痛加重；后者是借助于下腹部的小肠袢将压力传导到右下腹，使发炎的阑尾受到挤压。关于罗氏征的临床意义，阳性结果只能说明右下腹部有感染存在，不能判断阑尾炎的病理类型和程度。当右下腹疼痛需要与右侧输尿管结石等疾病鉴别时，罗氏征的检查可能有一定的帮助。

B.腰大肌征：让病人左侧卧位，检查者帮助病人将右下肢用力后伸，如右下腹疼痛加重即为阳性。腰大肌征阳性，提示阑尾可能位于盲肠后或腹膜后，当下肢过伸时，可使腰大肌挤压到发炎的阑尾。

C.闭孔肌征：病人仰卧后，当右侧髋关节屈曲时被动内旋，右下腹疼痛加重即为阳性，表示阑尾位置较低，炎症波及到闭孔内肌的结果：

D 皮肤感觉过敏区：少数病人在急性阑尾炎的早期，尤其是阑尾腔内有梗阻时，右下腹壁皮肤可出现敏感性增高现象。表现为咳嗽、轻叩腹壁均可引起疼痛，甚至轻轻触摸右下腹皮肤，也会感到疼痛，当阑尾穿孔后，过敏现象也随之消失。过敏区皮肤的范围是三角形分布，其边界由右侧髂棘最高点、耻骨嵴及脐三点依次连接而构成。皮肤感觉过敏区不因阑尾位置而改变，故对不典型病人的早期诊断可能有帮助。

3.肛指检查：非特殊情况，肛指检查应列为常规，正确的肛诊有时可直接提供阑尾炎的诊断依据。盆位急性阑尾炎，直肠右侧壁有明显触痛，甚至可触到炎性包块。阑尾穿孔伴盆腔脓肿时，直肠内温度较高，直肠前壁可膨隆并有触病，部分病人伴有肛门括约肌松弛现象。未婚女性病人，肛指检查还能除外子宫和附件的急性病变。

4.辅助检查：包括血尿便常规，X线及腹部B超：

（1）血、尿、便常规化验：急性阑尾炎病的白细胞总数和中性白细胞有不同程度的升高，总数大多在1～2万之间，中性约为80～85%。老年病人因反应能力差，白细胞总数增高可不显著，但仍有中性白细胞核左移现象。尿常规多数病人正常，但当发炎的阑尾直接刺激到输尿管和膀胱时，尿中可出现少量红细胞和白细胞。如尿中有大量异常成分，应进一步检查，以排除泌尿系疾病的存在。盆位阑尾炎和穿孔性阑尾炎合并盆腔脓肿时，大便中也可发现血细胞。

（2）X线检查：胸腹透视列为常规，合并弥漫性腹膜炎时，为除外溃疡穿孔、急性绞窄性肠梗阻，立位腹部平片是必要的，如出现膈下游离气体，阑尾炎基本上可以排除。急性阑尾炎在腹部平片上有时也可出现阳性结果：约5～6%的病人右下腹阑尾部位可见一块或数块结石阴影，1.4%病人阑尾腔内有积气。

（3）腹部B超检查：病程较长者应急取行右下腹B超检查，了解是否有炎性包块存在。在决定对阑尾脓肿切开引流时，B超可提供脓肿的具体部位、深度及大小，便于选择切口。

（五）诊断与鉴别诊断

1.诊断依据：主要有以下几点

（1）转移性右下腹痛：转移性腹痛是急性阑尾炎的重要特点，因内脏转位盲肠和阑尾位于左下腹时，出现转移性左下腹痛，也应考虑到左侧阑尾炎的可能。关于初发疼痛的部位和转移过程所需时间，因人而异。但要注意约1/3的病人开始就是右下腹痛，特别是慢性阑尾炎急性发作时，因此无转移性右下腹痛，不能完全除外急性阑尾炎的存在，必须结合其他症状和体征综合判断。

（2）右下腹有固定的压痛区和不同程度的腹膜刺激征：特别是急性阑尾炎早期，自觉腹痛尚未固定时，右下腹就有压痛存在。而阑尾穿孔合并弥漫性腹膜炎时，尽管腹部压痛范围广泛，但仍以右下腹最为明显。有时为了掌握压痛的确实部位，应该仔细的多次和有对比的对全腹部进行检查。急性阑尾炎的压痛始终在右下腹部，并可伴有不同程度的腹肌紧张和反跳痛。

（3）必要的辅助检查：白细胞总数和中性白细胞数可轻度或中度增加，大便和尿常规可基本正常。胸部透视可排除右侧胸腔疾病减少对阑尾炎的误诊，立位腹部平片观察膈下有无游离气体等其他外科急腹症的存在。右下腹 B 超检查，了解有无炎性包块，对判断病程和决定手术有一定帮助。

（4）青年女性和有停经史的已婚妇女，对急性阑尾炎诊断有怀疑时，应请妇科会诊以便排除宫外孕和卵巢滤泡破裂等疾病。

2.鉴别诊断：急性阑尾炎临床误诊率仍然相当高，国内统计为 4～5%，国外报道高达 30%。需要与阑尾炎鉴别的疾病很多，其中最主要的有下列十几种疾病。

（1）需要与内科急腹症鉴别的疾病

①右下肺炎和胸膜炎：右下肺和胸腔的炎性病变，可反射性引起右下腹痛，有进可误诊为急性阑尾炎。但肺炎及胸膜炎常常有咳嗽，咳痰及胸痛等明显的呼吸道症状，而且胸部体征如呼吸音改变及湿啰音等也常存在。腹部体征不明显，右下腹压痛多不存在。胸部 X 线，可明确诊断。

②急性肠系膜淋巴结炎：多见于儿童，常继于上呼吸道感染之后。由于小肠系膜淋巴结广泛肿大，回肠末端尤为明显，临床上可表现为右下腹痛及压痛，类似急性阑尾炎。但本病伴有高烧，腹痛压痛较为广泛，有时尚可触到肿大的淋巴结。

③局限性回肠炎：病变主要发生在回肠末端，为一种非特异性炎症，20～30 岁的青年人较多见。本病急性期时，病变处的肠管充血，水肿并有渗出，刺激右下腹壁层腹膜，出现腹痛及压痛，类似急性阑尾炎。位置局限于回肠，无转移性腹痛的特点，腹部体征也较广泛，有时可触到肿大之肠管。另外，病人可伴有腹泻，大便检查有明显的异常成分。

（2）需要与妇产科急腹症鉴别的疾病：

①右侧输卵管妊娠：右侧宫外孕破裂后，腹腔内出血刺激右下腹壁层腹膜，可出现急性阑尾炎的临床特点。但宫外孕常有停经及早孕史，而且发病前可有阴道出

血。病人继腹痛后有会阴和肛门部肿胀感，同时有内出血及出血性休克现象。妇科检查可见阴道内有血液，子宫稍大伴触痛，右侧附件肿大和后穹窿穿刺有血等阳性体征。

②卵巢囊肿扭转：右侧卵巢肿蒂扭转后，囊肿循环障碍、坏死、血性渗出，引起右腹部的炎症，与阑尾炎临床相似。但本病常有盆腔包块史，且发病突然，为阵发性绞痛，可伴轻度休克症状。妇科检查时能触到囊性包块，并有触痛，腹部 B 超证实右下腹有囊性包块存在。

③卵巢滤泡破裂：多发生于未婚女青年，常在月经后两周发病，因腹腔内出血，引起右下腹痛。本病右下腹局部体征较轻，诊断性腹腔刺可抽出血性渗出。

④急性附件炎：右侧输卵管急性炎症可引起与急性阑尾炎相似的症状和体征。但输卵管炎多发生于已婚妇女，有白带过多史，发病多在月经来潮之前。虽有右下腹痛，但无典型的转移性，而且腹部压痛部位较低，几乎靠近耻骨处。妇科检查可见阴道有脓性分泌物，子宫两侧触痛明显，右侧附件有触痛性肿物。

（3）需要与外科急腹症鉴别的疾病：

①溃疡病急性穿孔：溃疡病发生穿孔后，部分胃内容物沿右结肠旁沟流住入右髂窝，引起右下腹急性炎症，可误为急生阑尾炎。但本病多有慢性溃疡病史，发病前多有暴饮暴食的诱因，发病突然且腹痛剧烈。查体时见腹壁呈木板状，腹膜刺激征以剑突下最明显。腹部透视膈下可见游离气体，诊断性腹腔穿刺可抽出上消化道液体。

②急性胆囊炎、胆石症：急性胆囊炎有时需和高位阑尾炎鉴别，前者常有胆绞痛发作史，伴右肩和背部放散痛；而后者为转移性腹痛的特点。检查时急性胆囊炎可出现莫菲氏征阳性，甚至可触到肿大的胆囊，急诊腹部 B 超检查可显示胆囊肿大和结石声影。

③急性美克尔憩室炎：美克尔憩室为一先天性畸形，主要位于回肠的末端，其部位与阑尾很接近。憩室发生急性炎症时，临床症状极似急性阑尾炎，术前很难鉴别。因此，当临床诊断阑尾炎而手术中的阑尾外观基本正常时，应仔细检查末段回肠至 1 米，以免遗漏发炎的憩室。

④右侧输尿管结石：输尿管结石向下移动时可引起右下腹部痛，有时可与阑尾炎混淆。但输尿管结石发作时呈剧烈的绞痛，难以忍受，疼痛沿输尿管向外阴部、

大腿内侧放散。腹部检查，右下腹压痛和肌紧张匀不太明显，腹部平片有时可发现泌尿系有阳性结石，而尿常规有大量红细胞。

（六）治疗

1.治疗原则

（1）急性单纯性阑尾炎：条件允许时可先行中西医相结合的非手术治疗，但必须仔细观察，如病情有发展应及时中转手术。经保守治疗后，可能遗留有阑尾腔的狭窄，且再次急性发作的机会很大。

（2）化脓性、穿孔性阑尾炎：原则上应立即实施急诊手术，切除病理性阑尾，术后应积极抗感染，预防并发症。

（3）发病已数日且合并炎性包块的阑尾炎：暂行保守治疗，促进炎症的尽快呼吸，待3－6个月后如仍有症状者，再考虑切除阑尾。保守期间如脓肿有扩大并可能破溃时，应急诊引流。

（4）高龄病人，小儿及妊娠期急性阑尾炎，原则上应和成年人阑尾炎一样，急诊手术。

2.非手术治疗：主要适应于急性单纯性阑尾炎，阑尾脓肿，妊娠早期和后期急性阑尾炎，高龄合并有主要脏器病变的阑尾炎。

3.基础治疗：包括卧床休息，控制饮食，适当补液和对症处理等。

4.抗菌治疗：选用广谱抗菌素（如氨苄青霉素）和抗厌氧菌的药物（如灭滴灵）。

5.针刺治疗：可取足三里、阑尾穴，强刺激，留针30分钟，每日二次，连续三天。

6.中药治疗：可分外敷和内服两种。

（1）外敷：适用于阑尾脓肿。如四黄散：大黄、黄连、黄芩和黄柏各等份，冰片适量，共研呈细末后用温水调成糊状，供外敷用。

（2）内服：主要作用是清热解毒、行气活血及通里攻下。根据中医辩论证治的原则，将急性阑尾炎分成三期，并各选其主要方剂。

①瘀滞期：用阑尾化瘀汤－－主要成分有川楝子、延胡索、丹皮、桃仁、木香、金银花和大黄等。

②蕴热期：用阑尾清化汤－－主要成分有金银花、蒲公英、丹皮、大黄、川楝子、赤芍、桃红和生甘草等。

③毒热期：用阑尾解毒汤——主要成分有金银花、蒲公英、大黄、冬瓜仁、丹皮、木香、川栋子和生甘草等。

7.手术治疗：主要适应于各类急性阑尾炎，反复发作的慢性阑尾炎，阑尾脓肿保守3—6个月后仍有症状者及非手术治疗无效者。

（1）术前准备：术前4—6小时应禁饮食，确定手术时间后可给适量的镇痛剂，已化脓和穿孔者应给以广谱抗菌素。有弥漫性腹膜炎者，需行胃肠减压，静脉输液，注意纠正水、电解质紊乱。心和肺等主要脏器功能障碍者，应与有关科室办同进行适当处理。

（2）手术方法：以局麻下经右下腹斜切口完成手术最为适宜，少数病人也可选择硬膜外麻醉和全麻经右下腹探查切口完成。主要方式为阑尾切除术（有常规法和逆行法）。粘连严重者也可行浆膜下切除阑尾。少数阑尾脓肿保守无效时可行切开引流，腹腔渗出多时，放置引流物。

（3）术后处理：继续支持治疗，包括静脉输液、止痛镇静及抗感染等。引流物要及时拔除，切口按时折线，注意防治各种并发症。

（4）术后并发症的防治：术后并发症与阑尾的病理类型和手术时间的迟早有密切关系，未穿孔阑尾炎切除后，并发症发生率仅5%，而穿孔后手术者增加到30%以上，发病后24小时和48小时后手术者，阑尾穿孔率分别为20%和70%，所以发病24小时内，应即时切除阑尾，以降低并发症的发生率。

①内出血：术后24小时的出血为原发性出血，多因阑尾系膜止血不完善或血管结扎线松脱所致。主要表现为腹腔内出血的症状如腹痛、腹胀、休克和贫血等，应立即输血并再次手术止血。有时出血可能自行停止，但又继发感染形成脓肿，也需手术引流。

②盆腔脓肿：穿也性阑尾炎术后，腹腔脓汁吸收不完全，可在腹腔的不同部位形成残余脓肿。盆腔脓肿最常见，大多发生在术后7—10天左右，表现为体温再度升高，大便次数增多，伴里急后重，肛指可见括约肌松弛，直肠前壁隆起。应及时抗炎，理疗，无效时切开引流。

③粘连性肠梗阻：阑尾术后肠粘连的机会较多，与手术损伤、异物刺激和引流物拔出过晚有关。临床统计，阑尾切除粘连性肠梗阻的发生率约为2%，为手术后粘连性肠梗阻总数的首位（占32%）。一般先行综合的保守治疗，无效时应手术。

④粪瘘，可发生在处理不当的阑尾残端，也可因手术粗暴误伤盲肠和回肠而引起。主要表现为伤口感染久治不愈，并有粪便和气体溢出，由于粪瘘形成时感染已局限于回盲部周围，体液和营养丢失较轻。可先行保守治疗，多数病人粪瘘可自行愈合，如病程超过了3个月仍未愈合，应按排手术。

⑤切口的并发症：包括切口感染，慢性窦道和切口疝，三者有一定的内在联系。切口感染多发生在术后4－7天，也有在两周后才出现。主要表现为切口处跳痛，局部红肿伴压痛，体温再度上升。应立即折除缝线，引流伤口，清除坏死组织，经敷料交换促使其愈合，或待伤口内肉芽新鲜时二期缝合至愈。如伤口内异物（如线头）清除不干净，引流不畅，可长期不愈，遗留有一处或几处深而弯曲的肉芽创道，即为慢性窦道。病程可持续数月，有的甚至一年以上，伤口时好时坏。如经保守治疗3个月仍不愈合者，可再次手术切除窦道，重新缝合。感染的伤口虽已愈合，但腹膜和肌层已裂开，小肠祥和网膜可由切口处突出于皮下疤痕组织处，称为切口疝。如有明显症状，影响劳动，应行手术修补。

二、慢性阑尾炎

（一）概念

关于慢性阑尾炎的诊断，目前认识上尚不完全统一，临床上它能否作为一种独立的疾病，意见尚有分歧。实际工作中，病理学上的慢性阑尾炎和临床上的慢性阑尾炎两者之间，并不总是相符的。例如在附带切除平时无症状的阑尾送检时，相当部分阑尾在病理上有慢性炎症在。而有典型临床表现切除后阑尾病检虽为慢性阑尾炎，但病人术后效果不满意；而阑尾病检未证实有慢性炎症，手术后症状却完全缓解。当然大多数病人慢性阑尾炎的临床表现、病理诊断和手术的效果三者完全一致的，因此应该承认慢性阑尾炎在临床上是一个独立的疾病。

（二）分类

临床上将慢性阑尾炎大致分为两种类型。

1.原发性慢性阑尾炎：其特点为起病隐匿，症状发展缓慢，病程持续较长，几个月到几年。病初无急性发作史，病程中也无反复急性发作的现象。

2.继发性慢性阑尾炎：特点是首次急性阑尾炎发病后，经非手术治疗而愈或自行缓解，其后遗留有临床症状，久治不愈，病程中可再次或多次急性发作。

（三）病理

慢性阑尾炎肉眼观察可有各种表现，镜下可见阑尾各层有淋巴细胞浸润。

1.阑尾细长呈卷曲、折迭及纠搭状，使阑尾的排空受阻。阑尾及其系膜与周围组织和器官有不同程度之粘连。

2.阑尾壁增厚，管径粗细不均匀，部分管腔呈狭窄状，有时相当一段远端管腔完全闭塞而呈条索状。

3.阑尾腔内有粪石、异物阻塞，阑尾浆膜血管明显增多而清晰。

（四）临床表现

1.腹部疼痛：主要位于右下腹部，其特点是间断性隐痛或胀痛，时重时轻，部位比较固定。多数病人在饱餐、运动和长期站立后，诱发腹痛发生。病程中可能有急性阑尾炎的发作。

2.胃肠道反应：病人常觉轻重不等的消化不良、胃纳不佳。病程较长者可出现消瘦、体重下降。一般无恶心和呕吐，也无腹胀，但老年病人可伴有便秘。

3.腹部压痛：压痛是唯一的体征，主要位于右下腹部，一般范围较小，位置恒定，重压时才能出现。无肌紧张和反跳痛，一般无腹部包块，但有时可触到胀气的盲肠。

4.间接体征：各种特定的压痛点如马氏点、兰氏点及腰大肌征、罗氏征，在慢性阑尾炎的诊断中无意义。

5.辅助检查：胃肠钡透和纤维结镜检查有一定帮助。回盲部钡透如出现显示的阑尾有压痛、阑尾呈分节状、阑尾腔内的钡剂排空时间延长及阑尾未显影等，均为慢性阑尾炎的特征。纤维结肠镜可直接观察阑尾的开口及其周围的黏膜的变化和活检，尚可对阑尾腔进行造影，对鉴别诊断有一定意义。

（五）诊断

慢性阑尾炎的确诊有时相当困难，国内统计慢性阑尾炎手术后症状未见减轻者高达35%，其主要原因是诊断上的错误。应该对每一个慢性阑尾炎的诊断高度认真，用"排除法"来逐个除外容易与它相混淆的有关疾病。其中主要有回盲部结核，慢性结肠炎，慢性附件炎，胃肠神经官能症及结肠恶性肿瘤等。

（六）治疗

手术治疗是唯一有效的方法，但在决定行阑尾切除术时应特别慎重。

1.慢性阑尾炎确诊后，原则上应手术治疗，切除病理性阑尾，特别是有急性发作史的病人，更应及时手术。对诊断可疑的病人或有严重并存病的高龄病人，应暂行非手术治疗，在门诊追踪观察。

2.手术中如发现阑尾外观基本正常，不能轻易只切除阑尾后关腹，应仔细检查阑尾附近的组织和器官如回盲部，回肠末段一米，小肠系膜及其淋巴结。女性病人还应仔细探查盆腔及附件，以防误诊和漏诊。

3.手术后应对每一个病人进行一段时间的随访，以了解切除阑尾后的实际效果。慢性阑尾炎的最后诊断不是病理，而是手术后症状的完全解除。术后仍有症状的病人，应作全面的检查，找出真正的病因，不能轻易地按术后肠粘连对症治疗。

三、特殊类型的阑尾炎

（一）小儿急性阑尾炎

1.小儿急性阑尾炎临床上并不少见，但发病率低于成年人。据综合医院统计，12 岁以下的小儿急性阑尾炎约占急性阑尾炎总数的 4～5%左右。

2.与成年人比较，小儿急性阑尾炎发展快，病情重，穿孔率高，并发症多。一岁内婴儿的急性阑尾炎几乎 100%发生穿孔，两岁以内为 70～80%，五岁时为 50%。小儿急性阑尾炎死亡率为 2～3%，较成年人平均高 10 倍。

3.小儿的大网膜发育不健全，对炎症的局限能力差，就诊时将近 80%的病儿合并有不同程度的化脓性腹膜炎。

4.临床症状不典型，胃肠道反应比较突出，有时以频繁的呕吐为最初的首要症状。个别病儿起病时就伴有 39～40℃高烧，也有以持续性腹泻为主要表现。

5.上呼吸道感染，扁桃体炎，急性肠炎可能是小儿急性阑尾炎的诱发因素，致使急性阑尾炎的临床表现不典型者较多，容易误诊。

6.小儿查体常不合作，腹部是否有压痛和压痛的范围、程度都不易确定。必须急取病儿和家属的合作，反复检查，仔细比较，以求获得较准确的结果。

7.确诊后应立即手术切除阑尾，加强术前准备和术后的综合治疗，以减少并发症的发生。

（二）老年急性阑尾炎

1.随着我国人口的老龄化，60 岁以上老年人急性阑尾炎的发病数有所增加，约占急性阑尾炎总数的 10%，占 40 岁以上成年人的 10%。

2.老年人常患有各种主要脏器疾病如冠心病等，急性阑尾炎的死亡率较高，而且随年龄的渐增而增高。据统计急性阑尾炎年龄 60～69 岁组死亡率为 17%，70 岁以上组为 40%，如发病在 12 小时内立即手术者死亡率为 13.3%。

3.老年人低抗力低，阑尾壁薄，血管硬化，约 30%病人就诊时阑尾已穿孔。另外，老年人大网膜已萎缩，穿孔后炎症不易局限，合并化脓性腹膜炎的机会较多。

4.临床表现不典型，老年人反应能力低，腹痛不明显，常无转移性特点。由于腹肌已萎缩，即使阑尾已穿孔，腹膜刺激征也不明显。有时阑尾周围脓肿形成后，右下腹已出现包块，但不伴有急性炎症表现，临床上很似回盲部恶性肿瘤。

5.老年人常并存有心血管疾病，慢性肺疾病，胃肠道疾病及代谢性疾病如糖尿病，这些疾病的症状可能与急性阑尾炎的临床表现相混淆，增加了诊断上的难度。

6.高龄不是手术的禁忌证，除单纯性阑尾炎在严密的观察下，可保守治疗外，其他类型的阑尾炎必须手术治疗。但要加强术前的准备和术后的处理，保证手术的安全，减少术后并发症的发生。

（三）妊娠期急性阑尾炎

1.妊娠期急性阑尾炎的发病情况：国内产科医院统计妊娠期阑尾炎约占孕妇的 0.1%，一般医院占阑尾炎总数的 2%。大多发病于 25～35 岁之间，约 80%是在妊娠的中、晚期。

2.由于孕妇生理方面的变化，一旦发生阑尾炎其危险性较一般成人大。据统计妊娠期急性阑尾炎中妊妇的死亡率为 2%，比一般病人高 10 倍，胎儿的死亡率约为 20%。

3.随子宫的增大，盲肠和阑尾的位置也随之改变，阑尾在向上移位的同时，其尖端还呈反时钟方向旋转。有时盲肠和阑尾向外和向后移位，部分为胀大了子宫所覆盖。

4.妊娠期由于盆腔器官充血，炎症发展较快，阑尾发炎后穿孔的机会多。由于大风膜被推向一侧，不易限制炎症的发展，合并弥漫性腹膜炎的机会也增多。

5.妊娠早期阶段的急性阑尾炎的临床表现与一般阑尾炎相同，但妊娠中期和晚期，则腹痛和压痛的位置也随之升高，肌紧张不明显，临床上容易误诊。

6.妊娠期急性阑尾炎的治疗，原则上首先应从孕妇的安全出发，妊娠三个月内发病者，原则上与非妊娠期相同，急诊切除阑尾最佳，妊娠中期的急性阑尾炎，症状严重者仍以手术治疗为好；妊娠晚期阑尾炎，约 50%孕妇可能早产，胎儿的死亡率也较高，手术时应尽量减少对子宫的刺激。预产期和临产期的急性阑尾炎，诊断和治疗均较复杂，应与产科医生共同研究处理。

（四）异位急性阑尾炎

多数人出生时阑尾已下降到右髂窝内，如胚胎发育异常，阑尾可滞留于腹腔的任何部位。当异常位置的阑尾发生急性炎症时，诊断上有一定困难，临床上较多见的异位阑尾为盆腔位，肝下位和左侧位。

1.低位（盆腔位）急性阑尾炎：由于盲肠下降过多或右半结肠游离而缺乏固定时，阑尾可位于髂棘线以下，甚至完全进入盆腔内，临床估计盆位急性阑尾炎发生率约为 4.8～7.4%，表现为转移性腹痛，只是腹痛部位及压痛区均较低，肌紧张也较轻。病程中可能出现直肠刺激症状如便次增多，肛门坠胀；或出现膀胱刺激症状如尿频和尿急等。低位阑尾炎的治疗与一般阑尾炎相同，应急诊手术切除阑尾。手术过程中应仔细探明盲肠和阑尾的位置，分离炎性粘连，使阑尾完全游离后予以切除。

2.高位（肝下位）急性阑尾炎：先天性肠道旋转下降不全时，盲肠和阑尾可停留于肝下；后天性阑尾过长，尖端也可延伸于肝外下。肝下位阑尾炎时，腹痛、压痛和肌紧张均局限于右上腹，临床上常误为急性胆囊炎。必要时行腹部 B 超检查，如证实胆囊大小正常，轮廓清晰，胆囊腔内也无异物回声时，高位阑尾炎应该考虑，一旦确诊，应急诊切除阑尾。

3.左侧急性阑尾炎：由于先天性腹腔内脏异位，盲肠可位于左下腹部；后天性游离盲肠，也可移动并粘连固定于左下腹，阑尾也随之固定在左髂窝内。左侧位急性阑尾炎极少见，其病理类型和发病过程与右侧急性阑尾炎相同，有转移左下腹痛，压痛和肌紧张也局限于左髂窝。考虑到左侧急性阑尾炎的可能时，应仔细进行胸、腹部的体检和 X 线检查，确诊后可经左下腹斜切口切除阑尾。

第四章 肝胆疾病

第一节 门静脉高压症

一、症状体征

门脉高压症多见于中年男子，病情发展缓慢，症状与体征因病因不同而有所差异，临床表现为脾肿大，脾功能亢进，进而发生食管胃底静脉曲张，呕血和黑便及腹水等症状和体征，但主要是脾肿大，脾功能亢进，呕血和腹水。

（一）脾肿大：脾肿大多合并有脾功能亢进症状，如贫血，血细胞及血小板减少等，一般而言，脾脏愈大，脾功能亢进愈显著。

（二）上消化道出血：当门静脉压力增高后，使胃底静脉及食管下端静脉曲张，因此，食管下端静脉曲张是门静脉高压症的重要表现，常因溃疡，创伤而破裂出血，由于有肝功能损害致凝血机能障碍，出血多不易停止，临床表现为呕血和柏油样便等上消化道大出血症状。

（三）腹水：肝内型门脉高压症的晚期，腹水的出现是肝功能代偿不全的表现，在有腹水的病员中，腹壁浅静脉往往曲张较明显，有时伴有黄疸。

二、病因

1.原发性血流量增加型

（1）动脉-门静脉瘘（包括肝内、脾内及其他内脏）。

（2）脾毛细血管瘤。

（3）门静脉海绵状血管瘤。

（4）非肝病性脾大（如真性红细胞增多症、白血病、淋巴瘤等）。

2.原发性血流阻力增加型

（1）肝前型发病率<5%。

①血栓形成　门静脉血栓形成；脾静脉血栓形成；门静脉海绵样变。

②门静脉或脾静脉受外来肿瘤或假性胰腺囊肿压迫或浸润，或门静脉癌栓。

（2）肝内型发病率占90%。

①窦前型　早期血吸虫病、先天性肝纤维化、特发性门静脉高压、早期原发性胆汁性肝硬化、胆管炎、肝豆状核变性、砷中毒、硫唑嘌呤肝毒性、骨髓纤维化（早期）、结节病、骨髓增生性疾病等。

②窦型/混合　肝炎肝硬化、酒精性肝硬化、脂肪肝、不完全间隔性纤维化、肝细胞结节再生性增生、维生素A中毒、氨甲喋呤中毒、晚期血吸虫病及胆管炎等。

③窦后型　肝静脉血栓形成或栓塞、布-加氏综合征等。

（3）肝后型占1%。下腔静脉闭塞性疾病、缩窄性心包炎、慢性右心衰、三尖瓣功能不全（先天性、风湿性）等。

三、临床表现

门静脉高压主要由各种肝硬化引起，在我国绝大多数是由肝炎后肝硬化所致，其次是血吸虫性肝硬化和酒精性肝硬化。本病多见于中年男性，病情发展缓慢，主要临床表现有：脾脏肿大、腹水、门体侧支循环的形成及门脉高压性胃肠病，以门体侧支循环的形成最具特征性。这些临床表现常伴有相应的并发症，如脾功能亢进、原发性腹膜炎、消化道出血、肝性脑病及低蛋白血症等。

（一）脾大、脾功能亢进

充血性脾大是本病的主要临床表现之一，也是临床最早发现的体征。

脾大伴脾功能亢进时患者白细胞计数减少、增生性贫血和血小板减低。易并发贫血、发热、感染及出血倾向。有脾周围炎时脾脏可有触痛。门静脉高压往往伴有脾大、脾功能亢进。脾脏的大小、活动度、质地与病程病因相关，如大结节性肝硬化者比小结节性肝硬化者脾大明显，血吸虫性肝硬化比酒精性肝硬化者脾大更为突出。

（二）腹腔积液

肝硬化晚期出现门静脉高压时，常伴发腹腔积液，其量往往超过500毫升，多在1～4升，有时达5～6升以上，最多时可达30升。腹腔积液可突然或逐渐发生，前者常有诱因，如上消化道大出血、感染、酗酒等，致肝功能迅速恶化，血浆白蛋白明显下降，去除诱因后，腹腔积液较易消除；后者常无明显诱因，先有间歇性腹胀，数月后腹腔积液持续增加，不易消除。腹腔积液量少时仅有轻度腹胀感，随着量的增多，腹胀加重，并有食欲不振、尿少，甚至因过度腹胀引起腹肌疼痛或呼吸困难、心功能障碍及活动受限。

（三）门体侧支循环的形成

门体侧支循环的建立和开放是门静脉高压的独特表现，不仅是诊断门静脉高压的重要依据，而且具有重要的临床意义。

1.出血　出血是门体侧支循环形成静脉曲张后破裂引起的，是严重的并发症。

2.门体分流性脑病　有 10%～20%的肝硬化患者，肝细胞代偿功能尚佳，但肠道产生的毒性物质未经肝脏代谢，经肝外门体侧支循环分流直接进入体循环，引起自发性门体分流性脑病，是肝性脑病的一种类型，病人多在摄入大量蛋白质后出现神经精神症状，限制蛋白质摄入病情常可自行缓解。

3.腹壁和脐周静脉曲张　腹壁静脉曲张显著者可呈海蛇头状称水母头征。沿静脉可触及震颤或闻及杂音，称之为克-鲍综合征。

（四）门静脉高压性胃肠血管病

门静脉高压性胃肠血管病是指长期门静脉高压所导致的胃肠黏膜血管病变，其发病部位依次为胃、小肠、大肠和直肠。根据其发病部位分为：

1.门静脉高压性胃病　患者常发生胃黏膜炎症、糜烂和溃疡，总发生率约为 90%，也是本症患者并发上消化道出血的重要原因之一。目前被公认为门静脉高压性胃病（PHG）。患者不思饮食、腹胀和嗳气，上腹部不适或疼痛，溃疡形成后也不出现典型的消化性溃疡症状，诊断依靠内镜检查。

2.门静脉高压性肠病（PHC）　临床有门静脉高压的表现，常伴有下消化道急、慢性出血的潜在因素。弥漫性樱桃红斑点可能因门静脉压力升高引起，而血管扩张和直肠静脉曲张与门静脉压力升高无关。长期药物治疗可减轻肝硬化患者直肠黏膜弥漫性樱桃红斑点，同时降低门静脉压力。

四、诊断依据

（一）有病毒性肝炎、血吸虫病、酗酒等病史。

（二）主要症状和体征。

（三）食管吞钡 X 线检查或胃镜检查，可发现食管、胃底静脉曲张。

（四）超声波检查可提示肝硬变、脾肿大、腹水，以及门静脉和脾静脉直径增粗。

（五）血象检查有脾功能亢进时所有血细胞均减少，以血小板和白细胞最为明显。

（六）肝功能检查可发现有不同程度的损害，如 ALT，AST，AKP 升高、血清白蛋白降低、白蛋白与球蛋白比例倒置、血胆红素升高、凝血酶原时间延长等。

五、治疗

（一）食管或胃底曲张静脉破裂大出血的非手术治疗，仅适用于伴有黄疸、大量腹水，肝功能严重受损的病人。具体措施包括：输新鲜血，补液扩充血容量；药物止血；药物降低门静脉压力；三腔二囊管压迫止血；经内窥镜硬化剂注射治疗；经皮肝胃冠状静脉栓塞术；经颈静脉肝门静脉分流术；以及护肝治疗等。

（二）食管或胃底曲张静脉破裂大出血的手术治疗，适用于没有黄疸，没有明显腹水的病人。手术方式有脾切除加门奇断流术，分流性手术。

（三）脾功能亢进的治疗，同采用脾切除术或脾动脉栓塞术。

（四）顽固性腹水的治疗，可采用各种分流性手术，腹腔-静脉转流术和胸导管-左侧颈内静脉吻合术。

第二节 胆道疾病

一、急性胆囊炎

（一）病因

1.胆囊管梗阻胆囊结石、寄生虫等可梗阻于胆囊管或胆囊颈部，造成胆囊出口的阻塞，使胆汁郁积和浓缩，浓缩的胆盐可刺激囊壁的黏膜上皮，引起化学性炎症。

2.细菌感染急性胆囊炎的早期多为非细菌感染性的因素。由于胆囊的缺血、损伤、抵抗力降低，发病一周后，50%以上的病人可继发细菌感染。细菌可通过血源性和门静脉性播散、上行感染及淋巴途径抵达胆囊，加重急性胆囊炎的进程，常见的细菌为大肠杆菌、克雷白菌、梭状芽孢杆菌等。

3.其他妇女妊娠时由于性激素的影响，或迷走神经阻断术后由于疼痛、恐惧、焦虑等神经及精神因素的影响，均可导致胆囊排空障碍，胆汁郁积，囊壁受到化学性刺激引起胆囊炎。

（二）发病机制

急性结石性胆囊炎是由于结石阻塞了胆囊管，造成胆囊内胆汁滞留，并继发细菌感染所引起。胆囊黏膜层发生炎症水肿.以后炎症波及到胆囊全层。胆囊内可充满脓液，浆膜面有脓性纤维素性渗出。最后，胆囊可发生坏疽穿孔，导致胆汁性腹膜炎。穿孔部位多发生在胆囊底部或结石嵌顿的胆囊壶腹部或颈部。胆囊穿孔至邻近脏器，如十二指肠、结肠和胃等，可造成胆内瘘。胆囊内脓液排入胆总管内，可引起急性胆管炎。少数可引起急性胰腺炎。致病菌多数为大肠杆菌、克雷白菌和粪链球菌。约有10%～15%为厌氧菌。 急性非结石性胆囊炎常发生在创伤后，或与胆系无关的一些腹部手术后，胆囊管通常无阻塞。一般认为手术和创伤后的脱水、禁食、麻醉剂的应用，以及严重的应激反应所致的神经内分泌等因素的影响，可导致胆囊胆汁的滞留和胆囊黏膜抵抗力的下降，再加上继发细菌感染，能造成胆囊的急性炎症。急性非结石性胆囊炎发展迅速，一般在24h内即发展成坏疽性胆囊炎，并表现为整个胆囊的坏疽。

（三）症状体征

1.症状

（1）腹痛腹痛多发生于右上腹，也可发生于中上腹，程度较剧烈而持久，常有阵发性加剧，可向右肩放射。随炎症过程的进展，腹痛常局限于右肋下胆囊区。疼痛多发生于夜间，常于饱餐尤其进食较多脂肪之后发作。若有胆囊管梗阻，可有间断性胆绞痛发作。

（2）恶心、呕吐60%～70%的患者可有反射性恶心及呕吐，甚者可吐出胆汁，并可造成脱水及电解质紊乱。

（3）全身症状80%的患者可有中度发热。当发生化脓性胆囊炎时，可出现寒战、高热、烦躁、谵妄等症状。严重者可发生感染性休克。

2.体征

患者多呈急性病容，呼吸表浅而不规则。呕吐严重者可出现失水及电解质紊乱的征象。40%～50%的病人可出现黄疸，一般为轻度黄胆，若伴有总胆管和肝胆管结石梗阻或伴发胆管炎时则黄疸明显加深。

腹部检查可见右上腹部稍膨隆，腹式呼吸受限，右肋下胆囊区有压痛、反跳痛及肌紧张，墨菲（Murphy）征阳性。约 1/3 病人因胆囊积脓或胆囊周围脓肿可在右肋缘下触及肿大的胆囊。

（四）诊断检查

1.血液检查

（1）血白细胞计数及分类 白细胞计数多轻度升高，一般不超过 15×109/L，若超过 20×109/L 及显著核左移者，常提示病情严重。

（2）血清学检查并发胆管炎或胆石症者可有血清胆红素、转氨酶、碱性鳞酸酶、γ－谷氨酰转肽酶升高。并发急性胰腺炎时，血清淀粉酶明显升高。

2.B 型超声波检查对了解胆囊的大小，囊壁厚度和光滑度，尤其是对有无胆石快速准确。并可有胆囊区压痛（B 超下 Murphy 征阳性），还可显示胆囊收缩功能不良。

3.放射诊断学检查

（1）腹部 X 调线平片可见胆囊区的阳性结石、扩大的胆囊、胆囊壁钙化影；在产气细菌感染所致的气肿性胆囊炎时胆囊区可见积气和液平。

（2）静脉胆囊造影如胆囊不显影，则支持急性胆囊炎的诊断。

（3）CT 对胆囊肿大、胆囊壁增厚及胆石的存在诊断准确，但价格昂贵，一般不做首选。 放射性核素胆系扫描

（五）治疗

1.非手术治疗

（1）一般治疗：急性胆囊炎一旦确诊，应给予禁食、胃肠减压、输液及休息等治疗。

（2）解痉镇痛：可用硫酸阿托品 0.3～0.6mg，每日三次，或 0.5～1mg/次，肌肉注射：硝酸甘油 0.6mg/次，舌下含服；度冷丁 50～100mg/次，肌肉注射，以解除 Oddi 括约肌痉挛和疼痛。

（3）抗菌治疗：其目的是预防菌血症和化脓性并发症。常选用氨基苄青霉素和氨基糖甙类联合应用，或选用第二代头孢菌素，如头孢羟唑和头孢呋肟治疗。更换药时应根据血、胆汁细菌培养及药物敏感试验而定。

2.手术治疗胆囊切除术是急性胆囊炎的根本治疗。手术指征：（1）胆囊坏疽及

穿孔，并发弥漫性腹膜炎者；（2）急性胆囊炎反复急性发作，诊断明确者；（3）经积极内科治疗，病情继续发展并恶化者；（4）无手术禁忌证，且能耐受手术者。

（六）预防

1.去除急性胆囊炎发作的诱因，如精神刺激、饮酒、饮食不节等。

2.急性发作期应卧床休息。平时加强锻炼，增强体质。

3.饮食原则：减少食量，以素菜为主，忌食油腻之品。严重者应禁食。

4.平时保持大便通畅也是防止急性胆囊炎发作的要点之一。

5.合并胆石症者，胆囊切除术是根治方法。

二、急性胆管炎

急性重症胆管炎（普外）以往称急性梗阻性化脓性胆管炎，是指胆管严重的急性梗阻性化脓性感染，常伴胆管内压升高。病人除了有右上腹痛、畏寒发热、黄疸夏科（charcot）三联征外，还伴有休克及精神异常症状（Reynolds）五联征。本病是我国胆道疾病最突出的急症，也是最严重的感染性急腹症。近年来对本病的诊断和治疗虽取得很大进展，但病死率仍然较高。本病多因胆石症，胆道蛔虫或肝脓肿引起。感染的细菌绝大多数是大肠杆菌、绿脓杆菌、变形杆菌等。我国东南沿海各省发病率高，尤其农村地区。直至今天，本病仍是胆道良性疾病死亡的首要原因。其特点是发病急骤、病情危重、发展迅速，常伴有中毒性休克，如处理不及时，常会出现严重后果。

（一）症状表现

1.多有胆道感染或胆道手术史。

2.起痛急，有夏科三联征伴恶心、呕吐等消化道症状。

3.约 50%病人出现烦躁不安，昏睡或昏迷。

4.体温高热或不升；脉快（120 次/分以上）；血压下降；神志改变，呈休克状态。

5.右上腹肌紧张、压痛、肝大、胆囊大，触痛，肠胀气明显。

（二）诊断

1.具有 Charcot 三联征者即可诊急性胆管炎；

2.在 Charcot 三联征的基础上发生血压下降、休克者称为四联征，再加上谵语、嗜睡、昏迷等精神症状者称为 Reynold 五联征，具有四联征或五联征可诊断为急性重症胆管炎；

3.B 超或胆道造影，可发现胆管扩张的部位，梗阻或狭窄的部位和性质，有无肝脓肿，胆囊情况。

需注意肝内型胆管炎的诊断，症状常不典型，腹痛可能轻，黄疸亦不重，无腹膜刺激征，但全身感染较明显。

（三）治疗：

1.支持疗法。迅速扩充血容量，纠正水电解质紊乱及酸中毒，补充维生素 K 维生素 C。

2.解痉止痛。

3.联合应用抗生素。

4.抗休克。

5.保护肝、肾功能。

6.减低胆管压力，行经鼻胆管置管引流。

7.手术治疗:掌握手术时机，以挽救病人。

（四）预防

急性重症胆管炎症情凶险，死亡率高，要降低发病率，防治胆道感染是关键，而胆道感染多因胆石或蛔虫引起，故有胆石症及胆道蛔虫者应及时到医院治疗。重症胆管炎尽管有时中西医结合也可治愈，但一般手术引流仍是本病的首选方法之一。要及时到医院抢救，否则会有生命危险。

三、慢性胆管炎

大多数是急性胆管炎遗留的结果。急性胆管炎经非手术治疗后，急性炎症获得控制，但未解决胆管内的原发病因（如肝内外胆管结石，胆道蛔虫症或奥狄括约肌狭窄等），胆管内炎症病变转为慢性，胆管壁增厚。由于存在梗阻性病变，胆管常扩张，直径达 2～3cm，甚至 5cm。当胆管梗阻变为完全或其中细菌感染加重时，即可造成急性炎症发作。多次反复的急性发作，将进一步加重胆管慢性炎症的病变程度，特别在胆管下端 oddi 括约肌乳头部和肝内胆管各分支内，经过反复多次的急性发作后，常可造成胆管下端纤维疤痕组织增生和狭窄，以及肝内胆管各段分枝的环境狭窄，这样更加重了肝内外胆管的梗阻程度。

慢性胆管炎的发病多较隐晦，初起无明显先兆和特异症状，常偶然发现黄疸并进行性加重。患者因胆管往往不是完全阻塞，很少有灰白色大便，临床上常误诊为"急性传染性肝炎"，黄疸加重后有皮肤瘙痒，如合并胆道感染，可有右上腹痛，发热和寒战。随着病情发展，黄疸时间的延长，患者出现肝脾大。后期因肝功能衰竭可出现腹水，少尿，肝性脑病等。

（一）慢性胆管炎根据临床症状，分为无症状和有症状两类：

1.无症状　患者无明显症状，常为疾病前期或早期。虽影像学检查符合硬化性胆管炎的表现，而患者无黄疸。

2.有症状　又分为轻症和重症：轻症患者有不适，易疲乏，厌食，体重减轻，腹痛，发热，黄疸，皮肤瘙痒，而无门静脉高压的症状和体征。重症患者则明显黄疸、肝脾大、腹水、脑病或食管静脉曲张出血等肝硬化晚期症状。

（二）检查

1.实验室检查

血生化学检查可显示梗阻性黄疸多项指标异常，血清总胆红素及碱性磷酸酶升高，转氨酶轻度或中度增高。血常规检查除在出现胆管炎时白细胞计数增高明显外，还可发现淋巴细胞增多，或偶可出现不正常淋巴细胞或嗜酸性粒细胞。免疫学检查部分患者的免疫球蛋白、抗核抗体、抗平滑肌抗体升高。

2.辅助检查

（1）胆道造影检查　是确定诊断和病变范围最具说服力的方法，包括 ERCP（经内镜逆行性胰胆管造影术）、PTC（经皮肝穿刺胆管造影）、术中胆道造影和经 T 管逆行胆道造影等。

（2）超声检查　常规腹部超声有助于筛选可疑患者，胆道造影同时行腔内超声有助于明确诊断。

（3）磁共振胆道造影（MRC）　属于无创性胆管树显像技术，为明确诊断提供帮助。

（4）CT　可显示患者肝内胆管的扩张和变形。若 CT 显示胆管树不规则分支或局灶性扩张，则提示患病的可能。

（5）肝脏组织学检查　大部分患者肝脏活检中都可以看到组织学的异常。

（三）诊断依据

1.B 超检查显示胆囊壁增厚，内有光团伴声影。

2.腹部 X 线摄片胆囊区可见阳性结石影，口服胆囊造影，胆囊浓缩及收缩功能差，可见阳性或阴性结石。

3.CT 或 MRI 显示胆囊结石。

（四）治疗

1.治疗选择

（1）弥漫型，胆管内腔＜4 毫米　无论黄疸是否严重，皆宜选用非手术治疗方法。有适当条件时，宜行肝移植术，避免无效的手术处理。

（2）局部型、节段型，肝外胆管＞4 毫米，黄疸严重者　可行手术治疗。

（3）胆管完全闭塞或长期梗阻性黄疸,造成肝功能不良而出现腹水、水肿者　可先行非手术治疗，效果不显著时可进行手术探查，但预后不良。

2.药物治疗

（1）免疫抑制药　皮质激素已被广泛用于原发性硬化性胆管炎的治疗，如泼尼松（强的松），连服数周至数月后疗效明显。皮质激素不仅能抑制炎症反应，减轻胆管壁纤维化，而且具有直接利胆、减轻黄疸的作用。

（2）抗生素　当患者出现胆管炎，腹痛、发热等情况时，应加用抗生素治疗，但多不主张长期使用。

（3）青霉胺　因促进尿铜的排泄而起治疗作用（有研究发现原发性硬化性胆管炎的患者肝内铜水平增高），但其确切疗效仍有待进一步证实。

（4）抗纤维化药物　秋水仙碱具有抗纤维发生、抑制胶原合成的作用，对肝硬化有较好疗效，故有人试用于治疗原发性硬化性胆管炎。但病例尚少，难以作出结论。

3.手术治疗

（1）内引流　适用于局部狭窄者，切除胆总管狭窄段，并做胆总管空肠吻合。

（2）外引流　适用于胆管弥漫狭窄者，应先放置较细的导管，以后每隔 3 个月更换导管，逐渐增大导管的管径，导管至少放置 1～2 年，甚至终身带管。

（3）原位肝移植　有持续性黄疸合并胆汁性肝硬化，或属于弥漫型原发性硬化性胆管炎，不能用上述手术方法纠正者，采用肝移植可能有长时间治愈的希望。慢

四、慢性胆囊炎伴胆囊结石

慢性胆囊炎伴胆囊结石是指胆囊有结石伴有胆囊壁慢性炎症改变。其多因结石长期刺激胆囊黏膜发生炎症所致，部分病例系急性胆囊炎后遗而来。胆囊结石可反复阻塞胆囊管或反复刺激胆囊壁而造成急性胆囊炎反复发作。久而久之转变为慢性胆囊炎。当然，胆囊结石的存在并不表示一定有胆囊炎存在。

（一）症状

1.症状不典型，常在右上腹不适或钝痛，厌食油腻、腹胀、腹泻等消化不良症状，反复发作，病程可长达数十年。

2.大多数病人有急性胆囊炎发作史。

3.缓解期可无体征或胆囊区有深压痛，急性发作期，有急性胆囊炎的体征。

（二）诊断依据：

1.B超检查显示胆囊壁增厚，内有光团伴声影。

2.腹部X线摄片胆囊区可见阳性结石影，口服胆囊造影，胆囊浓缩及收缩功能差，可见阳性或阴性结石。

3.CT或MRI显示胆囊结石。

（三）治疗

1 无症状的胆囊结石根据结石大小数目，胆囊壁病变确定是否手术及手术时机。应择期行胆囊切除术，有条件医院应用腹腔镜行胆囊切除术。

2.有症状的胆囊结石用开放法或腹腔镜方法。

3.胆囊结石伴有并发症时，如急性胆囊炎、胆囊积液或积脓，急性胆石性胰腺炎胆管结石或胆管炎，应即刻行胆囊切除术。

第五章 外科急腹症

第一节 病因及病理机制

一、病因

（1）感染与炎症 急性阑尾炎、急性胆囊炎、急性胆管炎、急性胰腺炎、急性肠憩室炎等。

（2）空腔器官穿孔 胃、十二指肠溃疡穿孔，胃癌穿孔、伤寒肠穿孔、坏疽性胆囊炎穿孔、腹部外伤致肠破裂等。

（3）腹部出血 创伤所致肝、脾破裂或肠系膜血管破裂，自发性肝癌破裂、腹或腰部创伤致腹膜后血肿等。

（4）梗阻 胃肠道、胆道、泌尿道梗阻等。

（5）绞窄 胃肠道梗阻或卵巢肿瘤扭转致血循环障碍，甚至缺血坏死，常导致腹膜炎、休克等。

（6）血管病变 血管栓塞，如心房纤颤、亚急性细菌性心内膜炎、心脏附壁血栓脱落致肠系膜动脉栓塞、肾栓塞等。血栓形成，如急性门静脉炎伴肠系膜静脉血栓形成。动脉瘤破裂，如腹主动脉、肝、肾、脾动脉瘤破裂出血等。

二、临床表现

（一）腹痛的部位

最先发生的部位可能是病变的原发部位。如胃、十二指肠溃疡穿孔开始在上腹部痛，当穿孔后消化液流向下腹，此时腹痛扩展至右下腹乃至全腹，易与阑尾炎穿孔相混。急性阑尾炎为转移性腹痛，开始在脐周或上腹部，为炎症刺激性内脏痛，当炎症波及浆膜或阑尾周围壁层腹膜时，则表现为右下腹痛。腹痛最明显的部位，常是病变最严重的部位，如有腹膜刺激征，则常提示该部位有腹膜炎。

（二）腹痛的性质

持续性剧烈钝痛，病人为了减轻腹痛采用侧卧屈膝体位，咳嗽、深呼吸和大声说话均加重疼痛，定位准确，提示该部位壁层腹膜炎症刺激——急性腹膜炎。持续性胀痛常为脏层腹膜受扩张牵拉所致，按压腹部疼痛加重，如麻痹性肠梗阻、肝脏肿瘤等。阵发性绞痛，为空腔脏器平滑肌阵发性痉挛所致，常提示消化道、胆道或输尿管存在梗阻因素，如机械性肠梗性；胆道结石、蛔虫、肿瘤，输尿管结石等。持续性疼痛阵发性加剧，表现梗阻与炎症并存，常见于绞窄性肠梗阻早期，胆道结石合并胆管炎，胆囊结石合并胆囊炎等。

（三）腹痛的程度

分轻度（隐痛），中度和重度（剧痛），表示病变的轻、中、重，但也因个人耐受程度有所差异。

三、病理

急性腹痛是急腹症的主要表现，其病理变化多种多样，病情进展速度不一，同一疾病可以表现为不同的腹痛，不同的疾病可表现为类似的腹痛医学，教育|网搜集整理。引起腹痛的传入神经包括：内脏疼痛的感觉反应→交感神经；腹壁的疼痛反应→腹膜壁层的躯体神经。

第二节 诊断

一、检查诊断

（一）实验室检查

包括血、尿、大便常规，血生化、电解质，肝、肾功能、血、尿淀粉酶和血气分析等。白细胞计数和分类有助于诊断炎症及其严重程度；血红蛋白下降可能有腹腔内出血；血小板进行性下降，应考虑有无合并 DIC，提示需进一步检查；尿中有大量红细胞提示泌尿系结石或肾损伤；血尿淀粉酶增高提示急性胰腺炎；严重水、电解质和酸碱紊乱提示病情严重；血直接胆红素升高，伴转氨酶升高，提示胆道阻塞性黄疸；尿素氮、肌酐增高可能是原发病合并急性肾功能障碍或尿毒症性腹膜炎。

（二）诊断性腹腔穿刺

当叩诊有移动性浊音而诊断不明确时，可行诊断性腹腔穿刺。一般选择脐与髂前上棘连线中外 1/3 交点，穿刺液混浊或为脓液提示腹膜炎或腹腔脓肿，如有胃肠内容物（食物残渣、胆汁、粪汁等），提示消化道穿孔；不凝血液多为实质脏器破裂，如外伤性肝、脾破裂，或肝癌自发性破裂，也可能穿刺到腹膜后血肿；淡红色血液，可能是绞窄性肠梗阻，如血、尿、腹水淀粉酶高多为出血坏死性胰腺炎。如穿刺抽出很快凝固之血液则可能穿刺到腹壁或内脏之血管。

对严重腹胀，腹腔穿刺阴性，而又不能排除腹腔病变者，可行腹腔灌洗。如灌洗液红细胞>100×109/L 或白细>0.5×109/L，或淀粉酶>100 Somogyi U，肉眼见到血液、胆汁、胃肠内容物，或查到细菌则为阳性，提示腹腔有炎症、出血或空腔脏器穿孔。

（三）影像学检查

包括腹部 X 线检查，B 超、CT，MRI 等。腹部 X 线照片或透视发现膈下有游离气体，对诊断胃、十二指肠溃疡穿孔，小肠或肠憩室穿孔很有帮助。腹脂线及腰大肌影模糊或消失提示有腹膜炎。急性机械性肠梗阻表现为梗阻以上的肠管扩张、积气及多个气液面；麻痹性肠梗阻为全肠道（包括结肠）扩张、积气，是全腹膜炎的特征之一；发现孤立性肠管扩张伴液气面，应考虑闭襻性肠梗阻。

二、鉴别诊断

（一）急性肺炎和胸膜炎

下肺炎症和胸膜炎可刺激膈肌，导致上腹牵涉痛。但患者常有高热、咳嗽、呼吸困难；腹部压痛轻，多不伴有肌紧张及反跳痛，肠鸣正常；肺底叩浊，呼吸音减弱，语颤增强，可闻湿鸣、管状呼吸音，或胸膜摩擦音等。胸部平片有助于诊断。

（二）心肌梗死

少数病人可表现为上腹牵涉痛，也可伴有腹肌紧张。疼痛多位于胸骨后、剑突下或上腹部，痛向左上肢放射。腹部压痛点不固定，无反跳痛。患者多有心血管危险因素、心电图和心肌酶学检查可确诊。

（三）急性胃肠炎

多在进不洁食物后 2～3 小时发病，主要表现为剧烈呕吐、腹痛、腹泻，多无发热。腹痛部位广泛，但腹部无压痛、反跳痛和肌紧张，肠鸣音活跃。腹泻后腹痛可暂时缓解，大便镜下可查见白细胞、脓细胞。

（四）急性肠系膜淋巴结炎

多见于儿童及青少年，常有上呼吸道感染史，早期即有发热，因有回肠末段多个淋巴结炎变肿大，常有右下腹疼痛及压痛，但范围不确切，压痛点不恒定，且无肌紧张及反跳痛，白细胞计数升高不明显。

（五）腹型过敏性紫癜

为胃肠道过敏引起肠黏膜、肠系膜或腹膜广泛出血所致，常为阵发性绞痛，位置不固定，且常伴恶心、呕吐、腹泻或血便。

（六）原发性腹膜炎

多见于全身虚弱，有肝硬化或尿毒症性腹腔积液，免疫功能低下的病人。病原菌多经血循环而来，以溶血性链球菌、肺炎双球菌和大肠杆菌为多见。病人开始即有发热，随之腹痛、腹腔积液增多，腹部压痛或反跳痛，但腹膜刺激征较继发性腹膜炎为轻。腹腔积液穿刺液中有白细胞、脓细胞，细菌培养阳性。

（七）糖尿病

本病合并酮症酸中毒时，可伴有明显腹痛、恶心呕吐或出现轻度肌紧张和压痛。患者有糖尿病史，出现意识障碍，呼出气体有烂苹果味，实验室检查有血糖升高，尿糖、尿酮体阳性。

（八）尿毒症

部分病人可伴有腹痛，并有压痛、反跳痛和肌紧张，其机制不明，可能是代谢废物经腹膜排出刺激腹膜所致。患者有慢性肾病史，尿常规异常，血 BUN 及 Cr 明显增高。必要时可行腹腔穿刺，发现腹腔积液清澈，常规及细菌学检查阴性。

（九）异位妊娠破裂

多有停经或阴道不规则出血史，患者突然发作下腹部持续性剧痛，下腹压痛、肌紧张及反跳痛，肠鸣减少，为血液刺激腹膜所致。病人常有心律加快，血压下降等失血性休克表现，腹腔及后穹隆穿刺可抽到不凝血液，人绒毛膜促性腺激素（HCG）测试阳性。

（十）卵巢黄体破裂

婚育龄期妇女多见，常在月经后 18～20 天发生剧烈下腹疼痛，伴腹肌紧张、压痛及反跳痛。因失血量少，常无急性失血征象。

（十一）急性附件炎及盆腔炎

病人多有性生活史，腹痛位于下腹部，伴有白带增多及全身感染症状，少有恶心、呕吐、腹泻、便秘等消化道症状。体格检查左侧或右侧下腹部压痛，肛门指检髂窝触痛，但腹膜刺激征较轻，极少向中、上腹扩散。

（十二）卵巢肿瘤

卵巢肿瘤（常为囊腺瘤）破裂或扭转时可致突然急性左或右下腹疼痛，多为持续性，可伴恶心、呕吐。体格检查下腹可扪及触痛包块，并有腹膜刺激征。右侧者易与急性阑尾炎或阑尾炎脓肿相混淆。超声波有助于鉴别诊断。

第三节 治疗

一、治疗原则

对于病情较轻，周身情况好的病人，首选中西医结合非手术治疗。凡病变严重、病情复杂及周身情况不佳者，均应在经过必要的术前准备后，及时采用手术或其他介入治疗。具体有以下三种情况：

（一）感染及中毒症状明显

已有休克或先兆休克表现的急腹症，如各种原因引起的腹膜炎，绞窄性肠梗阻等。

（二）难于用非手术疗法治愈者

如各种外疝及先天性畸形所引起的肠梗阻、肿瘤所致的各类急腹症、胆囊结石引起的梗阻性或坏疽性胆囊炎，以及胆总管下端结石引起的梗阻性梗阻性黄疸及胆道感染等。

（三）反复发作者

局部病变虽不严重，但由于反复发作，需经手术切除病变以防止复发者。如复发性阑尾炎、反复发作的胆囊结石等。

二、具体措施

（一）体液疗法

应根据病史、体检、化验室检查及出入量记录，对液体及电解质失衡情况作出初步评估，及时补充日需要量及额外丢失量，并继续调整病期失衡量。

（二）胃肠减压

进行胃肠减压是治疗重症急腹症的措施之一。

（三）抗生素的应用

炎症进展快，病情重，需尽快采取有效措施阻止病情恶化者，可抗生素与中药并用；对于准备进行手术治疗的病人，可早期开始使用抗生素，手术后一般应常规使用。

（四）激素及其他药物的应用

在急腹症的治疗中，肾上腺皮质激素主要用于：①并发感染性休克的炎性急腹症的抢救；②在阑尾脓肿或阑尾炎腹膜炎后期，对于形成的条索及硬结，给予小剂量激素；③对于某些与自身免疫疾病有关的急腹症，如硬化性胆管炎及 Crohn 病等，在急性症状控制后，使用激素以期控制其病情的发展。

第六章 中医骨伤科总论

第一节 病因及病理机制

外科疾病多生于体表，易诊断，但每一种外科疾病都有不同的致病因素和发病机理，中医临床主张"审症求因，辨证论治"，不同的病因及病理机制，证候与治疗也就不同。因此，掌握病因及病理机制，对于诊疗外科疾病有着重要的指导意义。

一、致病因素

中医外科疾病致病因素包括外因与内因两个方面。其中，外因者有外感六淫邪毒、感受特殊之毒、外来伤害等，内因者有情志内伤、饮食不节、房室损伤等。现分述之。

（一）外感六淫邪毒

风、寒、暑、湿、燥、火六淫邪毒能直接或间接地侵害人体，发生外科疾病。《外科启玄》说："天地有六淫之气，乃风寒暑湿燥火，人感受之则营气不从，变生痈肿疗疖。"六淫只有在人体抗病能力低F时，才能成为发病的条件。但有时六淫邪毒的毒力特别强盛，超过了人体正常的抗病能力，也能造成外科疾病的发生和发展。六淫邪毒致病范围相当广泛，它包括现代医学生物性（细菌、病毒、原虫等）、物理性（高热、低热）、化学性（药物刺激）以及抗原抗体反应等多种因素引起的疾病。所致的疾病大多具有一定的季节性，如春季多风温、风热；夏季多暑热，易生暑疖、暑湿流注；秋季多燥；冬季多寒，易患冻疮、脱疽等。

其次，六淫邪毒致病与环境有关，如北方多风寒，患脱疽、冻疮者多；南方多湿热，患足癣、痱子者多。再之，六淫邪毒致病，可一邪独犯，亦可合邪致病，且以后者多见。另外，六淫所致外科疾病，不像其所导致的内科疾病那样，有一个由表人里的次第转变过程，而多直接化火生毒，即使初起有畏寒、发热等症，亦有异于一般的表证。

1.风风为阳邪,善行而数变,故发病迅速,多为阳证;风性燥烈,风性上行,多侵犯人体上部,如颈痈、抱头火丹等。风邪致病特点:其肿宣浮,患部皮色或红或不变,痛无定处,走注甚速,常伴恶风、头痛等全身症状。

2.寒寒主收引,寒胜则痛,寒邪侵袭人体而致局部气血凝滞,血脉流行失常,易患冻疮、脱疽等病。寒为阴邪,致病一般多为阴证,常侵袭人之筋骨关节,患部多表现为色紫青暗,不红不热,肿势散漫,痛有定处,得暖则减,化脓迟缓,常伴恶寒、四肢不温、小便清长等全身症状。

3.暑暑为热邪,行于盛夏,发病多夹湿邪。由于外受暑热,蕴蒸肌肤,汗出过多,或汗出不畅,以致暑湿逗留,易生痱痦;复经搔抓,破伤染毒,即可发生暑疖,甚至导致暑湿流注。暑为阳邪,具有热微则痒、热甚则痛、热胜肉腐等特征,故其致病多为阳证,患部掀红、肿胀、灼热、糜烂流脓,或伴滋水,或痒或痛,其痛遇冷则减,常伴口渴、胸闷、神疲乏力等全身症状。

4.湿湿为重浊之邪,以长夏感受者多。湿性下趋,故生于下半身的外科疾病,多与湿邪有关。湿性粘滞,着而难去,为阴邪,致病每多缠绵难愈,或反复发作,湿邪致病,常与风、寒、暑、热兼夹为患,外科疾病中以湿热、暑湿致病多见,如臁疮、下肢丹毒、湿疮、囊痈、暑湿流注等,湿邪致病特点:局部肿胀、起水疱、糜烂、渗液、瘙痒,常伴纳差、胸闷腹胀、大便稀薄、四肢困倦、舌苔厚腻、脉濡或缓等全身症状。

5.燥燥邪为病,有凉燥与温燥之别,在外科的发病过程中,以温燥者居多。燥为阳邪,易伤阴液,多致皮肤干燥皲裂,外邪乘机侵袭,易致生痈,或引起手足部疔疮等。燥邪致病特点:易侵犯手足、皮肤、黏膜等部位,出现患部干燥、枯槁、皲裂、脱屑等,常伴口干唇燥、咽喉干燥或疼痛等全身症状。

6.火火邪属热,热为火之轻,火为热之重,两者仅在程度上有差别,其患病大多由于直接感受温热之邪所引起,如疔疮、有头疽、痈、药毒、丹毒等。火为阳邪,其病一般多为阳证。致病特点:发病迅速,来势猛急,局部掀红灼热,皮薄光泽,疼痛剧烈,容易化脓腐烂,或有皮下瘀斑,常伴口渴喜饮、小便短赤、大便干结等全身症状。

总之,六淫邪毒均可成为外科疾病的致病因素。在发病过程中,由于风、寒、暑、燥的邪毒均能化热生火,所以外科疾病的发生,尤以热毒、火毒最为常见。

（二）感受特殊之毒

特殊之毒包括虫毒、蛇毒、疯犬毒、漆毒、药毒、食物毒和疫毒、无名毒。外科疾病中，可因虫兽咬伤，感受特殊之毒而发病，如毒蛇咬伤、狂犬病；有因虫螯刺伤后引起的虫咬皮炎；某些人由于禀性不耐，接触生漆后而发漆疮；服用某些药物或食物后可引起一些过敏性皮肤病，如药毒（药物性皮炎）、瘾疹（荨麻疹）等；凡未能找到明确致病的病邪称为毒，如无名肿毒；尚有金刃竹木创伤后所致的疮疡也属毒，如外伤染毒等。古代医家在长期的医疗实践过程中，观察到某些致病因素不能概括在六淫之中，而另创立了毒邪发病学说，这也是病因学方面的一大发展，为后世提供了辨证和治疗的依据。

（三）外来伤害

凡跌打损伤、沸水、火焰、冷冻等，都可直接伤害人体，引起局部气血凝滞、热胜肉腐等，而发生瘀血流注、水火烫伤、冻伤等外伤性疾病。同时也可因外伤而再感受毒邪发生破伤风或手足疔疮等。或因损伤，导致筋脉瘀阻，气血运行失常，而发生脱疽等。

（四）情志内伤

情志是指人的内在精神活动，包括喜、怒、忧、思、悲、恐、惊，故又称七情。在一般情况下，属于生理活动的范围，不会致病；相反，由于长期精神刺激或突然受到剧烈的精神创伤，超过了人体生理活动所能调节的范围，可使体内的气血、经络、脏腑功能失调，而发生外科疾病。如郁怒伤肝，肝气郁结，郁久生火；肝郁伤脾，脾失健运，痰湿内生，以致气郁、火郁、痰湿阻于经络，气血凝滞，结聚成块，形成瘰疬。又如肝主疏泄，能调节乳汁的分泌与排泄，若产妇精神过度紧张，易致肝胃不和，使乳汁积滞，乳络不畅，邪热蕴蒸，以致经络阻塞，气血凝滞，导致乳痈的发生。又如瘿病的发生，多由于忧思恚怒，情志内伤，以致肝脾气逆，脏腑失和而生。至于肿瘤的发病，更与情志内伤有关，朱丹溪认为乳岩是由于"忧怒郁闷，朝夕积累，脾气消阻，肝气横逆"所致；失荣之病，《医宗金鉴》认为乃"忧思恚怒，气郁血热与火凝结而成"。总之，由情志内伤所致的外科疾病，大多发生在乳房、胸胁、颈的两侧等肝经循行部位，患处肿胀，或软如馒，或坚硬如石，常皮色不变，疼痛剧烈，或伴精神抑郁、性情急躁、易怒、喉间梗塞等症状。

（五）饮食不节

《素问·生气通天论》说："膏粱之变，足生大丁。"恣食膏粱厚味，醇酒炙博或辛辣刺激之品，可使脾胃功能失调，湿热火毒内生，同时感受外邪就易发生痈、有头疽、疔疮等；而且由饮食不节、脾胃火毒所致的痈、有头疽、疔疮等病，较单由外邪所引起的更为严重，如消渴病合并有头疽。又如内痔的发生，也与饮食不节、过食生冷有关，故《素问·生气通天论》说："因而饱食，筋脉横解，肠澼为痔。"皮肤病中的粉刺、酒渣鼻的发生，与过食醇酒炙博、辛辣刺激之晶有关，也属发病因素之一。

（六）房室损伤

主要是指早婚、房事过度与妇女生育过曳等因素，导致肾精耗伤，肾气亏损，冲任失调；或因小儿先天不足，肾精不充，均能引起身体衰弱，易致外邪侵袭。肾主骨，肾虚则骨骼空虚，风寒痰邪乘隙入侵，而生流痰；肾阴不足，虚火上炎，灼津为痰，痰火凝结，而生瘰疬，且瘰疬治愈之后，每因体虚而复发，尤以产妇更为多见。肝肾不足，寒湿外侵，凝聚经络，痹塞不通，气血运行不畅可致脱疽。由房室损伤而致的外科疾病，多为慢性疾患，病变可深入骨与关节，虚寒证象多见，患部肿胀不著，不红不热，隐隐酸痛，化脓迟缓；或见阴亏火旺证象，患部皮色暗红，微热，常伴头晕腰酸、神疲乏力、遗精、月经不调等全身症状。

以上各种致病因素可以单独致病，也可以几种因素同时致病，且内伤和外感常常相为病。所以对于外科疾病的致病因素，应该具体分析，分别对待。如"热毒"、"火毒"在外科疾病的发病过程中，是比较常见的病因及病理产物，但是致病的邪毒来源不一，故不能一概而论。

此外，外科疾病的致病因素与其发病部位有一定的联系。如凡发于人体上部（头面、颈项、上肢）的，多因风温、风热所引起，因为风性上行；凡发于人体中部（胸、腹、腰背）的，多因气郁、火郁所引起，因为气火多发于中；凡发于人体下部（臀、腿、胫足）的，多因寒湿、湿热所引起，因为湿性下趋。以上是一般的规律，诊病时还必须结合局部及全身证候，迫询病史等，分析病因，探讨病机，不可单纯拘泥于发病部位。

二、发病机理

（一）外科疾病总的发病机理

外科疾病总的发病机理主要是气血凝滞，营气不从，经络阻塞，脏腑功能失调。人身气血相辅而行，循环全身，周流不息，当人体感受六淫邪毒、特殊之毒，承受外来伤害，或情志内伤、饮食失节、房室损伤，破坏了气血的正常运行，局部气血凝滞，或阻于肌肤，或留于筋骨，或致脏腑失和，即可发生外科疾病，经络分布于人体各部，内源于脏腑，外通于皮、肉、筋、骨等处，具有运行气血、联络人体内外器官的作用，当各种致病因素引起局部气血凝滞后，则形成经络阻塞，从而反应到人体的体表，产生局部的红肿热痛和功能障碍。

当病邪炽盛，通过经络的传导，由外传里，内侵脏腑；或脏腑内在的病变，由里出表。在邪正斗争过程中，驷可产生一系列的全身症状，如形寒、发热、头昏、头痛、骨节酸楚、食欲不振、大便秘结、小便短赤、苔或白或黄、脉或紧或数，甚则出现烦躁不安、神昏谵语、苔黄糙或灰腻、舌质红绛、脉洪数或弦数等。

（二）气血与外科疾病发病的关系

外科疾病的发生与否，与人体的气血盛衰有密切的关系。气血盛者，即使外感六淫邪毒，或内伤七情，也不一定发病；反之则易发病。

外科疾病的发生和发展，随着病理过程的发展和变化呈动态变化。当致病因素造成局部气血凝滞，通过治疗，去除致病因素，使气血运行恢复正常，则使外科病变得以消散吸收而痊愈。如果局部气血凝滞进一步发展，郁而化热，致使热胜肉腐，血肉腐败而为脓。当脓肿形成后。如治疗得当，及时切开引流，或人体正气不衰，抗病能力尚强，脓肿自行溃破，脓液畅泄，毒从外解，气血凝滞得以通畅，形成溃疡后，脓腐渐除，新肉生长，最后疮口愈合。故临床上治疗外科化脓性疾病，常用和营活血、行气化滞之晶。此外，气血的盛衰直接关系着外科疮疡的起发、破溃、收口等，对整个病程的长短有一定的影响。如气血充足，外科疮疡不仅易于起发、破溃，而且也易于生肌长肉而愈合；如气虚者则难于起发、破溃，血虚者则难以生肌收口，甚至气血虚弱无力抗邪托毒，毒不能随脓出面解，还易发生邪毒内陷，侵入营血，内攻脏腑，引起危重症的发生。故治疗外科疾病必须考虑患者气血盛衰的情况，常用补益托毒之剂，通过补益气血而扶正托毒外出，促使疾病早日康复。可见气血的盛衰，对外科疾病的治疗和预后都有着密切关系。

（三）脏腑与外科疾病发病的关系

由于人体是一个完整的统一有机体，因此，外科疾病虽然绝大多数发于皮、肉、脉、筋、骨的某一部位，但与脏腑有着一定的联系。如脏腑功能失调，可以导致疮疡的发生。

《素问·至真要大论》说："诸痛痒疮，皆属于心。"《外科启玄》说："凡疮疡，皆由五脏不和、六腑壅滞，则令经脉不通而生焉。"如肝气郁结、脾胃湿热火毒等可导致疮疡的发生；肠胃湿热蕴蒸，可发为痤疮；肺肾两亏，可发生瘰疬、流痰。此即"有诸内必形诸外"。因此，外科疾病的发生与脏腑功能失调有一定关系。

脏腑内在的病变可以反映于体表，而体表的毒邪通过经络的传导也可以影响脏腑而发生病变。如有头疽、颜面部疔疮、疫疔、毒蛇咬伤等可因热毒、疫毒、蛇毒的毒邪炽盛，或因体虚正不胜邪，而使毒邪走散，内攻脏腑。如毒邪攻心，蒙闭心包，扰乱神明，则出现神昏谵语；毒邪犯肺而见咳嗽、胸痛、痰血等许多重危症状，而成走黄、内陷之证。其他如古代医家总结的判断外科疾病预后的五善、七恶等，都说明了脏腑的受害与否，可作为判断外科疾病预后好坏的一个重要依据。

（四）经络与外科疾病发病的关系

局部经络阻塞是外科疾病总的发病机理之一；同时，身体经络的局部虚弱也能成为外科疾病发病的条件，如外伤瘀阻后形成瘀血流注，局部损伤后易为毒邪侵犯而发生痈肿，头皮外伤血肿后常可导致油风的发生等，所谓"最虚之处，便是容邪之地"。经络也是传导毒邪的通路，它具有运行气血、联络人体内外各组织器官的作用，故体表的毒邪，由外传里，内攻脏腑；脏腑的内在病变，由里出表，外达体表，是通过经络的传导而形成的。

总之，外科疾病的发生、发展、变化的过程与气血、脏腑、经络的关系极其密切。局部的气血凝滞，营气不从，经络阻塞，以致脏腑功能失调等，虽是外科疾病总的发病机理，但概括而言，都脱离不了阴阳的平衡失调。阴阳平衡失调是疾病发生、发展的根本原因。气血、脏腑、经络均寓于阴阳之中，如气为阳，血为阴；腑属阳，脏属阴；经络之中有阳经、阴经之分，它们之间相互依存、相互制约和相互转化。由于各种致病因素破坏了这种关系，造成了阴阳的平衡失调，就能导致外科疾病的发生。因此，临床病象尽管千变万化，总是能以阴阳来分析疾病的基本性质，属阴证或阳证，为阴虚或阳虚。在辨证求因过程中，要抓住八纲辨证中阴阳辨证的总纲，才不致有误。

第二节 骨伤科四诊

望、闻、问、切四诊，是外科辨病与辨证的重要手段。四诊的内容虽有不同，但彼此之间相互联系、不可分割，临床运用时必须相互参合，进行综合分析，才能对疾病作出正确的诊断和辨证。

一、望诊

望诊是通过医生的视觉，观察患者的局部和全身情况的一种诊察方法，包括望局部病变、望精神、望形态、望舌等内容。

（一）望局部病变

外科疾病的症状，首先反映在体表，且有局部病变，这是外科疾病的特点。某些疾病有其好发部位，如疔疮多发于颜面手足，冻疮好发于暴露部位或四肢末端，蛇串疮常发于胁肋部，白疕好发于头皮、四肢伸侧。疮疡之病，以未溃者称肿疡，已溃者称溃疡。岩性溃疡，疮面多呈翻花或如岩穴，有的溃疡底部见珍珠样结节，疮周色泽暗红，内有紫黑腐坏组织，渗流血水。臁疮溃疡边缘有缺口，周围皮肤乌黑。瘰疬的疮口呈现空腔，疮面肉色不鲜，脓水稀薄，挟有败絮状物等。如阳证溃疡未脓而突然疮陷色暗，是走黄、内陷的征象；阴证溃疡疮色紫暗，则为难愈、难敛的征象。

（二）望精神

望患者的精神状态，有利于判断疾病的预后。《洞天奥旨》说："疮疡形容憔悴，精神昏短……者死。"又说："疮疡奇痛奇疼而有神气，此生之机也。"凡患者精神振作，形容自如，目光有神，呼吸均匀，是正气未衰，无论新久疾病，皆属佳兆；若精神萎顿，形容憔悴，目陷睛暗，呼吸急促或不均匀，是正气已衰，不论急慢性疾病，均属凶险。若神识昏糊不清，烦躁不安，为邪入营分，毒传心包的表现，多见于疔疮走黄、有头疽内陷。

（三）望形态

即观察患者的外形体态。如肥胖者多痰，瘦者多火。患者行路脚跛者，多为下肢筋骨关节有病；驼背者，多为脊椎有病。若颈项强硬不能转侧者，提示颈项部有病变，如有头疽、颈痈。若患者以手托下颌，而呈颈缩俯形之态，多为颈椎流痰。妇女手托乳房缓慢而行者，多为乳痈。其他如脸若狮面，眉毛脱落者，是麻风。总之，形态异常能提示病变的所在，有助于诊断。

（四）望舌象

包括观察舌质、舌苔和舌的形态三方面的变化。舌为心之苗，苔为胃气的反映，因此脏腑气血的虚实、病邪的深浅、津液的盈亏，均可在舌质和舌苔上表现出来。如舌质红，在外科急性病见之多属热证，慢性疾病见之则多属阴虚。红而起刺者属热极，红而干燥者属热盛而津液不足，舌绛为邪热人于营分，多见于疔疮走黄、有头疽内陷。舌质淡白，一般多为气血两虚；淡白而胖，多属阳虚，常见于疮疡溃后，脓出过多的患者，或为慢性消耗性疾病，如流痰。舌胖嫩而舌边有齿痕，多属气虚、阳虚，系统性红蝴蝶疮后期或应用大剂量激素之后，常能见到此种舌质形态。舌光如镜，舌质红绛，伴有口糜，为病久阴伤胃虚，或应用大剂量抗生素之后也能见到此种舌质。青紫舌，多属瘀血征象，常见于瘀血流注。白苔，见于外科疾病兼有表证，或属寒证，或属脾胃有湿。黄苔多为邪热蕴结，疮疡在化脓阶段多见此苔。腻苔，多为湿重的征象，白腻为寒湿，黄腻为湿热。若黄腻不化，舌绛起刺，体温升高，疮疡兼见疮陷色暗，则为病情恶化或并发内陷、走黄之象。黑苔有寒热之分，热者是苔黑而燥，为热极化火，火过炭黑所致；寒者是苔黑而薄且润，为阳虚寒极，命门火衰，黑色上泛所致。

二、闻诊

闻诊包括听与嗅两方面的内容，一是以听觉来辨患者的声音，如语言、呼吸、呕吐、呃逆等；二是以嗅觉辨患者分泌物的气味，如脓液、痰涕等。

（一）听声音

1.语言　患者谵语狂言，多是疮疡热毒走黄或内陷的证候之一。呻吟呼号，为疮疡毒势鸱张或溃烂出现剧烈疼痛的表现，常见于指疔和有头疽酿脓期、岩症晚期、脱疽后期等。

2.呼吸　患者气粗喘急,是走黄或内陷,毒邪传肺的危重证候之一。气息低促,是正气不足的虚脱现象,多见于久病之人,如岩症晚期等。若急性病患者,由气粗喘息转为气息低促,为正气已伤,病情更趋危重。

3.呕吐、呃逆　在疾病的不同阶段见到呕吐、呃逆,其发生原因也截然不同,肿疡初起见之,多为热毒炽盛;溃疡后期见之,多为阴伤胃虚。若岩症晚期而见呃逆,为胃气已绝,预后不良。

(二)嗅气味

主要是嗅辨脓液。溃疡脓液无特殊气味者,容易愈合;如脓液腥臭难闻,病在深里,则较难愈合。如肛门直肠周围痈疽溃脓臭秽,则易成瘘管。儿童头部糜烂结有黄痂,伴有鼠尿臭者是头癣。小腿部腐烂坏死,有浅棕色混浊稀薄脓液,并有恶臭气味者,可能是烂疔。其他如已损骨之指疔、脂瘤等,其脓胶及分泌物也多带有臭秽。

三、问诊

问诊是通过询问患者或患者的家属,以得知疾病的发生经过和症状。问诊的顺序是,先问现病史,如主要明显的痛苦感觉、发病日期、发病时的初起症状和病情演变情况、发病的可能原因和诱因、发病后的诊治经过(包括 X 线摄片、病理切片、其他各项检验、服用药物、是否手术等)。其次追询与现病有关的过去史,家庭中有无遗传性或传染性疾病,以及其他的个人史如月经、胎产、职业等。外科疾病虽然有形可见,但对痛痒等自觉症状必须通过问诊,从患者诉述中得知。具体问诊内容如下:

(一)问寒热

形寒发热是机体与疾病抗争的反应,外科疾病一有寒热,标志着病邪鸱盛。发热通常可分为三期,即上升期、持续期、下降期,这与疮疡病程演变的初、中、后期相一致。如疮疡阳证,初起体温逐渐上升,常在37.5℃～38℃,多因火毒内发,外感风邪所致。如寒多热少,为风寒表证;热多寒少,为风热表证。中期发热持续不退,常为38℃～39℃,兼之疮疡肿势渐渐增大,这是酿脓的现象。后期,脓毒已泄,热度逐渐下降;若脓泄而发热不退,是为毒邪未去,正不胜邪。若疮疡中、后期，出现寒战高热，多为毒邪走黄或内陷。疮疡阴证，初起一般不发热，中期可有低热，后期则往来潮热。

（二）问汗液

若痈证而见汗出热退，是邪随汗泄，为消散的征象；如汗出热不退，是邪盛难消，为酿脓的表现。若暑湿流注，；汗出热不退，除有酿脓之变外，还应考虑有续发的可能。如流痰、瘰疬等病出现潮热、盗汗或自汗，多是阴虚火旺或气血不足的表现。

（三）问饮食

渴喜引饮，多为热重；渴不多饮，多为湿重。纳食有味，为脾胃运化功能正常，病情较轻；纳食不思，为脾胃已衰，病情较重或疮疡病势进展。此外，瘾疹常与食海鱼、虾、蟹等有关。

（四）问二便

大便秘结，小便短赤黄浊，为火毒湿热内盛的表现；如大便溏薄，小便清长，为寒湿内蕴的表现。大便长期秘结，带血色鲜，便时疼痛，多为内痔、肛裂之症。大便形状变细，次数增多，有里急后重、排便不尽感，粪便内有血、脓、黏液，并有特殊臭味，为锁肛痔的症状。

（五）问病因或诱因

如因感受疫畜特殊之毒，每易发生疫疔。因受针尖、竹木或鱼骨刺伤，易发生手足疔疮。如因接触漆器，而禀性不耐者，每易发生漆疮。因服用某些药物，而禀性不耐者，可发生药毒。

（六）问旧病

如肛漏、瘰疬、流痰患者曾经患过肺痨病，一般治疗比较困难。痈、有头疽、疔疮、疖病等患者以往有过消渴证，一般症情较重，顽固难愈。肝肾宿疾而功能不佳者，对砒制剂的外用内服，以及黄药子的内服均属禁忌。

（七）问职业

有许多皮肤病，常与职业有关。如渔民、机器制造工人、染匠，常发生皲裂疮。畜牧业或皮毛制革等工作者，易发生疫疔。长期站立工作者，易发生筋瘤。

（八）问妇女月经

乳癖，常伴月经不调，且在经前出现乳房胀痛、肿块增大，经后胀痛消失或减轻，肿块缩小。有些瘾疹常在月经前数天开始出现风团，并随月经的干净而消失，且常伴有痛经或月经不调。外科内服药物，一般多用破瘀活血、行气通络之晶，有碍胎气和影响经信，若不加询问而草率施用，可能造成堕胎和崩漏之弊。

（九）问家族

如麻风、疥疮、头癣等，可由家人相互传染而来。患乳癖如有乳腺癌家族史者容易癌变。白疤部分患者有家族遗传史。

（十）问不洁性交

梅毒、淋病、尖锐湿疣多由不洁性交引起。

四、切诊

切诊包括切脉（脉诊）和触诊两大类。

（一）脉诊

外科疾病的发生与全身脏腑气血等有着密切的关系，它虽有局部症状可以进行辨证，但如不切脉，就无法详细辨识病情的变化，正如《疡医选粹》说："痈疽固有形之病，目可得而识也。其真元之虚实，治法泻补，不脉何以知之？"扼要地说明脉诊对外科疾病的诊断和治疗均有指导意义。在此，仅将与外科有关的常见的脉象归纳分述于下：

1.浮脉　肿疡脉浮有力，为风寒、风热在表，或为风热邪毒客于上部；脉浮无力，为气血不足。溃疡脉浮，若非外感之邪未净，则有续发的可能；若外感之邪已散，疡无续发，则为气从外泄，是正虚而邪未去。

2.沉脉　肿疡脉沉，是邪气深闭，病在深部，为寒凝络道、气血壅塞；溃疡脉沉，是遗毒在内，气血凝滞未解。

3.迟脉　肿疡多为寒邪内蕴，气血衰少；溃疡脉迟，多是脓毒已泄，邪去正衰。

4.数永

肿疡脉数，为热邪蕴结，其势正盛，或为酿脓；溃疡脉数，为热邪未净，毒邪未化，正气已衰。

5.滑脉　肿疡脉滑而数，为热盛，为有痰，或为酿脓；溃疡脉滑而大，为热邪未退，或痰多气虚。

6.涩脉　肿疡脉涩，为实邪壅塞，气血凝滞；溃疡脉涩，为阴血不足。

7.大脉　肿疡脉大，为邪盛正实；溃疡脉大，为邪盛病进，其毒难化。

8.小脉　肿疡脉见细小，为正不胜邪；溃疡脉细而小，多属气血两虚。

以上所述为临床常见的八种脉象，可以单见，也可兼见。如浮数互见属表热证，沉迟互见属里寒证。浮、数、滑、大为阳脉，多属热、属实、属阳；沉、迟、涩、小为阴脉，多属寒、属虚、属阴。一般热、实、阳证易愈，寒、虚、阴证难治。

切脉时还须辨明有力与无力，方可得出正确的诊断。一般来说，外科疾病在未溃之时，正是邪盛的时候，应该见有余之脉；已溃之后，邪去正衰，应该见不足之脉，这是正常的现象。若未溃时见不足之脉，如虚、弱、细、缓等脉，则为气血衰弱，毒深邪盛；已溃之后见有余之脉，如实、洪、弦、紧等脉，则为邪盛气滞难化，均为不正常的现象。若外科病在肿疡或溃疡之时，见到结、代之脉，属气血衰弱，寒痰瘀血凝滞，为不良现象；若在痛极之时，也可偶而出现结、代之脉，但不一定是坏象。不论肿疡、溃疡，若见散、促之脉，为气血衰竭，脏腑之气将绝，且病邪尚在进展，预后多不良。

脉诊中除首先诊察脉象外，近年来对脉率也非常重视，它对判断疮疡的转归（发展或向愈）有一定的临床价值。如阳证，初期一般脉率稍带数，常在80～84次/件；中期（化脓期）病情进展，则脉率较快，可在84～100次/分；后期（溃后）和中期肿疡渐消之时，病情向愈，则脉率由数转缓，一般在72次份左右。若病情恶化，；并发走黄或内陷，则脉率由数转快，100～120次/件，甚至更快。阴证脉率，初期一般较缓，常在72次/件以下；中期病情发展，脉率由缓转数，可在80～100次份；后期或中期病情向愈，则脉率由数逐渐转缓。若病情进展，脉率由数转为更快，常在100～120次/件。尤其是流痰，若脉率由快转缓，病情趋向好转，红细胞沉降率大多由高转低，骨部X线摄片也见改善；反之，则为病情进展。

总之，脉诊是四诊中重要的诊断方法之一，但必须与望、闻、问三诊合参，才能全面了解病情，深入地分析疾病的病因，确定病证的性质，从而得出正确的诊断，指导具体的治疗。如遇到脉证不符的情况，有时要舍证从脉，有时要舍脉从证。疮疡后期已见腐脱新生，而脉结代或散促，属正气内竭，预后恐有凶变，不能因局部无凶象而等闲视之，这是舍证从脉；又如痈疽初起，；偶见脉伏，伏脉本凶，但其症状不重，全身情况良好者，则非危象，此伏脉是正被邪遏，一时所见，预后仍佳，这是舍脉从证。

（二）触诊

触诊是利用手的感觉触摸病变局部进行诊断的一种方法。外科疾病大多在体表有形可见，因此通过触诊检查可以确定疾病的性质和有脓无脓等。如触及明显肿块，界限分明，高肿，灼热，轻按即痛，重按剧痛拒按者，多为阳证、实证；如触之无明显肿块，或肿块界限不清，乎塌漫肿，不热或微热，重按隐痛或不痛，或喜按者，多为阴证、虚证。如触及肿块高低不平，坚硬如石，推之不移，表面与皮肤粘连，多属岩性肿块，常见的有乳岩、失荣、石瘿等病；如肿块表面光滑，硬而不坚，或质软如棉，或按之有囊性感，根脚活动，不与皮肤粘连者，多为良性肿瘤之肿块或为囊肿，常见的有肉瘿、乳核、气瘤、脂瘤等病；如肿块柔软，按之能暂时消失，放手后即回复，或按压肿块处有明显搏动感，为血瘤。疮疡按之坚硬而无应指者为无脓，按之如鼓而应指者为有脓。皮肤麻木不仁而无感觉者可能为麻风。触及指趾冰冷，且跗阳脉搏动微弱或消失者为脱疽。此外，肛指检查对精癃、锁肛痔的诊断，价值很大。

第三节 骨伤科手法

临床上使用的手法有拔伸、旋转、屈伸、横挤、分骨、折顶、回旋、纵压、分筋、拨络、理筋、弹筋等12种，而每个手法皆有其适应证，如拔伸可纠正短缩和成角；横挤可纠正侧移；折顶可纠正成角或用于折骨等，每种手法均视骨折的具体部位、具体情况而灵活选择应用。由于绝大多数有移位的骨折不是孤立存在的，而是复合移位，如尺桡骨双骨折的短缩移位，必有侧方移位，也可因肌肉牵拉同时发生旋转和成角移位，所以在采用整骨手法进行闭合复位时，单用一种手法就难以奏效，必须同时采用几种手法才能获得满意复位。

一、原理

（一）舒筋活络、宣通气血、麻醉止痛

用按法于穴位时，在血管神经走行方位使按压动脉能使血流暂时隔绝，放松压迫时则血骤然流向远端，肢体循环立即改善；在神经走行方向按压时，可使神经暂

时失去传导功能，可起到麻醉止痛；按压交感神经时，其血管暂时失去交感神经的控制，则血管舒张，痉挛消除。按压缺盆穴可阻滞臂丛使上肢麻木疼痛减轻，又能暂时隔绝锁骨下动脉的血流，一旦手指按压放松，则血流骤然沿动脉向下流去，患者感觉有热流通过，故能疏通上肢的血流循环。由于交感神经星状节受压迫，则可发现瞳孔先扩大后缩小及同侧肢体血管舒张，皮肤温度增高；按压中俯、极泉等穴，均有阻滞神经血管束的作用。如按压下肢常用的穴位环跳、殷门、承扶、委中、承山等穴位，可使坐骨神经支配区域麻木；按压冲门穴时，可使股神经、股动脉暂时隔绝，在该坐骨神经走行区域麻木，一旦手指放松时则下肢感觉有热流通过。而承扶、委中、承山各穴位所在部位与坐骨神经走行部位一致，所以按此三穴时，下肢均有麻木感。因此，根据上述按压后出现的反应，可以理解为：其作用是使痉挛的血管舒张，畅通血液循环，神经麻木止痛及有代替神经阻滞麻醉的功能。

（二）减轻或解除肌肉痉挛

肌肉痉挛是由于人体受伤后，局部神经受了刺激，机能发生反应的结果，是人体的自然保护性反应，可以防止受伤部位继续损伤。如肌纤维断裂、韧带断裂、关节内积血、脂肪垫嵌入关节间隙、半月板破裂，肌腱滑脱、骨缝开错、关节脱位，以及骨折等所引起受伤部位发生疼痛。推拿手法可以消除肌肉痉挛，调整机体内部平衡失常。在压痛点处牵拉、弹拨、按压肌肉纤维，为解除肌肉痉挛的有效措施。

（三）活血散淤、消肿止痛

由于软组织受伤后，其损伤部位的毛细血管破裂，则产生积血，刺激局部其血管可以产生痉挛。通过运用手法能消除血管痉挛，改善血液循环，加速淤血消散吸收。可排除关节内积血，借以散淤活血，消肿止痛，恢复关节活动功能。如急性踝关节扭伤时，常由于韧带关节囊撕裂，关节腔内积血软组织侵入关节间隙，产生严重疼痛，关节活动功能障碍。久之则积血与软组织机化，转变为慢性关节肿胀疼痛，病情顽固，不易治愈。在施用推拿手法时配合踝关节被动活动，可以排除关节内积血，使嵌入关节间隙的软组织整复，肿消痛止，关节活动功能恢复。

（四）整复脱位

推拿手法亦能使脱位的关节整复，撕裂的软组织对位，滑脱的肌腱理顺，破裂突出的纤维环还纳，可以解除由于这些病理变化所带来的肌肉痉挛和局部疼痛，以利于损伤的局部组织修复和功能重建。如桡骨小头半脱位，骶髂关节半脱位；又如下颌、肩、肘、髋等关节新鲜脱位，均可通过推拿手法复位。同时对膝踝关节扭伤后韧带撕裂亦可用手法使撕裂的韧带和关节囊的断端对位，滑脱的肱二头肌腱理正，腰椎间盘纤维破裂的突出物还纳等，都说明推拿手法有整复脱位的机能。

（四）疏通狭窄

人体具有骨性纤维鞘管部位很多，如肱二头肌腱长头腱管、桡骨茎突部腱管和屈拇、屈指肌腱鞘，由于年老体衰而产生增生性病理改变。再加以慢性老损或遭受风、寒、湿三者的侵袭，可使骨纤维性腱管部位的肌腱、腱鞘肿胀、充血、鞘内渗液等炎性改变。久之纤维机化，鞘壁增厚产生粘连，从而肌腱束缚于腱鞘内，影响关节屈伸活动。轻者腱鞘狭窄、活动时弹拨作响。重者局部粘连硬结，丧失关节屈伸活动。祖国医学认为"不通则痛""通则不痛"，在有腱鞘狭窄的部位显示了疼痛得到证实。因此，经常应用推拿的弹拨、理筋、按压手法，可以达到剥离粘连，扩大狭窄，使肌腱在腱鞘内运转自如，消肿止痛，恢复正常滑动功能。

（五）剥离粘连

软组织损伤后，无论肌肉、肌腱、韧带、关节囊等组织的裂伤，均可因局部出血、血肿机化而产生的粘连，为造成长期疼痛和关节活动功能受限的原因。为预防粘连最有效的措施，运用手法把强直的关节进行活动，撕裂粘连，但手法要精心细致不可粗暴。如肩关节粘连，影响关节功能活动，采用手法牵引剥离粘连，医者一手臂插手患者腋下，向上向外提拉，另一手握紧患者手腕向下牵引，扩大其关节间隙，松懈关节周围的粘连，使肱二头肌腱长头在结节间沟滑动解除粘连。使腕肌粘连时，采用在伸腕肌起点处剥离粘连的弹拨理筋的手法，可以消除局部疼痛。屈腕肌粘连时，在患者局部先用推滚手法使前臂屈肌腱粘连部分达到剥离分开，继而做伸指，强度背伸腕关节及前臂旋前后位伸直肘关节，则粘连挛缩的屈肌腱可以伸长，功能活动恢复正常。

二、常用的正骨手法

1.摸法：用摸法做初步的诊断，以手触病患者的伤处，这是至关重要的一个环节。判断出是骨折、骨碎、裂纹或是脱臼和有无并发症，然后再根据伤情进行治疗。

2.提法：将陷下去的骨提起，使恢复正常。如遇到扭腰岔气，或肋骨凹陷的病症都用提法。

3.接法：使已经折断骨合拢起来，整复如初。

4.端法：用手把握着应端的病位，斟酌用力，或从外向内托，或直端斜端，使脱臼的关节不偏不倚地复回原位。

5.推拿法："推"是用推使病肢复原，"拿"是用手掐定患处使缓缓复位，如果伤已痊愈但仍觉得气血不通，机能障碍或关节错落等，就用推拿法。

6.按摩法：如果软组织受伤，局部麻木，血行迟滞，气血不通，机能障碍等病，用手往下压慢慢按摩，使瘀闭阻塞气血部位畅通，消失臃肿，更可以帮助循环。

三、手法要求

手法作用的基本要求是持久、有力、均匀、柔和、深透。其中持久、有力、均匀、柔和是手段，深透是目的。

（一）持久：要求一种推拿手法在正确操作的前提下，要在患者身上持续一定的时间，才能保证达到一定的治疗效果，如法，要求一手持续操作 5 分钟以上，点法要求持续 1 分钟。

（二）有力：要求每种推拿手法操作要有一定的力度。这个"力"是技巧的力而不是蛮力。由于疾病的不同，体质、性别、年龄、治疗部位各异，手法的力度是不一样的。这种技巧的"力"，要靠实际操作，逐步摸索积累而成，"力"的适度直接影响到治疗效果。

（三）均匀：要求推拿手法在保持一定压力的情况下，根据不同的推拿手法而掌握一定的节奏，不可忽快忽慢、时轻时重，只有保持良好的节奏，才能保证治疗效果的充分作用。

（四）柔和：是指推拿手法作用在患者肢体时，虽然要求要保持一定的压力，但应让患者基本上感到舒适的情况下来完成治疗，达到治疗效果。不可伤及局部皮肤组织、皮下组织甚至更深层组织。

（五）深透：推拿手法操作时，只有掌握住持久、有力、均匀、柔和，才能保证深透。深透是指"力"达到所要治疗的部（穴）位，也就是古人所指的"适达病所"，过之与不及均不可取，"轻而不浮，重而不滞"更是精辟地概括了推拿手法的要求。"轻"手法的操作只需要使推拿手法的治疗力作用到所要治疗的深度，而不能浮在肌肤的表面；"重"手法的操作不可滞留在不是治疗的部位，而应达到所需治疗的层次。

推拿手法在操作过程中，尤其是在穴位上操作时也应有类似针灸"得气"的感觉，除患者本身可出现麻、胀的感觉外，有时还可有舒服、酸痛的感觉。医者在推拿手法操作中，也可感到很舒顺、畅快，这就是常说的"手感"。手感出现与否，可直接影响治疗效果。

简单生硬甚至粗暴的随意性推拿动作不但不会达到防病治病的目的，还会给患者带来不应有的痛苦，甚至加重病情影响康复，不称为手法。古人对推拿手法的要求十分重视，如《医宗金鉴·正骨心法要旨》说："法之所施，使患者不知其苦，方称为手法也"。要达到熟练精妙的程度，不断实践，乃至得心应手，做到"一旦临证，机触于外，巧生于内，手随心转，法从手出"。

四、注意事项

手法复位。中医骨伤科学是中医宝库中的一个重要组成部分，经过一代又一代医务工作者的不懈努力，传统的正骨方法已经得到了发扬光大。可以应用手法对一般骨伤进行闭合整复，也可以通过手术实行对骨折的开放复位，并在手术中进一步地发挥中医手法的优势，缩短复位时间，减少病人痛苦。

（一）应用手法整复骨折应严格掌握手法的适应证和禁忌证，按照手法原则进行正规操作。手法虽然具有这样或那样的优点，但是它是靠医生来实现的，并且受许多条件的限制。从另一角度来说，手法不是万能的，不能勉强。当手法不可能完善地解决问题时，应该为病人选择手术或其他更有利的方法。

（二）在进行手法整复前，病人的一般健康状况必须是良好和稳定的。在整复时让病人采用舒适的体位，并给予适当的止痛和麻醉，对顺利完成整复，避免并发症是非常有意义的。这样做虽然费事，但是很人道。

（三）在 X 线透视下整复骨折，虽然有一点精神，但是不值得提倡。施加暴力或反复多次的手法整复对病人是有弊而无一利的，应予避免。

（四）最后的 X 线复位标准应该从严掌握。老年人一般健康状况不理想，对功能要求不高，或拒绝手术者，复位标准可以适当放宽。低龄儿童长管状骨骨折可以允许轻度的重叠移位、侧方移位或成角，在以后的发育中可以完全或几近完全矫正。较大程度成角或旋转移位必须予以纠正，否则可以引起发育畸形。

（五）病人及家庭成员对骨折功能对位的 X 线标准的认可程度会有差别，医生可以予以解释。对实在接受不了的，可以考虑手术开放复位。

第四节 固定方法

一、固定的目的

整复骨折使骨折对位接触，是愈合的开始，固定是维持已整复的位置，是骨折愈合的必要条件。

二、应用固定方法

（一）石膏外固定

优点是有良好的塑形，与肢体接触面积大，造成皮肤压疮的机会少，干固后比较坚固，不易变形松散。固定应包括骨折处上下关节，固定作用可靠，利于搬运伤员和后送。缺点是石膏管型坚硬，如不切开松解，就会影响肢体的血液循环，肢体肿胀消退后易使骨折再移位；上下关节长期固定，易有肌肉萎缩及关节僵硬，骨折愈合较慢。

治疗骨折的目的是恢复肢体的功能，因此固定骨折时，如果不影响骨折的对位，都应将有关的关节固定在功能位置上。所谓功能位就是保持肢体功能最好的位置。尤其是骨关节损伤或感染，估计关节不能恢复正常活动时，更要保持功能位。在选择时，应考虑年龄、性别、职业，该关节的主要功能及其他关节的活动情况。常见的功能位如下表所列。

（二）小夹板的固定

中西医结合治疗四肢闭合性骨折，复位后采用不同材料如柳木、杉树皮、塑料、纸板等制成适用于各种部位的夹板作固定物。这种夹板不超过骨折上、下关节，并用三个纸垫衬于夹板与皮肤间，用带子固定夹板，通过纸垫的压力，夹板的弹性和布带约束力，对骨折形成三点的挤压的杠杆作用，保持骨折对位。尺桡骨折加用分骨垫。股骨骨折需同时用持续牵引。保持整复后的位置，这种固定称不夹板固定。小夹板固定能有效地防止骨折端再发生移位，并能在骨折固定期内及时进行关节功

134

能锻炼。小夹板固定并不妨碍肌肉收缩，从而挤压骨折端，利于骨折愈合。因此小夹板固定具有固定确实，骨折愈合快，功能恢复好的优点。但必须正确掌握应用，否则可因绑扎太松或衬垫不当而失去固定作用，或绑扎太紧而产生压迫性溃疡、缺血性肌肉挛缩，甚至肢体环疽等不良后果。

（三）牵引固定法

股骨骨折牵引加小夹板三点压垫法保持对位。持续牵引即可用于复位，也可用来固定，方法及特点在前已述。牵引的指征：

1.股骨闭合性骨折。

2.股骨、胫骨开放性骨折。

3.已感染的开放性骨折。

4.颈椎骨折或脱位。

应用牵引时，必须注意按病人年龄、性别、肌肉发达程度及软组织损伤的情况，随时调整牵引的重量，即要达到复位和固定的目的，又要防止过牵和畸形愈合。

（四）手术复位内固定法

手术暴露骨折部位，在直视下复位，同时做内固定。

（五）其他

如经皮外固定器和外展固定架。

1.穿针外固定器　将骨园针穿过远离损伤区的骨骼，然后利用夹爪与钢管组装成穿针外固定器。

2.外展架　将铁丝夹板，铝板或木板制成的外展架用石膏包于病人胸廓侧后方，可将肩、肘、腕关节固定于功能位。

第五节 药物治疗

一般是按三期分治的原则

一、早期以活血化瘀为主

基本处方是在活动止痛汤的基础上加减。如当归、赤芍、丹参、桃仁、红花、地必虫、骨碎补、落得打、川续断、延胡索各9克、桑枝12克。片剂可用化瘀活血片，七星散等。

二、中期以和血生新为主

治疗基本以片剂为主，可用不同种类的片剂，如接骨片、接骨紫金丹等。汤剂可用续骨活血汤，如当归、白芍、主地、泽兰叶、地必虫、骨碎补、川续断、落得打、延胡索各9克、陈皮、枳壳各6克、鸡血藤、桑枝各12克。

三、后期以固本培克为主

可用健步虎潜丸，每次服5克，服二次，或用汤剂，如生血补髓汤加减（当归、白芍、川断、狗脊、补骨脂、牛藤、杜仲、生地、熟地、黄芪、桑枝各9克，络石藤15克，也可用八珍汤，补中益气汤等。

西药左旋多巴等，中成药伤科接骨片，壮骨关节丸、三七片等均有一定的作用。

第六节 练功治疗

一、分类

（一）按照锻炼的部位分类

1.局部锻炼：指导患者进行伤肢主动活动，使功能尽快恢复，防止组织粘连、关节僵硬、肌肉萎缩。如肩关节受伤，练习耸肩、上肢前后摆动、握拳等；下肢损伤，练习踝关节背伸、跖屈，以及股四头肌舒缩活动、膝关节伸屈活动等。

2.全身锻炼：指导患者进行全身锻炼，可使气血运行，脏腑功能尽快恢复。

（二）按有无辅助器械分类

1.有器械锻炼：其目的主要是加强伤肢力量.弥补徒手不足，或利用其杠杆作用，或用健侧带动患侧。如用大竹管蹉滚及踏脚转轴锻炼下肢各关节功能。肩关节练功可用滑车拉绳，手指关节锻炼用搓转胡桃或小铁球等。

2.无器械锻炼：不应用任何器械，依靠自身机体作练功活动。通常用太极拳、八段绵等。

二、主要作用

练功疗法治疗骨关节及软组织损伤，对提高疗效、减少后遗症有着重要的意义。它对损伤的防治作用可归纳为：

（一）活血化瘀、消肿定痛

锻炼有促进血液循环、活血化瘀的作用，通则不痛，可达到消肿定痛的目的。

（二）濡养患肢关节筋络

练功后血行通畅，化瘀生新，舒筋活络，筋络得到濡养，关节滑利，伸屈自如。

（三）促进骨折迅速愈合

功能锻炼后既能活血化瘀，又能生新，能改善气血之道不得宣通的状态，又有利于续骨.

（四）防治筋肉萎缩

伤后积极功能锻炼，可使筋伤修复快，愈合坚，功能好，减轻或防止筋肉萎缩.

（五）避免关节粘连和骨质疏松

积极合理地进行功能锻炼，可以促使气血通畅，避免关节粘连、僵硬强直和骨质疏松，是保护关节功能的有效措施。

（六）扶正祛邪

练功能调节整个机体功能，促使气血充盈，肝血肾精珏盛，筋骨强劲，关节滑利，扶正祛邪，有利于损伤和整个机体的全面恢复。

三、注意事项

（一）内容和运动强度

确定练功内容和运动强度，制定锻炼计划，首先应辨明病情，估计预后，应因人而异、因病而异。

（二）动作要领

正确指导患者练功，是取得良好疗效的一个重要关键。

1.上肢：上肢练功的主要目的是恢复手的功能，凡上肢各部位的损伤，均应注意手部各关节的早期练功活动。特别要保护其灵活性，以防关节发生功能障碍。

2.下肢：下肢练功的主要目的是恢复负重和行走锻炼，保持各关节的稳定性。

（三）循序渐进

练功时动作应逐渐增强，次数由少到多，动作幅度由小到大，锻炼时间由短到长。

（四）随访

定期复查可了解患者病情和功能恢复的快慢，随时调整练功内容和运动量，修订锻炼计划。

（五）其他注意事项

练功时应思想集中，动作缓而慢；一般每日2～3次；可配合热敷、熏洗、搽擦外用药水或理疗等方法；要顺应四时气候的变化，注意保暖。

第七章 骨折

第一节 骨折概论

一、骨折的定义、成因、分类与骨折段的移位

（一）定义

骨质的连续性发生完全或部分性中断称骨折。

（二）原因

1.主因

（1）直接暴力 骨折发生在暴力直接的部位。如打伤、撞伤及火器伤等。多为开放性骨折，软组织损伤常较重。

（2）间接暴力 骨折距暴力接触点较远。大多为闭合骨折，软组织损伤较轻。例如走路不慎滑倒时，以手掌撑地，根据跌倒时上肢与地面所成不同角度，可发生桡骨远端骨折，肱骨髁上骨折或锁骨骨折等。

①挤压作用 身体自高处跌下，与地面接触，如足部着地，暴力集中作用于脊柱或跟骨等，可发生脊柱及跟骨压缩骨折。

②折断作用跌倒时，如手掌着地，通过传导（或杠杆）作用，依不同角度及各部承受力量的大小，可发生不同的上肢骨折，如桡骨下端及肱骨髁上骨折等。

③扭转作用 如肢体一端被固定，另一端被强力扭转，可发生骨折。如一足突然踏进坑内，身体因行进的惯性继续向前，在踝部形成扭转力量，可引起踝部骨折。

④肌肉收缩 肌肉强力收缩，在肌内附着处发生骨折。如踢足球及骤然跪倒时，股四头肌猛烈收缩，可发生髌骨骨折。

2.诱因

（1）与疾病的关系 全身及局部的疾病，可使骨结构变脆弱，较小的外力即可诱发骨折，称之为病理性骨折。

①全身性疾病 如软骨病、维生素 C 缺乏（坏血病）、脆骨症、骨软化症等。

②局部骨质病变 如骨髓炎、骨囊肿、骨肿瘤等。

（2）积劳性劳损 长期、反复的直接或间接暴力（如长途行走），可集中在骨骼的某一点上发生骨折，如第二、三跖骨及胫骨或腓骨干下 1/3 的疲劳骨折，骨折无移位，但愈合慢。

（3）与年龄关系 骨折与年龄也有一定关系，儿童骨质韧性大而强度不足，易发生青枝骨折。老年骨质疏松，脆性大，加上年龄大行走协调性差易发生 Colles 骨折及股骨颈骨折，且骨折后不易愈合。

（三）分类

骨折分类的目的，在于明确骨折的部位和性质，利用临床上正确、完善地诊断和选择合适的治疗方法。

1.依据骨折是否和外界相通可分为：

（1）放性骨折 骨折附近的皮肤和黏膜破裂，骨折处与外界相通，耻骨骨折引起的膀胱或尿道破裂，尾骨骨折引起的直肠破裂，均为开放性骨折。因与外界相通，此类骨折处受到污染。

①耻骨骨折伴有后尿道破裂 2 尾骨骨可引起直肠破裂

②闭合性骨折 骨折处皮肤或黏膜完整，不与外界相通。此类骨折没有污染。

（2）依据骨折的程度分类

①完全性骨折 骨的完整性或连续性全部中断，管状骨骨折后形成远、近两个或两个以上的骨折段。横形、斜形、螺旋形及粉碎性骨折均属完全性骨折。

②不完全性骨折 骨的完整性或连续性仅有部分中断，如颅骨、肩胛骨及长骨的裂缝骨折，儿童的青枝骨折等均属不完全性骨折。

（3）依据骨折的形态分类

①横形、斜形及螺旋形骨折 多发生在骨干部。

②粉碎性骨折 骨碎裂成两块以上，称粉碎性骨折。骨折线呈"T"形或"Y"形时，又称"T"形骨折或"Y"形骨折。

③压缩骨折 松质骨因压缩而变形，如椎体和跟骨。

④星状骨折 多因暴力直接着力于骨面所致，如颅骨及髌骨可发生星状骨折。

⑤凹陷骨折 如颅骨因外力使之发生部分凹陷。

⑥嵌入骨折 发生在长管骨干骺端皮质骨和松质骨交界处。骨折后，皮质骨嵌插

入松质骨内，可发生在股骨颈和肱骨外科颈等处。

⑦裂纹骨折 如长骨干或颅骨伤后可有骨折线，但未通过全部骨质。

⑧青枝骨折 多发生在小儿，骨质部分断裂，骨膜及部分骨质未断。

⑨骨骺分离 通过骨骺的骨折，骨骺的断面可带有数量不等的骨组织，是骨折的一种。

（4）依据解剖部位来分类

如脊柱的椎体骨折，附件骨折，长骨的骨干骨折，骨骺分离，干骺端骨折，关节内骨折等。

（5）依据骨折前骨组织是否正常分类

①外伤性骨折 骨结构正常，因暴力引起的骨折，称之为外伤性骨折。

②病理性骨折 病理性骨折不同于一般的外伤性骨折，其特点是在发生骨折以前，骨本身即已存在着影响其结构坚固性的内在因素，这些内在因素使骨结构变得薄弱，在不足以引起正常骨骼发生骨折的轻微外力作用下，即可造成骨折。

（6）依据骨折稳定程度分类

①稳定性骨折 骨折复位后经适当的外固定不易发生再移位者称稳定性骨折。如裂缝骨折、青枝骨折、嵌插骨折、长骨横形骨折等。

②不稳定性骨折 骨折复位后易于发生再移位者称不稳定骨性骨折，如斜形骨折，螺旋骨折，粉碎性骨折。股骨干既是横骨折，因受肌肉强大的牵拉力，不能保持良好对应，也属不稳定骨折。

（7）依据骨折后的时间分类

①新鲜骨折 新发生的骨折和尚未充分地纤维连接，还可能进行复位者，2～3周以内的骨折。

②陈旧性骨折 伤后三周以上的骨折，三周的时限并非恒定，例如儿童肘部骨折，超过10天就很难整复。

（四）骨折段的移位

1.骨折段移位的原因

大多数骨折均有移位，其发生的因素有：

（1）暴力的大小、作用方向和性质。

（2）肢体远侧段的重量。

（3）肌肉牵拉力，此种力量经常存在，可因疼痛肌肉发生泾挛而增强。

（4）搬运及治疗不当。

2.骨折段移位的类型

一般有五种不同的移位。临床上常合并存在。

骨折段移位的类型

（1）侧方移位 远侧骨折端移向侧方。一般以近端为基准，以远段的移位方向称为向前、向后、向内或向外侧方移位。

（2）成角移位 两骨折段之轴线交叉成角，以角顶的方向称为向前、向后、向内或向外成角。

（3）旋转移位 骨折段围绕骨的纵轴而旋转。

（4）分离移位 骨折段在同一纵轴上互相分离。

（5）缩短移位 骨折段互相重叠或嵌插，骨长度因而缩短。

二、骨折的修复

（一）骨折的愈合

骨折的愈合是一个连续不断的过程，是一面破坏清除，一面新生修复的过程，新生修复的过程是由膜内骨化与软骨化共同完成。骨折愈合的过程也是暂时性紧急连接过程到永久性的坚固连接的过程。为了叙述方便，一般将骨折愈合分为三个阶段。

1.血肿机化期骨断裂后，髓腔内，骨膜下和周围软组织内出血，形成血肿，血肿于伤后6－8小时即开始凝结成含有网状纤维的血凝块。骨折端由于损伤和局部血液供应断绝，有几毫米长的骨质发生坏死。断端间、髓腔内的血肿凝成血块。它和损伤坏死的软组织引起局部无菌性炎症反应。新生的毛细管和吞噬细胞、成纤维细胞等从四周侵入，逐步进行消除机化，形成肉芽组织。转化为纤维组织。这一过程约需2～3周方能初步完成。

骨折断端的附近骨外膜深层的成骨细胞在伤后短期内即活跃增生，约一周后即开始形成与骨干平行的骨样组织，由远离骨折处逐渐向骨折处延伸增厚。骨内膜也有同样的组织学变化，但出现较晚。

2.原始骨痂形成期由骨内、外膜的骨样组织逐渐钙化而成新生骨，即膜内化骨。

两者紧贴在断端骨皮质的内、外两面，逐渐向骨折处汇合，形成两个梭形短管，将两断裂的骨皮质及其间由血肿机化而成的纤维组织夹在中间，分别称为内骨痂和外骨痂。

断端间和髓腔内的纤维组织先逐渐转化为软骨组织。然后软骨细胞增生、钙化而骨化，即软骨内化骨，而分别形成环状骨痂和腔内骨痂。断端坏死骨亦经爬行替代作用而"复活"。膜内化骨和软骨的相邻部分是互相交叉的，但其主体部分则前者的发展过程显然较后者简易而迅速，故临床上应防止产生较大的血肿，减少软骨内化骨范围，使骨折能较快愈合。

原始骨痂不断加强，并能抗拒由肌肉收缩而引起的各种应力时，骨折已达临床愈合阶段。一般需4～8周。X线片上可见骨干骨折四周包围有梭形骨痂阴影，骨折线仍隐约可见。病人已可拆除外固定，逐渐恢复日常活动。

3.骨痂改造塑型期原始骨痂为排列不规则的骨小梁所组成，尚欠牢固，应防止外伤，以免发生再骨折。随着肢体的活动和负重，在应力轴线上的骨痂，不断地得到加强和改造；在应力轴线上以外的骨痂，逐步被清除；使原始骨痂逐渐被改造成为永久骨痂，后者具有正常的骨结构。骨髓腔亦再沟通，恢复骨之原形。小孩为1～2年，成人为2～4年。

（二）影响骨折愈合因素

1.年龄　儿童生长活跃，骨折愈合较成人快。例如同样是股骨干骨折，新生儿一般3～4周即坚固愈合，成人则需三个月左右。

2.全身健康情况　病人的一般情况不好，如患营养不良、糖尿病、钙磷代谢紊乱、恶性肿瘤等疾病时，均可使骨折延迟愈合。

3.局部因素

（1）引起骨折的原因　电击伤和火器引起骨折愈合较慢。

（2）骨折的类型　嵌入骨折、斜形骨折、螺旋形骨折因接触面积大，愈合较横形、粉碎形骨折快。闭合性较开放性快。

（3）骨折部的血运情况　此因素对骨折愈合甚为重要。长骨的两端为松质骨，血液循环好，愈合较骨干快。血循环不佳，易发生延迟连接、不连接或无菌性坏死

（4）软组织损伤的程度　火器伤时，枪弹、弹片等穿入体内引起的骨折。软组织广泛损伤、坏死、缺损，骨折处缺乏保护均影响骨折的愈合。

（5）感染　开放性骨折，若发生感染，可形成骨髓炎、死骨及软组织坏死，影响骨折愈合。

（6）神经供应的影响　截瘫、小儿麻痹和神经损伤的病人肢体骨折，愈合较慢。

（7）软组织的嵌入　两骨折段间若有肌肉、肌腱、骨膜、韧带等软组织嵌入，骨折可以不愈合。

4.治疗方法不当

（1）复位不及时或复位不当　没有及时将骨折复位，复位时方法不当，特别是手法复位粗暴以及多次复位，均可进一步破坏局部血运，从而影响骨折愈合。

（2）过度牵引　过度的牵引可以使两骨断端间的距离增大，骨痂不能跨越断端，影响骨折愈合，牵引过度也可使机化的毛细血管发生绞窄，影响血运，进而影响骨折的愈合。

（3）不合理的固定　固定范围不够、位置不当、过于松动及时间过短，都会在不同的阶段增加骨折端应力的干扰，或者造成骨折端接触不良均可影响骨折的正常愈合。

（4）手术操作的影响　切开复位内固定时造成骨膜的广泛剥离，不仅影响了骨膜的血运，也可导致感染。在开放骨折中，过多地去除碎骨片，可以造成骨缺损，影响骨折愈合。

（5）不正确的功能锻炼　违反功能锻炼指导原则的治疗，可以使骨端间产生剪力、成角或扭转应力，均可影响骨折的顺利愈合。

综上所述，治疗应该是为了保证骨折的正常愈合，但如果不了解骨折的愈合过程和愈合条件，不知道每项治疗步骤和治疗措施可能带来的影响是什么，就不能针对骨折愈合的不同阶段和不同情况采取恰当的治疗措施，反而会变成人为的干扰，带来不应发生的后果。

（四）骨折愈合的标准

1.临床愈合标准

（1）骨折部无压痛及沿肢体纵轴无叩击痛。

（2）自行抬高患肢无不适感。

（3）用适当力量扭转患肢，骨折处无反常活动。

（4）X线片显示骨折线模糊，有连续性骨痂通过骨折线。

（5）外固定解除后伤肢能满足以下要求 上肢能向前平举 1kg 重量达 1 分钟；下肢能不扶拐在平地连续步行 3 分钟，并不少于 30 步。

（6）连续观察两周骨折处不变形。

（3）（5）两项的测定必须慎重，可先练习数日，然后测定，以不损伤骨痂发生再骨折为原则。

2.骨折愈合标准

（1）具备临床愈合标准。

（2）X 线片显示骨折线消失或近似消失。

三、骨折的临床表现及诊断

准确的诊断是正确处理的基础。骨折患者，肢体畸形往往十分明显，如果医生只根据一两处显眼的畸形就下结论，或只凭借 X 线片就作出诊断，就很可能漏诊、误诊。因此首先要判断有无骨折存在，再进一步明确骨折的部位、类型和移位情况。在诊断骨折同时，还要及时发现多发伤与合并伤，从而做出全面的诊断与切合实际的处理。

诊断骨折主要是根据病史、症状、体征和 X 线照片检查，进行细致的分析和判断。

（一）外伤史

询问病史涉及的方面虽然很多，但为了能及时而较明显地作出诊断，应该主要抓住三个方面的问题：①受伤情况（时间、地点、部位、姿势、暴力的性质、方向和大小）。②疼痛（什么部位疼痛）。③功能障碍（运动障碍、感觉障碍、排尿障碍等）。

（二）症状和体征

1.全身表现

（1）休克多见于多发性骨折、股骨骨折、骨盆骨折、脊柱骨折和严重的开放性骨折。病人常因广泛的软组织损伤、大量出血、剧烈疼痛或并发内脏损伤等引起休克。

（2）体温增高一般骨折后体温正常，只有在严重损伤如股骨骨折、骨盆骨折有大量内出血，血肿吸收时，体温略有升高，通常不超过 38℃。开放性骨折伤员体温升高时，应考虑感染。

2.局部表现

（1）骨折的专有体征

①畸形长骨骨折，骨折段移位后，受伤体部的形状改变，并可出现特有畸形，如 Colles 骨折的"餐叉"畸形。

②反常活动在肢体非关节部位，骨折后出现不正常的活动。

③骨擦音或骨擦感骨折端接触及互相摩擦时，可听到骨擦音或摸到骨擦感。

以上三种体征只有发现其中之一，即可确诊。但未见此三种体征时，也可能有骨折，如青枝骨折、嵌插骨折、裂缝骨折。骨折端间有软组织嵌入时，可以没有骨擦音或骨擦感。反常活动及骨擦音或骨擦感两项体征只能在检查时加以注意，不可故意摇动患肢使之发生，以免增加病人的痛苦，或使锐利的骨折端损伤血管、神经及其他软组织，或使嵌插骨折松脱而移位。

（2）骨折的其他体征

①疼痛与压痛骨折处均感疼痛，在移动肢体时疼痛加剧，骨折处有直接压痛及间接叩击痛。

②肿胀及瘀斑因骨折发生后局部有出血，创伤性炎症和水肿改变，受伤一、二日后更为明显的肿胀，皮肤可发亮，产生张力性水疱。浅表的骨折及骨盆骨折皮下可见瘀血。

③功能障碍由于骨折失去了骨骼的支架和杠杆作用，活动时引起骨折部位的疼，使肢体活动受限。

以上三项可见于新鲜骨折，也可见于脱位、软组织损伤和炎症。有些骨折，如嵌插、不完全骨折，可仅有这些临床表现，此时需 X 线照片检查才能确诊。

（三）骨折的 X 线检查

诊断骨折主要依据病史和体征、X 线照片检查进行诊断。用 X 线照片或透视来确定骨折类型和移位情况，为骨折诊断提供依据，另一些骨折必须拍 X 线才能确诊。对于骨折一般要求是拍正、侧位片，同时包括一个临近的关节，有些骨折还需加拍特殊的投照位置，如腕舟骨的 45°角位拍片。

四、骨折合并症及治疗

（一）早期合并症

对伤员要进行全面的检查，及时发现和处理影响生命的多发伤及合并症，如休克、颅脑损伤、胸、腹部脏器伤及出血等。

常见的骨折合并症及处理：

1.血管伤　邻近骨折的大血管可被刺破或压迫，引起肢体循环障碍，如肱骨髁上骨折可损伤肱动脉；股骨下端骨折及胫骨上端骨折可损伤腘动脉；锁骨骨折可损伤锁骨下动脉。重要的动脉损伤可危及生命，引起肢体坏死或缺血挛缩。重要的静脉伤也可造成严重的后果。

动脉伤的表现：伤口搏动性出血，或局部有搏动性血肿迅速扩大，并有严重的肿痛。肢体远侧血管摸不到搏动或很微弱，温度低，颜色苍白。对重要的动脉伤要及时发现和探查处理。

2.神经伤　对骨折伤员，都应检查患肢的运动和感觉，判断有无神经损伤。如肱骨干骨折，可有桡神经损伤。肱骨内髁或内上髁骨折，可合并尺神经伤。桡骨下端骨折可伤及正中神经。腓骨颈骨折可伤及腓总神经。骨折合并神经伤，应根据不同情况，决定及探查神经或观察一段时间无恢复时再作探查手术。

3.缺血性挛缩　肢体由于严重缺血，造成肌肉坏死或挛缩，因神经缺血和瘢痕压迫，常有神经部分瘫痪，使肢体严重残废。这种情况多发生在上肢肱骨骨髁上骨折，尺、桡骨骨折等。造成肌肉缺血的原因，有的因为小夹板或石膏过紧，影响静脉回流和动脉血供，有的因为肢动脉受压、血管破裂、血栓形成和血管痉挛引起。

缺血挛缩的早期表现：桡动脉搏动变弱或消灭，手指和腕呈屈曲，不能自动伸指（拇）和伸腕，被动活动也受到限制并引起疼痛。手和前臂麻木，发冷或胀痛，如不即时处理，肌肉即渐坏死，形成瘢痕挛缩。

处理上贯彻"预防为主"的方针，如小夹板或石膏过紧，应立即松解，否则后果是严重的。如肱动脉损伤，有缺血挛缩表现，桡动脉搏动减弱或消失，手部发冷疼痛，应立即探查肱动脉，根据情况作处理。如有血栓形成，应作切除，修复血管。如为血管痉挛，应用生理盐水扩张血管。如为血管断裂，应作对端吻合或自体静脉移植修复血管。

在晚期病案中，手指（拇）及腕关节由于屈曲畸形，拇指内收畸形，严重地影响手的功能。治疗上采取自动和被动伸直活动，使用伸直指间关节，外展拇指和伸腕强簧夹板；必要时探查正中神经和尺神经，延长屈指肌腱，并考虑用桡侧伸腕长肌加强，以及去除近排腕骨等。

4.感染　开放性骨折易有感染，如化脓性骨髓炎，蜂窝组织炎，败血症，破伤风与气性坏疽。要求伤后及时作好清创术及使用抗菌素，预防和控制感染，已有感染要及时引流。

5.内脏损伤　如骨盆骨折，骨刺可刺破膀胱、尿道和直肠；肋骨骨折可刺破胸膜和肺引起血气胸；颅骨骨折常合并颅脑损伤，颅内出血等。对内脏损伤，要优先紧急处理，待伤员全身情况允许时及早处理骨折。

6.关节损伤　骨折穿入关节或关节内骨折，可引起关节内出血，关节面不平，可形成关节内粘连和机械障碍，使关节动变减少或形成创伤性关节炎等。如处理及时，复位良好，可避免和减轻上述情况。

7.脂肪栓塞　少见，一般认为骨折和手法复位后骨髓腔内脂肪进入破裂的血管内，可引起肺或脑血管脂肪栓塞。

对脂肪栓塞尚无特效疗法，应注意预防，急救时要妥善固定骨折，复位时手法要轻柔。已发生者采取对症治疗。

8.静脉栓塞　少见，因血管挫伤引起，多发生在股骨骨折，有股静脉或髂外静脉栓塞。临床表现为肢体肿胀，侧支循环建立后，肿胀逐渐消退。

9.坠积性肺炎　年老体弱的病员，翻身困难，尤其是用大型石膏固定，不能翻身，易发生坠积性肺炎。应注意多翻身，鼓励病人咳嗽和深呼吸运动。如已发生，除上述措施外，应给予抗菌素，给氧，作雾化吸入等。

（二）晚期合并症

1.一般的合并症

（1）肾结石　长期卧床可引起全身骨骼废用性脱钙，尿中排钙量增加，可引起肾结石及泌尿系感染。应注意早期活动，多饮水，以防止其形成。

（2）压疮　多由于长期卧床，自己不能翻身或石膏压迫引起。脊柱骨折合并截瘫时更易发生。压疮的发生与否是评价医疗作风与医护质量的指标之一。压疮的预防方法在于勤检查，勤翻身，勤按摩和保持局部清洁、干燥。

2.局部的合并症

（1）关节僵硬与骨质脱钙，长期固定可引起关节僵硬，骨质脱钙和肌肉萎缩，造成肢体功能严重障碍。应注意采取"动""静"结合的疗法。如用石膏固定，去固定后应加强活动关节，恢复功能。

（2）骨化性肌炎，骨折后骨膜被撕裂移位，其下有血肿形成，机化成肉芽组织，然后骨化，并非因肌肉创伤形成骨质。因此又称损伤性骨化。X线照片上相当于肌肉位置显示骨化阴影。

骨化性肌炎肘部最为多见，如肱骨髁上骨折或肘关节脱位。肘部损伤后如活动过早，尤其是被动活动，血肿扩散，形成广泛的骨膜下血肿骨化，终致关节僵硬。因此，肘部伤后，禁忌被动活动。股四头肌髌骨上附丽撕脱处及髋关节周围均可发生骨化性肌炎。关节脱位后若复位过迟，创伤较大，亦可发生。预防方法是早期复位，避免早期活动。如骨化已成熟，对肢体功能影响严重，在骨化范围已局限致密时，可考虑切除骨化部分，以改进关节的活动度。

（3）骨无菌性坏死　又称骨缺血性坏死，即骨折后因循环不足引起骨质坏死，如腕舟状骨骨折后舟状骨坏死，股骨颈骨折后股骨头坏死及距骨骨折后距骨体坏死等。处理方法是早期复位，固定较长时间，在骨坏死现象消失前不负重。若无菌坏死不能治愈，应考虑手术，如腕舟骨坏死可考虑关节融合。如股骨头坏死，可考虑作人工股骨头置换术，人工关节节置换术或关节融合术；距骨体坏可考虑作踝关节及距下关节融合术。

（4）畸形连接和生长畸形　骨折对位不食，有重叠及成角畸形，如不纠正，将发生畸形连接。预防的方法是争取早期复位。如畸形过大，影响功能，可手术纠正畸形，重新对位固定。

骨骺损伤后，由于骨骺生长的速度不同而出现畸形，如股骨下端骨骺端损伤后，可出现膝内翻或膝外翻畸形。预防的方法，在于正确对位和良好固定。畸形发生后，如影响功能较大，可考虑手术纠正。

（5）骨折延迟连接和骨不连接在应愈合的时间内尚无愈合称为延迟连接。继续固定并加强功能锻炼，可望愈合。因固定不当，骨折局部经常活动，长时间后骨折修复活动停止，骨折端平滑，骨折间隙变宽，骨折端硬化成假关节，骨髓腔闭塞，叫做不连接；活动时虽然不痛，但肢体功能丧失。治疗的方法是：部分切除硬化骨质，钻通髓腔，植骨及内固定。如骨缺损较多，可采用带血管骨移植修复。

（三）预防延迟连接和不连接的措施：

1.早期适当复位及固定，经常进行功能锻炼，促进循环，加速骨愈合。循环不佳的骨折，如腕舟状骨骨折，固定的时间要够长直至愈合。

2.勿过度牵引，如股骨骨折，应随时检查肢体的长度，及时适当增减牵引的重量。

3.骨折间嵌入软组织，需要及时手术治疗。

4.预防和控制感染。

5.不作不必要的手术复位，必须手术时，要尽量少剥离骨膜，术中不去除与软组织有联系的骨块和较大的游离骨块，避免发生骨缺损。

6.注意全身健康情况。

第二节 上肢骨折

一、锁骨骨折

锁骨干较细，有弯曲呈"S"形。内侧半弯凸向前，外侧半弯凸向后。内端与胸骨相连构成关节，外侧与肩峰相连构成肩锁关节，横架于胸骨和肩峰之间，是肩胛带与躯干唯一联系支架。

（一）骨折原因及类型

锁骨位置表浅，易发生骨折。间接暴力造成骨折多见。跌倒时手或肘着地，外力自前臂或肘部沿上肢向近心端冲击；肩部着地更多见，撞击锁骨外端造成骨折。多发生儿童及青壮年。

间接暴力造成骨折多为斜形或横行，其部位多见于中段；直接暴力造成骨折因着力点不同而异，多为粉碎或横型。幼儿多为青枝骨折。

（二）移位机理

骨折好发于锁骨中段。因肌肉牵拉和肢体重力骨折断端重叠移位。近段受胸锁乳突肌牵拉向上，远段因上肢重量及胸大肌牵拉向下，向前及向内移位。

（三）临床症状及诊断

1.判断是否有骨折

（1）病史：包括外伤性质、时间、机制、部位、出血情况及伤后处理经过。

（2）损伤部位可出现疼痛、肿胀、皮下瘀斑，有时局部隆起，局部压痛，有的可触及到骨折端及骨擦感。由伤侧肩向锁骨方向纵向叩击痛阳性，患侧因疼痛致肩关节及上臂活动受限。

（3）是否有神经血管损伤则有相应表现。

（4）锁骨 X 线正位片可显示锁骨骨折及其移位情况。

2.判断骨折的类型

锁骨 Craig 分型（1998）

（1）类骨折：锁骨中段 1/3 骨折，此处锁骨最窄，是锁骨形态变化的交点，力学上的薄弱点，骨折最常见，骨折稳定，无血管神经并发症时不需要手术。

（2）类骨折：锁骨远端 1/3 骨折（约占 12%～15%），根据骨折线与喙锁韧带间的关系可分成五个亚型。

I 型：轻度移位，又叫韧带间骨折，韧带完整，骨折稳定，不需要手术治疗。

II 型：发生于喙锁韧带内侧的移位骨折（易产生骨不连），骨折段端所受的外力较为复杂，有较大移位，需要手术治疗。

IIA 型：锥状韧带和斜方韧带附着在骨折远端，有较大移位，需要手术治疗。

IIB 型：圆锥韧带断裂，斜方韧带附着在骨折远端，有较大移位，需要手术治疗。

III 型：肩锁关节内骨折（不伴韧带损伤，易于一度肩锁关节分离相混淆），保守治疗。

IV 型：韧带附着在骨膜上，锁骨近段移位（多见于＜16 岁的儿童），需手术治疗。

V 型：粉碎性骨折，可以手术也可以保守治疗。

3 类骨折：锁骨近端 1/3 骨折

I 型：轻度移位骨折，骨折稳定，复位后外固定效果好。

II 型：明显移位骨折（韧带断裂），骨折不稳定，存在有软组织嵌入，需要手术治疗。

III 型：胸锁关节内骨折，胸锁关节属微动关节，不需要手术治疗。

Ⅳ型：骨骺分离，关节周围韧带较多，骨折稳定，不需手术治疗。

Ⅴ型：粉碎性骨折，如无明显移位，不需要手术治疗。

Neer 根据骨折的解剖部位、骨块移位的程度等不同组合等因素把骨折分为 4 类，移位大于 1cm 或成角畸形大于 45°为移位的标准。肱骨近端骨折，不论骨折线的多少，只要未超过上述的明显移位的标准，说明骨折部位尚有一定的软组织附丽连接，尚保持一定的稳定性。这种骨折为轻度移位骨折，属于一部分骨折。

3.鉴别诊断：是否合并血气胸、锁骨下血管损伤、臂丛神经损伤，是否为病理骨折，是否合并头颅胸腹部损伤。

（四）治疗

治疗原则以最大程度恢复其解剖形态为主，同时亦应兼顾局部的美学要求。

1.非手术治疗：对于婴幼儿的无移位骨折或青枝骨折，均不需要手法整复，可给予 8 字绷带或三角巾适当固定以限制活动，固定 2～3 周后拍摄 X 线片，骨折愈合可去除外固定。对于儿童或成人骨折有重叠移位或成角畸形者，则应予手法整复后给予 8 字绷带或三角巾固定 4～6 周，达到临床愈合后方可解除固定。固定后应注意观察有无血管、神经压迫症状，如出现桡动脉搏动减弱、手麻、疼痛加剧，均说明固定过紧，应适当放松至解除症状为止。因骨折端轻度移位，日后对上肢功能妨碍不大，故又不必强求解剖复位，对于粉碎性骨折，若用力按压骨折片，不但难以使垂直的骨折碎片平伏，反而有可能造成锁骨下动、静脉或臂丛神经损伤，故忌用按压手法。垂直的骨碎片一般不会影响骨折愈合，在骨折愈合过程中，随着骨痂的生长，这些骨碎片可逐渐被新生骨痂所包裹，愈合后骨折局部仅形成一隆起，一般不会引起骨折部位疼痛或不适，更不会影响肩部及上肢功能。但是，也有少数患者可因垂直骨碎片未能被骨痂包裹而形成骨刺，或骨折畸形愈合，骨端突出，这样可采用手术修正。

2.手术治疗：病人符合以下六条中任意一条时可选择手术治疗

（1）病人不能忍受 8 字绷带固定者；

（2）手法复位后再移位影响外观者；

（3）合并血管神经损伤者；

（4）开放性锁骨骨折；

（5）陈旧性骨折不愈合；

（6）锁骨外端骨折合并喙锁韧带断裂者；

（7）锁骨骨折合并同侧肩胛颈骨折，形成浮动肩；

（8）锁骨粉碎骨折，骨块间夹有软组织影响骨愈合；

（9）并发有神经系统或神经血管病变，如帕金森病等，不能长期忍受非手术制动时。

3.手术方式选择：手术方式取决于患者的要求及全身情况和骨折局部情况。

（1）锁骨骨折切开复位克氏针内固定术：先由骨折端向锁骨外端逆行穿入克氏针，复位后再固定锁骨近端，为了有效防止克氏针移位，针尾必须折弯埋于皮下。

（2）锁骨骨折闭合复位外固定架固定术：治疗锁骨骨折的一种合并症少、骨折愈合快、功能预后好的理想治疗方法。

（3）锁骨骨折切开复位解剖钛板内固定术：尽量将锁骨解剖板置于上方而非前方，目前使用较多的手术方案。

（4）锁骨骨折切开复位髓内钉内固定术：切开显露锁骨时，应尽量少剥离软组织，以保持骨折端的血液供应。髓内针一般只能保留8～10周，然后拔除。时间过久针将松动，甚至可向肺内移动。有的学者主张采用带螺纹的髓内针。

（五）并发症

切口裂开、切口及软组织感染、移位骨化、骨折延迟愈合、骨不连、骨折畸形愈合、再骨折、内固定失效、锁骨下血管损伤、臂丛神经损伤、血气胸等。

（六）预后

在用"8"字形绷带固定期间，患儿平卧木板床，肩胛部垫以小枕头，注意保持两肩部外展位置，避免其内收，以免发生骨折断端重叠移位而影响愈合，在卧床期间要鼓励患儿练习握拳、伸屈肘部和双手叉腰后伸动作。

术后三角巾悬吊患肢患侧上肢，术后6小时后即进行患肢握拳、伸指及腕、肘关节的屈伸的活动，术后第2天可在陪护人员的帮助下下床行走，术后2周肩部在疼痛可耐受的情况下开始轻柔的钟摆运动锻炼，术后6周肩部做各个平面运动，至满意关节活动度，一般在8周内可达到骨性愈合。超过4～8个月骨折不愈合为骨折延迟愈合。超过8个月骨折线仍清晰认为属于骨不连，建议到医院继续治疗。

二、肱骨外科颈骨折

肱骨外科颈位于解剖颈下 2～3cm，即肱骨大结节之下，胸大肌止点之上，也就是肱骨干坚质骨与肱骨头松质骨交接处，最易发生骨折故名为外科颈骨折。此种骨折好发于中年和老年人。

（一）骨折原因及类型

1.无移位肱骨外科颈骨折 无移位肱骨外科颈骨折包括裂缝型和无移位嵌入型骨折。直接暴力较小，可产生裂缝骨折。跌倒时，上肢伸直外展，手掌触地，两骨折断端嵌入而无移位产生无移位嵌入骨折。

2.外展型骨折 间接暴力造成骨折。跌倒时上肢外展，手掌触地在外科颈处发生骨折。骨折近端内收，骨折远端外展，外侧骨皮质嵌插于近侧断端内侧，形成向内、向前成角移位。或者两骨折段断端重迭移位。骨折远端移位在骨折近端内侧，形成向前、向内成角畸形。

3.内收型骨折 较少见。与外展型骨折相反。跌倒时手或肘着地，上肢内收，骨折近段肱骨头外展，骨折远段肱骨干内收，形成向外成角畸形。

（二）移位机理

肱骨外科颈骨折后，受肌肉牵拉引起移位。骨折近段受岗上，岗下肌牵拉而外展与外旋移位；骨折远端受胸大肌、背阔肌、肱二头肌和三角肌牵拉向前内上方移位。如果所受暴力大，骨折移位多，可损伤腋神经和臂丛神经，以及腋窝处动、静脉。

（三）临床症状及诊断

肱骨外科颈骨折诊断容易。了解受伤历史及发病机理，伤后肩部疼痛、肿胀、皮下瘀血、肩关节活动受限。大结节下方骨折处有压痛。根据肩部正位 X 片可显示外展或内收骨折类型。还必须有侧位片（穿胸位）了解肱骨头有无旋转、嵌插、前后重迭移位畸形，以便明确有无骨折端向前成角。

（四）健康指导

1.无移位骨折 单纯裂缝骨折或嵌插无移位骨折无需固定，三角巾悬吊患侧上肢 3 周。

2.外展型骨折 移位明显肱骨外科颈骨折在局麻下行手法整复，超肩关节夹板固定。病人坐位，助手沿外展方向牵引，肩部有反牵引。术者两拇指抓住骨折近段外侧，其余四指环抱骨折远段内侧，待重迭完全矫正后采取牵拉，端挤手法，助手将病人肘关节内收。

3.内收型骨折 治疗原则与外展型相同，手法及固定形式相反。

4.手术复位及内固定 手法复位不成功，复位不满意，或骨折后3～4周未经复位，仍有明显移位青壮年，应采用手术复位，骨园针或螺钉内固定，如骨骺分离，为了准确复位可切开复位，适当内固定。

三、肱骨干骨折

肱骨外科颈以下至肱骨髁上为肱骨干。骨折发病率占全身骨折3～5%，多发于30岁以下成年人。按发生部位可分上、中、下1/3。肱骨干中段后方有桡神经沟，其内桡神经紧贴骨面行走。肱骨中下段骨折容易合并桡神经损伤。

（一）骨折原因与类型

1.直接暴力 常见于中1/3，多为粉碎或横型骨折。

2.间接暴力 多见于下1/3，骨折线为斜型或螺旋型。

3.旋转暴力 新兵训练中，少数新战士投手榴弹突然间前臂及肱骨远端向前及内旋，而肩部及肱骨近端未能前旋，不协调应力作用于肱骨中段，导致投掷的扭转螺旋骨折。骨折线为螺旋型。

（二）移位机理

肱骨干上部骨折，骨折位于三角肌止点之上，骨折近段因胸大肌、背阔肌及大园肌牵拉向前内移位，骨折远端受三角肌牵拉向上外移位。肱骨干中部骨折，骨折位于三角肌止点以下，骨折近段因三角肌和喙肱肌收缩向外前移位，骨折远段因肱二头肌，肱三头肌收缩向上移位。肱骨干下部骨折，骨折远段移位随前臂及肘关节位置而异。骨折后病人常将前臂贴胸前，引起骨折远段内旋。桡神经在肱骨中段及中下段后外侧桡神经沟内经过，该处闭合性或开放性骨折时，常合并桡神经损伤，出现腕下垂、拇指不能外展、掌指关节不能自主伸直等。肱骨干骨折诊断容易。肱骨中、下段骨折应注意桡神经合并伤。

（三）检查

1.体格检查：接诊医师及时完成体格检查，重点注意肱骨干畸形情况，前臂及各手指感觉血运情况，注意是否存在垂腕畸形、伸拇、伸掌指关节功能丧失，注意皮肤软组织损伤情况，同时注意有否存在其他部位的骨折。

2.影像学检查： X线检查：及时拍摄上臂正侧位X线片以确诊骨折及了解骨折类型。对怀疑有神经损伤的患者，可进行肌电图检查。

3.化验及辅助检查：行血常规、尿常规、大便常规、血生化检查、肝功，传染病三项、血型、出凝血时间检查。查心电图及胸透，必要行手术治疗时老年人应加查心脏彩超及肺功能检测。

（四）诊断

1.判断是否有骨折

（1）病史：包括外伤性质、时间、机制、部位、出血情况及伤后处理经过。

（2）患肢出现局部肿胀，可有短缩、成角畸形，局部压痛剧烈，纵向叩击痛明显，有异常活动及骨擦音，上肢活动受限。合并桡神经损伤时，出现腕下垂、伸拇、伸掌指关节功能丧失等症状。

（3）是否有桡神经及血管损伤则有相应表现（出现腕下垂、拇指不能外展、掌指关节不能自主伸直、前臂旋后障碍，手背桡侧皮肤感觉减退或消失）。

（4）X线可以发现骨折及移位，明确骨折类型。

2.判断骨折的类型

AO分类方法，肱骨干骨折可分为三种类型。

A型：简单骨折，A1螺旋形简单骨折、A2斜形简单骨折（≥30°）和A3横断简单骨折（<30°）3种亚型；

B型：楔形骨折，B1螺旋楔形骨折、B2弯曲楔形骨折和B3碎裂楔形骨折3种亚型；

C型：复杂骨折，C1螺旋复杂骨折、C2多段复杂骨折及C3无规律复杂骨折3种亚型。

因此，肱骨干骨折可分为3型、9个亚型和27个组。A1表示骨折预后较好，C3预后最差。

3.鉴别诊断：是否合并桡神经损伤、是否为病理骨折，是否合并头颅胸腹部损伤。

（三）治疗

非手术治疗适应证：中 1/3 骨折复位满意的老龄患者，U 型石膏或者悬垂石膏（2-3 周后改为 Sarmiento 支具）；闭合复位可以接受的标准为 2cm 以内的短缩、1/3 以内的侧方移位、20°以内的向前成角、30°以内的外翻成角、以及 15°以内的旋转畸形。

手术治疗适应证：保守治疗无法达到或者维持功能复位者；开放性骨折、合并其他部位骨折；多段骨折或者粉碎骨折；骨折不愈合；合并肱动脉桡神经损伤；病理性骨折；合并废用性骨质疏松或者严重的巴金森病者。

外固定手术适应证：肱骨严重粉碎性骨折； 骨折伴骨缺损； 严重开放性骨折；表面皮肤条件差不能切开复位的骨折。

1.非手术治疗 肱骨干有较多肌肉包绕，骨折轻度的成角或短缩畸形，不影响外观及功能，故多采取非手术治疗。

（1）上臂悬垂石膏：悬垂石膏适用于肱骨中段短缩移位的斜形骨折及螺旋形骨折。悬垂管型石膏，起于腋窝皱褶，止于掌指关节近端，肘关节屈曲 90°，前臂处于中立位。采用悬垂石膏，应每周摄 X 线片，以便及时矫正骨折端分离或成角畸形。2～3 周后应改用 Sarmiento 支具固定治疗。

（2）U 型接骨夹板：适用于横断形骨折及无明显移位的斜型螺旋形骨折，起维持骨折对位对线的作用以利于骨折愈合。先手法复位骨折，患肢屈肘 90°，石膏绷带由内侧腋窝皱褶，向下绕过肘关节至臂外侧，再向上止于肩峰，再以宽绷带缠绕固定并塑形。用颈腕吊带将患肢挂于胸前。

（3）维耳波上肢支持带制动（Velpean dressing）：适用于儿童及老年人很少移位的肱骨干骨折。患肢置于屈肘 90°前臂中立位，将维耳波持带套在前臂及上臂，再将另一宽的颈腕吊带套在前臂及上臂，颈腕吊带从上臂外侧绕肩峰、颈部、再转向腕部制动，使上肢悬于胸前。胸侧壁应置衬垫以利于远骨折端外展。

（4）小夹板固定：适用于移位、成角畸形不大、对线较好的肱骨干中部骨折，固定后应随时调节绑扎带的松紧，避免影响伤肢血循环及发生压疮。

（5）肩人字石膏：骨折复位后，为了维持复位后的位置，需要将上肢制动于外展外旋位时，需用肩人字石膏。现已少用或以肩外展支架来替代。

（6）尺骨鹰嘴骨牵引：适用于长时间卧床的病人和开放粉碎性肱骨干骨折，或短期内无法进行手术治疗的病人。尺骨鹰嘴骨牵引应注意避免损伤肘内侧的尺神经。

（7）功能支架：Sarmiento 于 1977 年首先应用。是一种通过软组织的牵拉使骨折复位的装置。功能支架不宜用于有广泛软组织损伤、骨缺损、骨折端对线不良及不合作的病人。功能支架可应用于骨折早期或伤后 1~2 周。急性期使用时应注意肢体的肿胀程度，神经血管的状况。功能支架在 4 周内应每周随诊。支架至少应维持 8 周。

2.手术治疗

（1）开放骨折：应早期行软组织及骨的清创及骨折内固定。

（2）合并血管、神经损伤的骨折：应用骨折内固定及神经血管的修复。

（3）漂浮肘：肱骨干中下 1/3 骨折伴有肘关节内骨折时，手法复位及维持复位均比较困难，应行切开复位内固定。

（4）节段型骨折：采用非手术治疗时，易产生一处或一处以上骨的不愈合。应行内固定术。

（5）双侧肱骨干骨折：非手术治疗可造成病人生活上不便及护理上的困难。应行内固定术。

（6）手法复位不满意的骨折：如螺旋形骨折，骨折端间嵌入软组织，即使骨折对线满意，也会导致不愈合，应行内固定术。

（7）非手术治疗效果不满意：如横断骨折应用悬垂石膏治疗，因过度牵引致骨折不愈合；短斜形骨折用非手术治疗骨折端有明显移位者，也应行手术内固定。

（8）多发伤合并肱骨干骨折：非手术治疗很难维持骨折端满意的对位对线。一旦病情稳定，应积极行手术治疗。

（9）病理性骨折：手术治疗可使病人感到舒适及增加上肢的功能。手术治疗方法有多种。临床医师应根据自身的经验，器械设备，骨折类型，软组织条件及全身状况，选择对病人最有利的方法施术。

3.手术方式选择：手术方式取决于患者的全身情况及骨折局部情况。

（1）切开复位钢板内固定术：入路选择前外侧入路，后入路（可直接显示桡神经）术中要标记桡神经与钢板的关系；钢板长度要合适，使用加压和桥接技术；

（2）闭合复位髓内钉固定术：从肩峰最外侧点起始，向远端延长作纵形皮肤切口，切口以大结节尖为中心，切开三角肌筋膜，触及大结节，注意大三角肌上的切口不要超过 4cm 以免损伤腋神经。肱骨顺行穿针的理想入口在肱骨大结节尖的内侧，肱二头肌沟后方约 0.5cm 处。

（3）闭合复位外固定架固定：适用于开放骨折伴有广泛的软组织挫伤或烧伤的病例。也适用于无法进行坚强内固定及骨折部已发生感染的病人。

（四）并发症

切口裂开、切口及深层软组织感染、骨髓炎、关节活动受限、关节僵硬、骨折延迟愈合、骨不连、骨折畸形愈合、再骨折、内固定失效、二期返修；外固定架的并发症包括针道感染、神经血管及肌腱的刺伤、骨折不愈合等。

（五）健康指导

1.无移位或移位不明显骨折：以夹板或石膏固定4-6周，固定后可忍受疼痛近开始锻炼腕关节功能锻炼；

2.移位明显采用手法复位，小夹板或超关节夹板固定，屈肘 90°前臂中立位三角巾悬胸6～8周。横断骨折亦可用U形石膏，斜形或螺旋形骨折可用悬垂石膏固定4～8周，术后 3 天开始腕、肘关节功能锻炼，术后 2 周肩关节摆动锻炼，术后 3 周肩关节上举锻炼，。一般在 4 个月内愈合。超过 4～8 个月骨折不愈合为骨折延迟愈合。超过 8 个月骨折线仍清晰认为属于骨不连，建议到医院继续治疗。

3.手术治疗者术后 3 天开始腕、肘关节功能锻炼，术后 2 周肩关节摆动锻炼，术后 3 周肩关节上举锻炼，。一般在 4 个月内愈合。超过 4～8 个月骨折不愈合为骨折延迟愈合。超过 8 个月骨折线仍清晰认为属于骨不连，建议到医院继续治疗。

四、肱骨髁上骨折

肱骨髁上骨折多发生 10 岁以下儿童，成年人很少见。

（一）骨折类型及移位机理

根据暴力来源及方向可分为伸直、屈曲和粉碎型三类。

1.伸直型最多见，占90%以上。跌倒时肘关节在半屈曲或伸直位，手心触地，暴力经前臂传达至肱骨下端，将肱骨髁推向后方。由于重力将肱骨干推向前方，造成肱骨髁上骨折。骨折线由前下斜向后上方。骨折近段常刺破肱前肌损伤正中神经和肱动脉。骨折时，肱骨下端除接受前后暴力外，还可伴有侧方暴力，按移位情况又分尺偏型和桡偏型。

（1）尺偏型骨折暴力来自肱骨髁前外方，骨折时肱骨髁被推向后内方。内侧骨皮质受挤压，产生一定塌陷。前外侧骨膜破裂，内侧骨膜完整。骨折远端向尺侧移位。因此复位后远端容易向尺侧再移位。即使达到解剖复位，因而内侧皮质挤压缺损而会向内偏斜。尺偏型骨折后肘内翻发生率最高。

（2）桡偏型与尺偏型相反。骨折断端桡侧骨皮质因压挤而塌陷。外侧骨膜保持连续。尺侧骨膜断裂，骨折远端向桡侧移位。此型骨折不完全复位也不会产生严重肘外翻，但解剖复位或矫正过度时，亦可形成肘内翻畸形。

2.屈曲型较少见。肘关节在屈曲位跌倒，暴力由后下方向前上方撞击尺骨鹰嘴，髁上骨折后远端向前移位，骨折线常为后下斜向前上方，与伸直型相反。很少发生血管、神经损伤。

3.粉碎型多见于成年人。引型骨折多属肱骨髁间骨折，按骨折线形状可分 T 型和 Y 型或粉碎型骨折。

（二）临床症状及鉴别诊断

临床诊断比较容易，患者多系儿童。外伤后肿胀、疼痛、功能障碍并有畸形。在诊断肱骨髁上骨折同时要注意手部温度、脉搏、运动及感觉，以明确有无血管、神经损伤。另外和肘关节脱位鉴别（表）。

表 肱骨髁上骨折与肘关节脱位鉴别要点

肱骨髁上骨折（伸直型）	肘关节脱位
肘关节部分活动	肘关节不能活动
肘后三角无变化	肘后三角骨性标志有变化
上臂短缩，前臂正常	上臂正常，前臂短缩

（三）治疗

1.手法复位超关节小夹板固定以伸直型肱骨髁上骨折尺偏型为例，病人仰卧适当麻醉，两助手首先对抗牵引，矫正重迭移位。术者两手分别握住骨折近远两段互相挤压，纠正侧方移位，旋转畸形，然后两拇指从肘后推尺骨鹰嘴向前，两手四指环抱骨折近段向后，此时令远位助手在牵引下屈曲肘关节，两手可感觉到骨折复位的骨擦音。复位后按预先准备的木板，纸垫进行固定。术后应注意肢体血运观察，经常调整布带，2 周折除夹板，功能锻炼。也可用石膏固定。

2.牵引治疗骨折超过 24～48 小时。软组织严重肿胀，已有水泡形成，不能手法复位，或复位后骨折不稳者。

3.手术探查神经、血管并整复骨折肱骨髁上骨折一般采用手法整复或牵引治疗。当有血管、神经伤时，特别是血管伤应考虑手术探查，手术目的是修复血管或解除其压迫，对神经伤也同时采用手术治疗，顺便整复骨折。单纯为了整复骨折很少采用手术方法。

（四）并发症及后遗症

1.血管神经损伤肱骨髁上骨折严重并发症是血管伤。骨折端刺破血管比较少见，多因血管受刺激而痉挛或受到机械性压迫，造成肢体远端血供障碍。临床上应注意检查患肢桡动脉搏动。一旦发生可造成肢体坏死。

2.缺血性肌挛缩当肱动脉痉挛或受压，肢体远端血运严重障碍。肌肉因缺血而水肿。一般说缺血持续 6～8 小时以上，肌肉可发生坏死。变性坏死肌肉纤维化而挛缩，尤其多发生前臂掌侧肌群，轻者仅手指不能伸直，严重者手指及腕关节均呈屈曲僵硬，套式感觉麻痹，爪状手畸形等称之缺血性肌挛缩，又称伏克曼（Volkmann）氏挛缩。

缺血性肌挛缩最早症状是剧痛，当早期被动伸直手指时更为明显。桡动脉搏动减弱或消失，手指发绀、发凉、麻木，一旦发现找出主要原因，有针对性采用手术探查或解除外固定进一步观察。有些病例桡动脉搏动消失，但手指尚可活动，疼痛不严重，仍可手法复位或牵引复位，因骨折错位复到矫正，解除对血管压迫，桡动脉搏动即可恢复。

缺血性肌挛缩形成后，治疗困难。关键是早期诊断和预防。

2.肘内翻治疗尺偏型肱骨髁上骨折多后遗肘内翻，而桡偏型很少后遗肘内翻。在处理肱骨髁上骨折时，应特别注意防止肘内翻发生。一旦发生通过手术截骨矫正。

五、尺桡骨干骨折

桡尺骨双骨折甚常见，多发生青少年。尺桡骨双骨折可发生重迭、成角、旋转及侧方移位四种畸形：桡骨干单骨折较少见，因有尺骨支持，骨折端重迭，移位较少，主要发生旋转移位。尺骨干单骨折极少见，因有桡骨支持移位不明显，除非合并下尺桡关节脱位。

（一）骨折原因和类型

1.尺桡骨双骨折

（1）直接暴力　多见打击或机器伤。骨折为横型或粉碎型，骨折线在同一平面。

（2）间接暴力　跌倒手掌触地，暴力向上传达桡骨中或上 1/3 骨折，残余暴力通过骨间膜转移到尺骨，造成尺骨骨折。所以骨折线位置低。桡骨为横型或锯齿状，尺骨为短斜型，骨折移位。

（3）扭转暴力　受外力同时，前臂又受扭转外力造成骨折。跌倒时身体同一侧倾斜，前臂过度旋前或旋后，发生双骨螺旋性骨折。多数由尺骨内上斜向桡骨外下，骨折线方向一致，尺骨干骨折线在上，桡骨骨折线在下

2.桡骨干骨折　　幼儿多为青枝骨折。成人桡骨干上 1/3 骨折时，附着在桡骨结节肱二头肌及附着于桡骨上 1/3 旋后肌，使骨折近段向后旋转移位。桡骨干中 1/3 或下 1/3 骨折时，骨折线在旋前园肌抵止点以下，由于旋前及旋后肌力量相等，骨折近段处于中立位，而骨折远段受旋前方肌牵拉，旋前移位，单纯桡骨干骨折重迭移位不多。

3.尺骨干骨折　　单纯尺骨干骨折极少见，多发生在尺骨下 1/3，由直接暴力所致，骨折端移位较少。

（二）检查

1.体格检查：接诊医师及时完成体格检查，重点注意是否合并神经血管的损伤，对尺桡骨干骨折应注意勿遗漏上下尺桡关节脱位，注意肘腕关节活动情况，同时注意有否存在其他部位的骨折。

2.影像学检查：　X 线检查：对损伤部位及时拍摄前臂创伤系列 X 线片（尺桡骨正侧位，注意包括肘腕关节）以确诊骨折及了解骨折类型。CT 检查：进一步明确骨折详细情况，指导治疗方案的制定。

3.化验及辅助检查：行血常规、尿常规、大便常规、血生化检查、肝功，传染病三项、血型、出凝血时间检查。查心电图及胸透，必要行手术治疗时老年人应加查心脏彩超及肺功能检测。

（二）临床症状及诊断

外伤后局部疼痛、肿胀、肢体畸形，旋转功能受限。完全骨折有骨擦音。X 片可确定骨折类型及移位情况。但应包括上下尺桡关节。注意有无关节脱位。

1.判断是否有骨折

（1）病史：包括外伤性质、时间、机制、部位、出血情况及伤后处理经过。

（2）主要表现为损伤部位出现肿胀、皮下瘀血、畸形，压痛、反常活动、骨擦音阳性、纵向叩击功能障碍。孟氏骨折、桡骨小头或桡骨颈骨折、尺骨鹰嘴骨折可有肘关节肿胀和功能障碍。盖氏骨折、Colles 骨折、Smith 骨折、Barton 骨折则可有腕关节肿胀、畸形、功能障碍。儿童常为青枝骨折，有成角畸形而无骨端移位。

（3）是否有神经血管损伤则有相应表现。

（4）X 线发现骨折移位情况，CT 检查明确类型。

2.判断骨折的类型

传统的分类 1：关节完整 2：关节不完整 如孟氏骨折、盖氏骨折 3：少见骨折类型 如漂浮肘是即有肱骨骨折又有前臂骨折的一种特殊骨折。

OTA 分类如下：

（1）22-A 尺桡骨骨干简单骨折 22-A1 尺骨简单骨折，桡骨完整 22-A2 桡骨简单骨折，尺骨完整 22-A3 尺桡骨双简单骨折

（2）22-B 桡尺骨骨干楔形骨折 22-B1 尺骨简单骨折，桡骨完整 22-B2 桡骨骨折，尺骨完整 22-B3 一骨 楔形骨折，另一骨楔形骨折或简单骨折

（3）22-C 桡尺骨干复杂骨折 22-C1 尺骨复杂骨折 22-C2 桡骨复杂骨折 22-C3 尺桡骨复杂骨折

3.鉴别诊断：是否合并血管神经损伤，是否为病理骨折，是否存在上下尺桡关节脱位，是否合并头颅胸腹部损伤。

（三）治疗

1.非手术治疗

适应证：无移位的尺桡骨骨折、尺骨鹰嘴骨折、桡骨小头或桡骨颈骨折、尺桡骨远端骨折，可用石膏固定；对移位的骨折，尤其是孟氏骨折、盖氏骨折、Colles骨折，Smith 骨折，Barton 骨折，可在局麻下行手法复位，小夹板或石膏固定。

尺桡骨骨干双骨折可发生多种移位，如重叠、成角、旋转及侧方移位等，若治疗不当可发生尺、桡骨交叉愈合，影响旋转功能，因此治疗的目标除了良好的对位、对线以外，特别注意防止畸形和旋转。

复位操作中还应注意以下几点：

（1）在双骨折中，若其中一骨干骨折线为横形稳定骨折，另一骨干为不稳定的斜形或螺旋形骨折时，因先复位稳定的骨折，通过骨间膜的连接再复位不稳定的骨折则较容易。

（2）若尺桡骨骨折均为不稳定型，发生在上 1/3 的骨折，先复位尺骨；发生下 1/3 的骨折先复位桡骨；发生在中段的骨折一般先复位尺骨，这是因为尺骨位置表浅，肌附着较少，移位多不严重，手法复位相对较为容易，只要其中的一根骨折复位、且稳定，复位另一骨折较容易成功。

（3）在 X 线片上斜形骨折的斜面呈背向靠拢，认为是远折端有旋转，应先按导致旋转移位的反方向使其纠正，再进行骨折端的复位。

2.手术治疗

适应证：所有移位的成人尺桡骨骨折；所有移位的单一桡骨骨折；单一的尺骨骨折成角大于 10°；所有 Monteggia 骨折；所有的 Galezzi 骨折；多段骨折或者多发骨折；不稳定的粉碎性骨折；非手术治疗失败；骨不连；前臂开放性骨折；合并血管神经肌腱损伤；骨折合并骨筋膜室综合症。

手术方式选择：手术方式取决于患者的全身情况及骨折局部情况。

（1）切开复位加压钢板内固定：解剖复位加压钢板固定依然是现在的金标准。掌侧入路用于桡骨远端及中 1/3 的骨折，对桡骨近端 1/3 骨折背侧入路较佳。当双骨骨折均需固定时，应当选用两个切口以避免尺桡骨骨性交叉连接的危险。桡骨钢板必须准确塑形后使用以避免桡骨弧度丢失。

（2）闭合复位克氏针石膏固定或外固定支架固定术：对你年龄较小的儿童常用，术后应用石膏固定患肢 3～6 周，去掉外固定同时拔除克氏针，开始肘关节主动活动锻炼。

（3）闭合复位弹性钉内固定术：提倡超过十岁的儿童移位的骨干骨折和保守治疗失败的较小儿童使用。

（4）闭合复位外固定架术：适用于尺骨干骨折合并桡骨远端粉碎性骨折；Ⅱ～Ⅲ度开放性骨折及复杂骨折。

六、尺骨上 1/3 骨折合并桡骨头脱位

（一）病因及类型

1914 年意大利外科医生 Monteggia 最早报导了这种类型骨折，故称孟氏骨折。多为间接暴力致伤，根据暴力方向及移位情况临床可分三种类型：

1.伸直型 比较常见，多发生儿童。肘关节伸直或过伸位跌倒，前臂旋后掌心触地。作用力顺肱骨传向下前方，先造成尺骨斜形骨折，残余暴力转移于桡骨上端，迫使桡骨头冲破，滑出环状韧带。向前外方脱位。骨折断端向掌侧及桡侧成角。成人直接暴力打击造成骨折，骨折为横断或粉碎型。

2.屈曲型 多见于成人。肘关节微屈曲，前臂旋前位掌心触地，作用力先造成尺骨较高平面横型或短斜型骨折，桡骨头向后外方脱位，骨折断端向背侧，桡侧成角。

3.内收型 多发生幼儿。肘关节伸直，前臂旋前位，上肢略内收位向前跌倒，暴力自肘内方推向外方，造成尺骨喙突处横断或纵行劈裂骨折，移位较少，而桡骨头向外侧脱位。

凡尺骨上端骨折，X 片上没见到桡骨头脱位，在治疗时，应按此种骨折处理。因为桡骨头脱位可自行还纳。如忽略对桡骨头固定。可自行发生再移位。

（二）临床表现及诊断

外伤后肘部及前臂肿胀，移位明显者可见尺骨成角或凹陷畸形。肘关节前外或后外方可摸到脱出的桡骨头。前臂旋转受限。肿胀严重摸不清者，局部压痛明显。当尺骨上 1/3 骨折时，X 片必须包括肘关节，注意肱桡关节解剖关系，以免漏诊。

（三）治疗

1.手法复位外固定

（1）伸直型 全麻或臂丛麻醉。病人平卧肩外展，屈肘 90°。前臂中立位，对抗牵引后，术者两拇指分别放在桡骨头外侧及掌侧，用力向尺侧、向背侧推挤桡骨头使之复位。一助手固定复位桡骨头并维持对抗牵引，术者一手捏住尺骨骨折近端，另一手握住骨折远端，使之向掌侧成角徐徐加大，然后向背侧提拉，使之复位。如已复位用石膏托或夹板将肘关节固定在极度屈曲位 2～3 周，待骨折初步稳定后，改用纸压垫夹板局部固定。肘关节在 90° 屈曲位，开始练习活动，直至骨折完全愈合。

（2）屈曲型　麻醉体位同伸直型，肘关节伸直位对抗牵引后，两拇指用力向内，向掌侧推按桡骨头，复位后一助手用拇指固定桡骨头，并继续牵引。两手分别握住尺骨骨折远近二段，向背侧徐徐加大成角，然后向掌侧挤按，如复位满意用掌背侧石膏托固定肘关节在近伸直位2～3周。而后改用纸压垫短夹板固定，肘关节屈曲90°开始练功，直到骨折愈合。

（3）内收型　手法复位桡骨头后，尺骨多可自行复位，如轻度成角，桡骨头位置无明显改变，则不需复位，仅用长臂石膏固定2～3周。矫正尺骨向桡侧移位及成角，有时比较困难，在维持牵引下，肘关节屈曲外旋90°，捏住骨折端，使肩关节及上臂外展90°，然后术者捏住骨折近段向尺侧提拉，固定远位助手用力牵引手腕向桡偏，以复位桡骨头为支点，使尺骨远段向尺侧偏斜而矫正尺骨向桡侧移位。

2.切开复位内固定　手法复位不成功孟氏骨折，或骨折已复位而桡骨头脱位不能还纳者，应早期手术复位内固定。先整复桡骨头脱位，并了解环状韧带损伤情况并加修补，髓内针或钢板螺钉固定尺骨。

3.陈旧性孟氏骨折处理　成人陈旧性骨折，尺骨已获矫正，骨折愈合坚固，仅前臂旋转功能受限，切除桡骨头可改善旋转功能。如尺骨骨折未愈合，有畸形，可手术矫正骨折内固定。并复位桡骨头。如桡骨头不能复位，可切除。儿童陈旧性病例，尺骨骨折移位不大，并非影响桡骨头复位者可不处理。如果畸形明显，必须矫正，髓内针固定，以利桡骨头复位，桡骨头复位后，修复或重建环状韧带，桡骨头不能复位者暂不行桡骨头切除，以免影响桡骨发育，待成年后再切除。

七、桡骨干下1/3骨折合并下尺桡关节脱位

（一）骨折原因及类型

桡骨中下1/3骨折合并下桡尺关节脱位称Galeazzi骨折。前臂极度旋前直接暴力、腕背屈、手掌桡侧触地间接暴力致伤最常见。暴力通过桡腕关节造成桡骨骨折，同时撕裂三角纤维软骨或尺骨茎突撕脱骨折，致下桡尺关节脱位，骨折多为短斜、横断型，少数骨折为粉碎型。

（二）临床表现及诊断

前臂及腕部肿胀、疼痛，尺骨茎突突出。移位多者畸形明显。前臂旋转活动受限。X片检查包括腕关节，明确下桡尺关节脱位情况，骨折类型及移位方向。

（三）治疗

按前臂双骨折方法复位。手法复位比较容易，但石膏固定不稳，关节易再脱位，而小夹板固定效果很好。如复位后骨折，脱位不稳定者，手术复位内固定。陈旧性病例，根据情况切开复位内固定，石膏固定6～8周。

八、桡骨远端骨折

桡骨远端骨折极为常见，约占平时骨折1/10。多发生老年妇女、儿童及青年。骨折发生在桡骨远端2～3cm范围内，多为闭合骨折。

（一）骨折原因及类型

1.伸直型骨折（Colles骨折）最常见，多为间接暴力致伤。跌倒时腕背屈掌心触地，前臂旋前肘屈曲。骨折线多为横形。儿童可为骨骺分离，老年常为粉碎骨折。骨折远段向背侧，桡侧移位，近段向掌侧移位，可影响掌侧肌腱活动。暴力轻时可发生嵌入骨折无移位。粉碎骨折可累及关节，或合并下桡尺关节韧带断裂，下尺桡关节脱位，分离，或造成尺骨茎突撕脱。

2.屈曲型骨折（Smith骨折）较少见。骨折发生原因与伸直型相反，故又称"反科雷氏"骨折。跌倒时腕掌屈，手背触地发生桡骨远端骨折。骨折远端向掌侧移位，骨折近端向背侧移位。

（二）检查

1.体格检查：接诊医师及时完成体格检查，重点注意桡骨远端畸形情况，腕关节活动情况，同时注意有否存在其他部位的骨折。

2.影像学检查：X线检查：及时拍摄腕部创伤系列X线片（腕关节正位、腕关节侧位）以确诊骨折及了解骨折类型。CT检查：进一步明确骨折详细情况，指导治疗方案的制定。

3.化验及辅助检查：行血常规、尿常规、大便常规、血生化检查、肝功，传染病三项、血型、出凝血时间检查。查心电图及胸透。

（三）临床表现及诊断

腕部肿胀，疼痛，活动受限。伸直型骨折移位明显时，可见餐叉状及枪刺样畸形。尺骨茎突和桡骨茎突在同一平面，量尺试验阳性。放量尺在肱骨内上髁和小指尺侧，量尺与尺骨茎突间距离正常为2cm左右，桡骨下端骨折后。因手向桡侧移位，此距离减少或消失。

1.判断是否有骨折

（1）病史：包括外伤性质、时间、机制、部位、出血情况及伤后处理经过。

（2）损伤部位可出现肿胀、皮下瘀斑、餐叉样或枪刺手畸形、局部压痛明显、反常活动、骨擦音阳性、纵向叩击痛阳性。腕关节功能受限。

（3）是否有神经血管损伤则有相应表现。

（4）X线发现骨折移位情况，CT检查尤其是三维重建，可以明确骨折块的移位方向、角度，明确关节面的塌陷程度，发现隐蔽的腕骨骨折，特别是普通X线难以诊断的涉及舟骨窝、月骨窝的桡骨远端骨折，对于桡骨远端骨折的诊断起着重要作用，可以提高诊断的准确率。而且CT检查对于桡骨远端三柱理论的应用，尤其是传统X线检查容易疏漏的中间柱损伤,包括月骨关节面损伤的诊断具有重要意义。MRI检查是评估桡腕骨间韧带撕裂、三角纤维软骨（TFCC）损伤、软骨损伤以及肌腱损伤的最准确评估手段。

2.判断骨折的类型

（1）桡骨远端伸直型骨折

（2）桡骨远端屈曲型骨折

（3）背侧缘劈裂型

（4）掌侧缘劈裂型

3.鉴别诊断：是否合并臂丛神经损伤、腋神经损伤、肩胛上神经损伤，是否为病理骨折，是否合并头颅胸腹部损伤。

（三）治疗

1.手法复位小夹板或石膏固定　新鲜有移位桡骨远端骨折，应尽早整复、固定。下面以伸直型骨折为例介绍两种复位固定方法。整复前了解移位方向及决定采用手法，局麻或臂丛麻醉。

（1）牵抖复位法　适用于骨折远端向背侧移位或骨折断端向掌成角，但骨折非累及关节，不是粉碎者。患者坐位或卧位，屈肘90°前臂中立位，一助手握住上臂，术者两手紧握手腕，双拇指放在骨折远端背侧，触摸准确继续牵引，待重迭基本矫正后，稍旋后猛力牵抖，同时掌屈尺偏，骨折得到复位。

（2）提按复位法　适用于老年患者，骨折累及关节，粉碎骨折病人。患者平卧屈肘 90°，前臂中立位，一助手握住拇指及其他四指，一助手握上臂对抗牵引，待嵌插骨折矫正后，术者先矫正旋转移位及侧方移位，然后双拇指挤按骨折远端背侧，其他手指置近端掌侧向上端提，骨折即可复位。

整复后小夹板固定。或石膏固定 3～4 周。无移位桡骨远端骨折仅用小夹板或石膏固定 3～4 周。屈曲型骨折复位方法相似，复位和固定方向相反。

2.陈旧骨折处理　陈旧骨折，无明显功能障碍，尤其老年人听其自然。骨折仅向掌侧成角，无桡偏及重迭移位，骨折虽达 3～4 周，仍可按新鲜骨折处理。青壮年骨折畸形愈合，有神经症状或肌腱功能障碍，或者前臂旋转受限，应早期采用手术治疗。

畸形不严重，仅有前臂旋转障碍者可行尺骨头切除术。畸形严重，无前臂旋转障碍者可行尺骨头部分切除及桡骨远端截骨术。因掌侧骨痂隆突引起神经、肌腱刺激受压者，可行骨痂切除等。

3.手术治疗：对部分关节内明显移位骨折及手法复位失败的患者，手术治疗的目的是要精确重建关节面、坚强内固定及术后早期功能锻炼。关节外骨折要求恢复掌倾角、尺偏角及桡骨高度，以减少骨折继发移位的可能。

（1）手术适应证：严重粉碎骨折，移位明显，桡骨远端关节面破坏；不稳定骨折；手法复位失败，或复位成功，外固定不能维持复位以及嵌插骨折，导致尺、桡骨远端关节面显著不平衡者；骨折畸形愈合，有神经症状或肌腱功能障碍、或前臂旋转受限者。

（2）手术方式选择：手术方式取决于患者的全身情况及骨折局部情况。经皮克氏针固定、有限内固定联合外固定架固定、切开复位钢板螺钉内固定。切开复位内固定的手术入路选择主要有：掌侧入路、背侧入路以及掌背侧联合入路。

（3）并发症

切口裂开、切口及深层软组织感染、骨髓炎、创伤性关节炎、关节活动受限、关节僵硬、移位骨化、骨折延迟愈合、骨不连、骨折畸形愈合、再骨折、内固定失效、二期返修或者腕关节融合术，反射性交感神经营养不良（Sudeck 骨萎缩）、神经损伤、肌腱损伤，前臂骨筋膜室综合症，肩手综合征。

（四）健康指导

术后均应早期进行手指屈伸活动。保守治疗者外固定后每 1～2 周需复查 X 线片了解骨折是否再发生移位。如果未再移位，则继续石膏外固定；如果出现移位，则需要再次手法复位或进行手术复位。4～6周后可去除外固定后再复查X线片，逐渐开始腕关节活动。手术内固定稳妥者术后可不必再行外固定，早期进行腕关节的主动屈伸活动训练，一般在4个月内愈合。超过4～8个月骨折不愈合为骨折延迟愈合。超过8个月骨折线仍清晰认为属于骨不连，建议到医院继续治疗。

九、腕舟状骨骨折

（一）骨折原因及分类

腕舟骨骨折比较常见，多发生青壮年，常由间接暴力致伤。跌倒手掌触地，手腕强度背屈，轻微桡偏，桡骨背侧缘切断舟骨。

按骨折位置分三型：1.腰部骨折；2.近端骨折；3.结节骨折。

（二）部位与血液循环关系及愈合的影响

舟骨营养血管主要从结节部和外侧中部进入。舟骨周围大部为软骨面，无骨膜附着，骨折后靠内生骨痂才能连接，骨折后损伤营养血管，近侧断端由于缺血易发生无菌坏死。临床遇到这种情况缺乏满意处理方法。

（三）临床表现及诊断

伤后局部肿胀，疼痛，腕关节活动受限并疼痛加重。鼻咽窝处及舟骨结节处有压痛。第2、3掌骨头纵向叩击痛。有时轻微骨折症状不明显，与腕扭伤症状相似，易误诊忽略，腕关节正侧斜三种方位X片可确诊骨折部位及方向。

若骨折不清楚，临床症状怀疑骨折时，应暂按骨折处理，待二周后，复查X片。由于骨折处骨质吸收，骨折线能明显认出。

（四）治疗

1.新鲜骨折　新鲜舟骨骨折，或者超过一个月以上骨折，治疗原则是严格固定。一般采用短臂石膏管型。固定范围从肘下至远侧掌横纹，包括拇指近节指骨（。固定中坚持手指功能锻炼，防止关节强直。腰部骨折固定3～4月，有时半年甚至1年，每2～3月定期照片复查。结节部骨折固定3～4月。

2.陈旧骨折　无症状或轻微疼痛者，暂不治疗，适当减少腕关节活动，随访观察症状明显但无缺血性坏死的，可继续石膏固定，往往需6～12月才能愈合。已发生骨不连接或缺血性坏死者，根据情况采用钻孔植骨术，桡骨茎突切除术或近端骨块切除。

第三节 下肢骨折

下肢因走路和负重，需要高度的稳定性。两下肢应等长，若长度相差 2 厘米以上，就会影响走路，相差愈大，影响愈严重。因此，在治疗下肢骨折时应注意以下特点：对复位的要求要高，轴线对位力争接近正常。因为成角畸形愈大，对关节活动，承重力线和肢体长度影响愈大。固定时间较长，待骨愈合牢固后才开始负重，防止因过早负重发生畸形和再次骨折。因股部肌肉较发达，收缩力强，股骨骨折在手法整复后，用石膏或小夹板固定，不易维持对位，需要持续牵引治疗。

一、股骨颈骨折

由股骨头下至股骨颈基底部之间的骨折称股骨颈骨折，是老年常见的骨折之一。尤以老年女性较多。由于老年人股骨颈骨质疏松脆弱，且承受应力较大，所以只需很小的旋转外力，就能引起骨折。老年人的股骨颈骨折几乎全由间接暴力引起，主要为外旋暴力，如平地跌倒、下肢突然扭转等皆可引起骨折。少数青壮年的股骨颈骨折，则由强大的直接暴力致伤，如车辆撞击或高处坠落造成骨折，甚至同时有多发性损伤。

（一）解剖特点

股骨颈长约 5 厘米，中段细，基底部粗。股骨颈与股骨干构成的角度叫颈干角或称内倾角，约为 125°～130°。颈干角大于正常为髋外翻，小于正常为髋内翻。股骨颈的长轴与股骨的冠状面形成的角度称为前倾角，正常为 12°～15°，股骨头的血液供给有三个来源：①园韧带支：园韧带内小动脉，来自闭孔动脉，供应头内下小部分血运，又称内上骺动脉，在老年人此动脉逐渐退变而闭锁。②骨干滋养动脉升支，对股骨颈血液供给很少，仅及股骨颈基部。③关节囊支：来自旋股内、外侧动脉的分支，是主要血液供给来源。旋股内侧动脉来自股深动脉，在股骨颈基部关节囊滑膜反折处，分成三组血管进入股骨头，即骺外侧动脉、干骺端上侧动脉及干骺端下侧动脉分别由上下方距离股骨头边缘下 0.5 厘米处进入股骨头，在股骨头内互相交通，骺外侧动脉供应股骨头 4/5～2/3 区域血运。旋股外侧动脉也来自股深动脉，它的血供量少于旋股内侧动脉。旋股内、外侧动脉的分支在股骨颈基底组成一个动脉环。旋股内侧动脉损伤是导致股骨头缺血性坏死的主要因素。所以股骨颈骨折，必须尽早解剖复位，良好的固定，才有可能从股骨颈基部重建骨内血液循环，使股骨头颈连接，恢复股骨头内血液供给，减少创伤后股骨头缺血性坏死的发生。

（二）骨折类型及移位

股骨颈骨折大多数是外旋暴力所引起的螺旋形骨折或斜形骨折。随着受伤姿势，外力方向及程度不同，在 X 线投影上出现不同部位、角度和移位。股骨颈骨折可区分为四种类型，与治疗和预后有较密切的关系。

1.按骨折两端的关系分为：外展型，股骨头外展，骨折上部嵌插，头与颈呈外展关系，侧位片股骨头无移位和旋转，又称嵌入型，最为稳定；中间型、X 线正位片同外展型，而侧位片可见股骨头后倾，骨折线前方有裂隙，实为过渡到内收型的中间阶段；内收型，两骨折端完全错位，又称错位型。

2.按骨折部位分为：①头下型，全部骨折面均位于头颈交界处，骨折近端不带颈部，此型较少见。②头颈型，骨折面的外上部分通过头下，而内下方带有部分颈内侧皮质，呈鸟嘴状，此型最多见。③经颈型，骨折面完全通过颈部，此型甚为少见，有人认为在老年病人中几乎不存在这种类型。④基底型，骨折面接近转子间线。头下型、头颈型、经颈型均系囊内骨折；基氏型系囊外骨折，因其血运好，愈合佳，与囊内骨折性质不同，故应列入股骨粗隆部骨折。

3.Pauwels 分类法：依骨折线与股骨干垂直线所成的角度分为：Ⅰ型＜30°；Ⅱ型 30°～50°，＞50°。骨折线之倾斜度愈大，愈不稳定。小于 30°，骨折面互相嵌压，位置稳定，易愈合；大于 50°者，承受剪式应力较大，位置不稳，预后不佳。但此角度的测量应将骨折远端置于内旋位，消除前倾角之后，才能准确测量，故在复位前应用价值不大。

4.Garden 分类法：依错位程度分为：Ⅰ型，无错位；Ⅱ型，轻度错位；Ⅲ型，头外展，远端上移并轻度外旋；Ⅳ型，远端明显上移并外旋。

（二）检查

1.体格检查：接诊医师及时完成体格检查，重点注意患侧髋关节周围畸形情况，髋关节关节活动情况，同时注意有否存在其他部位（骨盆、股骨干、胫腓骨）的骨折。如合并头胸腹部损伤，即请有关专科医师会诊，协助诊疗。

2.影像学检查： X线检查：对损伤部位及时拍摄髋部创伤系列X线片（髋关节正、侧位片）以确诊骨折及了解骨折类型。CT检查：进一步明确骨折及关节内有无合并骨折情况，指导治疗方案的制定。

3.化验及辅助检查：行血常规、尿常规、大便常规、血生化检查、肝功，传染病三项、血型、出凝血时间检查。查心电图及胸透。

（三）临床表现及诊断

1.老年人跌倒后诉髋部疼痛，不敢站立和走路，应首先想到股骨颈骨折的可能。

2.体征方面有以下几种表现：

（1）畸形：患肢多有轻度屈髋屈膝及外旋畸形。

（2）疼痛：髋部除有自发疼痛外，活动患肢时疼痛较明显。在患肢足跟部或大粗隆叩打时，髋部也感疼痛。在腹股沟韧带中点的下方常有压痛。

（3）肿胀：股骨颈骨折多系囊内骨折，骨折后出血不多，又有关节囊和丰厚肌群的包围，因此，外观上局部不易看到肿胀。

（4）功能障碍：移位骨折病人在伤后就不能坐起或站立。但也有一些无移位的线状骨折或嵌插骨折病人，在伤后仍能走路或骑自行车。对这些病人要特别注意，不要因遗漏诊断而使无移全的稳定骨折变为移位的不稳定骨折。这样的例子在临床上还是不少的。

（5）患肢短缩：在移位骨折，远段受肌群牵引而向上移位，因而患肢变短。

3.鉴别诊断：股骨转子间骨折，髋关节脱位，股骨干骨折，是否合并坐骨神经损伤、股神经损伤，是否为病理骨折；是否合并头颅、胸腹部损伤，及同侧肢体其他部位

（四）治疗

在选择治疗方法以前，首先要了解伤者的全身情况，特别是老年人要注意全面检查，血压、心、肺、肝、肾等主要脏器功能，结合骨折全面考虑。股骨颈骨折的几种治疗方法：

1.外固定：适用于外展型和中间型骨折，一般多采用患肢牵引或抗足外旋鞋8～12周，防止患肢外旋和内收，约需3～4个月愈合，极少发生不愈合或股骨头坏死。

但骨折在早期有错位的可能，故有人主张以采用内固定为妥。至于石膏外固定已很少应用，仅限于较小的儿童。内固定适应证最广。对绝大部分内收型骨折均适用。一般约需4～6个月愈合，骨折愈合后仍应继续观察直至术后五年，便于早期发现股骨头缺血坏死。

2.内固定：目前有条件的医院在电视 X 光机的配合下，采用闭合复位内固定，如无 X 光机设备，亦可采用开放复位内固定。在内固定术之前先行手法复位，证实骨折断端解剖复位后再行内固定术。内固定的形式很多，归纳约有以下几种类型：

①Smith-Petersen 三刃钉内固定：自 1929 年 Smith-Petersen 首次创用三刃钉以来，使股骨颈骨折的疗效显著提高，至今仍为常用的内固定方法之一。

②滑动式内固定：现有各种不同式样的压缩钉或针。压缩钉或针可在套筒内滑动，当骨折线两侧有吸收时，钉向套筒内滑动缩短以保持骨折端密切接触，早期承重更利于骨折端的嵌插。

③加压式内固定：此种内固定物带有压缩装置，能使骨折端互相嵌紧以利愈合。常用的有 Charnley 带有弹簧的压缩螺丝钉和 Siffert 使用的螺丝栓（Corkscrew Bolt）等。

④多针（或钉）内固定：根据股骨上端骨结构和生物力学原则分别插入 2～4 根螺丝钉或钢钉，不但固定牢靠，而且可减少对股骨头的损伤。如 Moore 或 Hagia 针等。总之，目前的内固定形式多种多样。

3.内固定同时植骨：对于愈合较困难或陈旧性骨折，为了促进其愈合，于内固定同时植骨，植骨方法有两种：①游离植骨：如取腓骨或胫骨条由大转子下插入股骨头，或用松质骨填充骨缺损等。②带蒂植骨：较常用的是缝匠肌蒂骨瓣植骨术。随着显微外科技术的进展，已开展带血管蒂植骨术。如旋髂深动脉骨瓣的骨移植术。

4.截骨术：对于愈合较为困难或一些陈旧骨折可有选择施行截骨术，如转子间截骨术或转子下截骨术。截骨术具有手术操作易，患肢缩短少，有利于骨折愈合和功能恢复等优点。

5.人工关节置换术：适应于老年人的头下型股骨颈骨折。陈旧性股骨颈骨折，骨折不愈合，或股骨头缺血性坏死，如病变局限在头或颈部，可行股骨头置换术，如病变已损坏髋臼，需行全髋置换术。目前较少常用的人工髋关节类型有钴合金珍珠面人工股骨头，注氮钛合金微孔面人工股骨头，双动中心锁环型人工股骨头等，髋臼损害的用高分子聚乙烯人工臼置换，临床应用均取得较好的效果。

（五）并发症

股骨颈骨折不愈合，股骨头缺血坏死，切口裂开、切口及深层软组织感染、骨髓炎、创伤性关节炎、关节僵硬、移位骨化、下肢深静脉血栓形成、骨不连、骨折畸形愈合、再骨折、内固定失效、二期返修。

（六）愈后

1.股骨颈骨折的愈合问题

股骨颈骨折愈合较慢，平均需5～6个月，而且骨折不愈合率较高，平均为15%左右。影响骨折愈合的因素和年龄、骨折部位、骨折类型、骨折和移位程度、复位质量以及内固定坚强度有关。

股骨颈骨折不愈合在临床上表现为患部疼痛，患肢无力和不敢负重。在X线上则有下列表现：（1）骨折线清晰可见；（2）骨折线两边骨质内有囊性改变；（3）有的病人，骨折线虽看不见，但在连续照片过程中，股骨颈继续吸收变短，以致三翼钉向内突入髋臼或尾部向外退出；（4）股骨头逐渐变位，股骨颈内倾角逐渐增加。

已发现有不愈合现象的病人，经过适当保护和处理，如限制患肢负重，减少患肢活动等，骨折仍有愈合可能。

2.股骨头缺血性坏死的问题

股骨头缺血性坏死，仍然是一个严重而尚未解决的问题。无论骨折是否愈合，均可发生坏死。根据文献统计，坏死率一般在20～35%。坏死的范围可能累及股骨头的大部或一小部分。初期多发生在股骨头的外上方，其他坏死区的骨质则保持相对致密，或因受压而变扁塌陷，甚至碎裂。股骨头坏死出现的时间最早在伤后2～3个月，最迟可达5年，一般认为术后继续观察的时间不得少于两年。

股骨头是否会发生缺血性坏死，主要决定于股骨头血管的破坏程度，和侧支循环的代偿能力（经过圆韧带内骺动脉的代偿作用）。股骨干滋养血管中断，但因来自关节囊的血运存在，也不致发生坏死。头下及头颈骨折移位较多者，以上两条血管都已遭到破坏，因此坏死率较高。

3.股骨颈骨折功能恢复情况

股骨颈骨折功能恢复情况不如其他骨折。一般说来，虽经妥善的治疗，只有约一半（50%）的病人，能够获得满意的功能恢复—走路方便，不痛、蹲坐自如。约有 15%的病骨折不愈合。约 20～35%的病人股骨头发生坏死。还有一部分病人伤后出现髋关节创伤性关节炎的改变。

二、股骨粗隆间骨折

股骨粗隆间骨折系指股骨颈基底至小粗隆水平之间的骨折，多见于老年人，男性多于女性，约为 1.5：1，属于关节囊外骨折。由于股骨粗隆部位的血液供应丰富，很少发生骨折不愈合或股骨头缺血性坏死。治疗以非手术疗法为主。

（一）病因与分类：

骨折多为间接外力引起。下肢突然扭转、跌倒时强力内收或外展，或受直接外力撞击均可发生。因局部骨质疏松脆弱，骨折多为粉碎性。

粗隆间骨折分类的目的在于表示其稳定性。一般多按骨折线走行方向分为：顺粗隆间线型，即骨折线由大粗隆向下至小粗隆，其走行与粗隆间线平行，称为稳定型。逆粗隆间线型：即骨折线由大粗隆下方向内上达小粗隆的上方，称为不稳定型。有时骨折线难以分辨走向，呈粉碎骨折，其稳定性亦差。

临床实践表现，以骨折的原始状态来判断其稳定性似乎更为重要。凡伤后髋内翻越严重，骨折越不稳定，反之，原始髋内翻越轻或无内翻者，骨折越趋稳定。因此，骨折的稳定性似与骨折走向方向无关。

（二）检查

1.体格检查：接诊医师及时完成体格检查，重点注意股骨近端畸形情况，髋关节活动情况，同时注意有否存在其他部位的骨折。

2.影像学检查：X 线检查：对损伤部位及时拍摄双髋关节前后位 X 线片，股骨全长片。CT 检查进一步明确骨折详细情况，指导治疗方案的制定。

3.化验及辅助检查：行血常规、尿常规、大便常规、血生化检查、肝功，传染病三项、血型、出凝血时间检查。查心电图及胸透。

4.双下肢超声检查排除深静脉血栓。

（三）临床表现及诊断

外伤后局部疼痛、肿胀、压痛和功能障碍均较明显，有时髋外侧可见皮下瘀血斑，远侧骨折段处于极度外旋位，严重者可达 90°外旋。最后需要靠 X 线片确定诊断。

1.判断是否有骨折

（1）病史：老年患者多有摔伤病史，年轻患者可能系高能量损伤病史。

（2）转子区疼痛、瘀斑、肿胀，转子区压痛，下肢外旋畸形明显，可达90°，有纵向叩击痛。测量可发现下肢缩短；。

（3）X线检查发现骨折移位情况，CT检查明确类型。

2.判断骨折的类型

根据稳定性分类：股骨距完整性未受破坏为稳定性骨折，股骨距不完整为不稳定骨折，稳定骨折约占50%，特点是近端和远端骨折块的内侧皮质无粉碎且小转子无移位，不稳定转子间骨折见于2种情况，一是骨折线呈反斜形，由于内收肌的牵拉骨折具有明显的股骨干内移趋势，二是大转子及相邻的股骨干后外侧粉碎性骨折，由于骨折的粉碎性或者骨折块的后内侧移位使得远近端骨折块之间无任何接触。

（四）治疗

以非手术疗法为主，应纠正下肢短缩，外旋和髋内翻畸形。有两种方法：

牵引疗法：适用于所有类型的粗隆间骨折。一般以骨牵引最为适用，伤肢安置在有屈膝附件的托马氏架上平行牵引，牵引时患肢保持屈曲和外展各30°，内翻10°，防止发生髋内翻畸形，牵引重量开始用约为体重的1/7，复位满意后改用4～5公斤维持，牵引时间为6～8周，以后再改用抗外旋石膏固定直至骨折愈合牢固。

内固定法：近年来多主张用内固定疗法，特别对年龄较高，不能耐受长期卧床的病人更为适用。施行内固定后，可以早期离床活动，减少合并症，预防髋内翻，手术需显露骨折端，先整复骨折，在X线电视机控制下进行内固定。内固定的方法有鹅颈三翼钉、滑槽加压螺纹钉加接骨板及多根钢针。手术损伤小，时间短，安全可靠，取得良好效果。

陈旧性粗隆间骨折，有严重髋内翻畸形的患者，可行粗隆下外展截骨术纠正。

（五）并发症

DVT及肺栓塞；褥疮；内固定失效，必要时二次手术返修；骨折愈合问题：骨折畸形愈合（髋内翻）、骨折延迟愈合、骨不连；股骨头坏死；疼痛及功能障碍。

三、股骨干骨折

股骨干骨折系指小粗隆下 2～5 厘米至股骨髁上 2～5 厘米的股骨骨折，占全身骨折的 4～6%，男性多于女性，约 2.8：1。10 岁以下儿童占多数，约为总数的 1/2。

（一）病因、类型及骨折移位机理

股骨干骨折多由强大暴力所造成。主要是直接外力，如汽车撞击、重物砸压、碾压或火器伤等，骨折多为粉碎、碟形或近似横行，故骨折断端移位明显，软组织损伤也较严重。因间接外力致伤者如高处坠落，机器绞伤所发生的骨折多为斜形或螺旋形，旋转性暴力所引起的骨折多见于儿童，可发生斜形、螺旋形或青枝骨折。骨折发生的部位以股骨干中下 1/3 交界处为最多，上 1/3 或下 1/3 次之。骨折端因受暴力作用的方向，肌群的收缩，下肢本身重力的牵拉和不适当的搬运与手法整复，可能发生各种不同的移位。

股骨上 1/3 骨折后，近折段受髂腰肌、臀中肌、臀小肌和髋关节外旋诸肌的牵拉而屈曲、外旋和外展，而远近段则受内收肌的牵拉而向上、向后、向内移位，导致向外成角和缩短畸形。股骨中 1/3 骨折后，其畸形主要是按暴力的撞击方向而成角，远折段又因受内收肌的牵拉而向外成角。股骨下 1/3 骨折段受腓肠肌的牵拉而向后倾倒，远侧骨折端可压迫或刺激腘动脉、腘静脉和坐骨神经。

（二）检查

1.体格检查：接诊医师及时完成体格检查，重点注意股骨畸形情况，股骨活动情况，同时注意有否存在同侧肢体其他部位（骨盆、髋关节、小腿）的骨折，股骨干骨折内出血量大，注意是否出现休克，注意周围软组织损伤，存在挤压综合征可能，合并膝关节肿胀可能存在韧带损伤，需做应力试验检查。

2.影像学检查：X 线检查：对损伤部位及时拍摄股骨创伤系列 X 线片（股骨正、侧位片，X 线片需拍骨盆正位、膝关节正侧位片）以确诊骨折及了解骨折类型。CT 检查：必要时可行 CT，明确骨折详细情况，指导治疗方案的制定。

3.化验及辅助检查：行血常规、尿常规（注意血尿、肌红蛋白尿）、大便常规、血生化检查（高钾血症、酸中毒）、肝功，传染病三项、血型、出凝血时间检查。查心电图及胸透。

（三）临床表现与诊断

多数伤者均有较严重的外伤史。合并多处伤或内脏伤及休克者较常见。骨折部疼痛比较剧烈、压痛、胀肿、畸形和骨摩擦音和肢体短缩功能障碍非常显著，有的局部可出现大血肿，皮肤剥脱和开放伤及出血。X 线照片可显示骨折部位、类型和移位方向。检查时必须密切注意合并伤和休克的发生，以及伤肢有无神经和血管的损伤。

1.判断是否有骨折

（1）病史：包括外伤性质、时间、机制、部位、出血情况及伤后处理经过。

（2）损伤部位可出现局部肿胀、皮下瘀斑、畸形、压痛、反常活动、骨擦音阳性、纵向叩击痛阳性。患侧肢体功能受限。

（3）是否有股神经、股动静脉损伤则有相应表现，中下三分之一骨折，注意是否有胫、腓总神经损伤表现。

（4）X 线发现骨折移位情况，CT 检查明确类型。

2.判断骨折的类型

（1）常用 AO 分型；

（2）粉碎性骨折 winquist 分级：Ⅰ级无粉碎或小的蝶形骨折；Ⅱ级大的蝶形骨折，小于股骨干宽度的 50%近侧和元远侧骨折块的皮质接触接近 50%；Ⅲ级严重的粉碎骨折，近侧和远侧骨折块的皮质接触小于 50%；Ⅳ级节段多发粉碎骨块；Ⅴ级中间节段粉碎，并常开放性骨折。

3.鉴别诊断：病理性骨折：是否合并股神经损伤，是否同时合并同侧股骨颈、胫腓骨骨折，膝关节损伤，是否合并头颅胸腹部损伤。

（四）治疗

无论开放性还是闭合性股骨骨折，如有合并伤，经常必须考虑优先处理，如遗误诊断或处理不恰当，常为造成死亡的重要原因。

由于股骨骨折，常有周围软组织严重挫伤，如急救输送时未做好固定，骨端活动反复刺伤软组织（肌肉、神经、血管），特别是股动、静脉、腘动静脉的破裂，可以引起大出血。股骨骨折后骨髓腔的出血也常可达 1000～1500 毫升。因此观察和治疗休克是治疗股骨骨折重要的一环，不可忽略。

1.非手术疗法

股骨干骨折因周围有强大的肌肉牵拉，手法复位后用石膏或小夹板外固定均不能维持骨折对位。因此，股骨干完全骨折不论何种类型，皆为不稳定型骨折，必须用持续牵引克服肌肉收缩，维持一段时间后再用外固定。常用牵引方法有：

（1）悬吊牵引法用于4～5岁以内儿童。将二下肢用皮肤牵引向上悬吊，重量约1～2公斤，要保持臀部离开床面，利用体重作对抗牵引。3～4周经X线照片有骨痂形成后，去掉牵引，开始在床上活动患肢，5～6周后负重。对儿童股骨干骨折要求对线良好，对位要求达功能复位即可，不强求解剖复位。如成角不超过10°重叠不超过2厘米，以后功能一般不受影响。在牵引时，除保持臀部离开床面外，并应注意观察足部的血液循环及包扎的松紧程度，及时调整，以防足趾缺血坏死。

（2）动滑车皮肤牵引法（罗索氏Russell牵引法），适用于5岁至12岁儿童。在膝下放软枕使膝部屈曲，用宽布带在腘部向上牵引，同时小腿行皮肤牵引，使两个方向的合力与股骨干纵轴成一直线，合力的牵引力为牵引重力的二倍。有时亦可将患肢放在托马氏夹板及Pearson氏连接架上，进行滑动牵引。牵引前可行手法复位，或利用牵引复位。

（3）平衡牵引法用于青少年及成人股骨干骨折。在胫骨结节处穿针，如有伤口可在股骨髁部穿针（克氏针或斯氏针）。患肢安放在托马氏夹架上，作平衡牵引，有复位及固定两种作用。可先手法复位小夹板维持，然后，用维持重量持续牵引（维持重量为体重1/2），或直接用牵引复位（复位重量为体重1/7）复位后改为维持重量。根据骨折移位情况决定肢体位置：上1/3骨折应屈髋40～50°，外展约20°，适当屈曲膝关节；中1/3骨折屈髋屈膝约20°，并按成角情况调整外展角度；下1/3骨折时，膝部屈曲约60～80°，以便腓肠肌松弛，纠正远侧骨端向后移位。牵引后24～48小时要进行床边X线照片，了解骨折对位情况，同时每日多次测量骨端肢体长度，并加以记录，以资参考。要根据X线照片及测量情况，及时调整肢体位置，牵引重量和夹板。要防止牵引不够或牵引过度。在牵引时还应注意观察穿针部位有无感染，以及肢体保温，并教会病人锻炼躯体、上肢、患肢关节和肌肉的方法。

使用平衡牵引，病人较舒适，牵引期间能活动髋、膝和踝关节，擦澡和大小便较方法。一般牵引4～6周，经X线照片有骨痂形成后，可改用髋人字石膏固定4～8周。在牵引中可同时应用小夹板固定，纠正成角。去除牵引后也可用小夹板外固定，但要经常复查以防骨折移位或成角。

2.手术方法

（1）手术适应证：近年来由于外科技术提高和医疗器械的改善，手术适应证有所放宽。具体的手术适应证有：

①牵引失败。

②软组织嵌入：骨折端不接触，或不能维持对位，检查时无骨擦音。

③合并重要神经、血管损伤，需手术探查者，可同时行开放复位内固定。

④骨折畸形愈合或不愈合者。

（2）常用的手术方法

①股骨上 1/3 或中上 1/3 骨折多采用髓内针固定。此法具有术后不用外固定及早期下床活动的优点。过去用开放式打入髓内针的方法，近十年来已被 X 光电视机（XTV）控制下，仅在穿针处作小切口，不显露骨折端的闭合穿针方法所代替。闭合法较开放损伤小，出血少，不破坏骨折端的血液供给，有利于骨折愈合。

②股骨中 1/3 或中下 1/3 骨折，传统方法是采用 6～8 孔接骨板螺丝钉固定及髋人字石膏固定。目前多采用加压钢板活动。加压钢板有多种类型，60 年代开始应用加压器的加压钢板固定，其后出现自身加压钢板固定沿用至今。

有关股骨干骨折手术及内固定材料选择，要严重掌握适应证，不可滥用。要力求手术成功，防止感染及骨折不愈合的发生。

3.陈旧骨折畸形愈合或不愈合的治疗

开放复位，选用适当的内固定，并应常规植骨以利骨折愈合。

4.火器伤骨折的治疗，应争取尽快做好初期外科手术，按火器伤处理原则进行，将送到后方医院进行。

（五）并发症

术中再骨折，插髓内钉失败，内固定弯曲、断裂，切口裂开、切口及深层软组织感染、骨髓炎、术后膝关节僵直，异位骨化，下肢深静脉血栓形成，骨折延迟愈合、骨不连、骨折畸形愈合、再骨折。

（六）健康指导

术后 1 天开始股四头肌收缩、足踝功能锻炼，术后 3 天行 CPM 机协助下膝关节被动屈伸功能锻炼，术后 2 周，可挂拐不负重功能锻炼，4 周后可挂拐加强部分负重功能锻炼，8 周后去拐逐步加强负重功能锻炼。一般在 3 个月内愈合。超过 6～9 个月骨折不愈合为骨折延迟愈合。超过 9 个月骨折线仍清晰认为属于骨不连，建议到医院继续治疗。建议术后每月定期复查，拍摄 X 线片查看骨折愈合情况，指导功能锻炼。

四、髌骨骨折

（一）致伤原因及骨折类型

可因直接暴力或间接暴力引起。直接暴力如撞压、打击等多发生粉碎性骨折。间接暴力常为膝屈曲位，股四头肌突然强烈收缩而致髌骨骨折，伴有髌骨两旁腱膜撕裂。如踢球、跌倒等发生的骨折多为横断型或上、下极的撕脱。因系关节内骨折，关节内有积血。

（二）检查诊断

1.病史：膝部直接外伤、摔倒跪倒史；股四头肌突然收缩。

2.症状：膝前疼痛、不能活动；

3.体征：膝前部肿胀、瘀斑、髌骨反常活动、骨折分离凹陷、膝关节积血、必要时应用生理盐水试验判读是否为开放性骨折。

4.影像学评估：X 线可明确骨折部位、类型和移位程度。应拍正位、侧位、轴位 X 线片，必要时拍对侧髌骨以区别二分髌骨。CT 检查亦很重要，MRI。

（三）临床表现

膝关节积血，明显肿胀、疼痛，膝关节活动困难，不能自动伸直。横断骨折有移位时，可摸出骨折线及骨块间间隙。陈旧性骨折有移位者，因失去股四头肌作用，伸膝无力，走路缓慢，并可有关节活动障碍。

（四）治疗

髌骨骨折治疗的目的是恢复关节面的平整，修补断裂的肌腱腱膜和破裂的关节囊，防止外伤性关节炎、滑囊炎的发生，恢复膝关节的功能。

1.非手术治疗

（1）如骨折无移位，可抽出关节积血，适当压力包扎，外用石膏托固定关节伸直位 4 周，逐渐练习膝关节屈曲活动。

（2）有移位的髌骨骨折的处理：上极骨折移位，可将上极骨片切除，修复股四头肌腱。下极骨折移位，可将下极骨片切除，修复髌韧带。中段横断骨折，可选用两枚克氏针与张力带钢丝（1.2mm）作髌骨内固定，两根克氏针各一根张力带钢丝固定，钢丝与克氏针组成一个固定单位。克氏针坛强髌骨骨折的旋转稳定性，并给钢丝更多的附着，钢丝则吸收髌骨的张力并转化为髌骨骨折面的动力加压。这种固定方法的优点是固定作用强，术后不用外固定，可以早期进行功能活动。

（3）如髌骨已完全粉碎并移位，则将碎骨全部切除，同时直接缝合股四头肌腱与髌韧带，修复关节囊。手术后用石膏固定膝于伸直位3～4周，逐渐锻炼股四头肌及步行功能。

（4）髌骨陈旧骨折有创伤性膝关节炎者，可酌情进行理疗及髌骨全部切除术。一般髌骨切除术，膝关节屈伸功能仍比较满意，但多数病例，股四头肌伸膝肌力将减少约25%左右，常不能恢复重体力劳动。

2.手术治疗

（1）适应证

①开放性骨折；

②关节面不平整；

③超过2mm关节面移位的骨折；

④合并伸膝支持带撕裂的髌骨骨折。

（2）髌骨骨折切开复位张力带钢丝内固定术要点

①麻醉成功后取平卧位；

②大腿近端捆绑止血带；

③常规消毒、铺无菌巾单、贴护皮膜；

④取膝关节前正中纵行切口，全层切开至伸膝装置，少剥离皮瓣；

⑤清理骨折端，清除小骨折块、吸净血肿；

⑥用巾钳使大的骨折块复位，通过支持带破损处或者切开触摸确认关节面平整；

⑦纵行穿2.0mm克氏针（K-wire），前后位X线上位于中内1/3与中外1/3处，侧位X线上位于前中1/3处（或者髌骨前部），18号钢丝8字缠绕同时拧紧2个结（必要时加环形钢丝），透视确认骨折复位情况；

⑧剪掉多余的钢丝，克氏针近端折弯90°，剪短；远端微弯曲，剪短；

⑨冲洗切口，清点纱布器械等无误；

⑩可吸收缝线修复支持带；若髌骨轨迹不理想，做侧方松解术；依次缝合皮下组织及皮肤。

（3）并发症

切口愈合不良（切口感染、裂开，内固定外露）；骨折愈合不良（骨折延迟愈合、不愈合）；内固定松动、断裂、脱落及干扰软组织，影响活动；膝关节功能不良；深静脉血栓。

五、胫腓骨骨干骨折

胫、腓骨骨折具有如下特点：胫骨内侧紧贴皮下，直接外伤常引起开放性骨折，并易合并感染；胫骨营养血管在骨干后上，胫骨下 1/3 无肌肉附着，而该处骨折最多见，因骨折部供血不足，常发生骨折延迟连接或不连接；腓骨承重少，周围有较多肌肉附着，骨折较少，一般较易愈合。

（一）致伤原因及骨折类型

胫腓骨骨折是四肢最常见的骨折之一，约占 10～15%。直接暴力多见为压砸、冲撞、打击致伤，骨折线为横断或粉碎型；有时两小腿在同一平面折断，软组织损伤常较严重，易造成开放性骨折。有时皮肤虽未破，但挫伤严重，血循不良而发生继发性坏死，致骨外露，感染而成骨髓炎。间接暴力多见为高处跌下，跑跳的扭伤或滑倒所致的骨折；骨折线常为斜型或螺旋型，胫骨与腓骨多不在同一平面骨折。儿童有时也可见胫腓骨的"青枝骨折"。长跑运动员也可见到腓骨的"疲劳性骨折"。

骨折移位的方向取决于外力作用的方向、腓肠肌的收缩和伤肢远段的重力而定。骨折后常有错位、重叠和成角畸形；远侧段常向后外方移位有外旋、近侧段向前移位，有时骨折断端可刺破皮肤哆出伤口外，形成开放骨折。由于胫腓骨之间骨间膜存在，单一骨折时，常有限制移位的作用；但也可于胫骨骨折时，暴力沿骨间膜传至腓骨而引起腓骨骨折。

（二）检查

1.体格检查：接诊医师及时完成体格检查，重点注意膝关节畸形情况，膝关节活动情况，同时注意有否存在同侧肢体其他部位（骨盆、髋、大腿）的骨折，注意合并腘动静脉损伤，注意是否出现休克，足背动脉搏动情况，胫、腓总神经损伤表现；注意周围软组织损伤，存在挤压综合征可能，膝关节肿胀可能存在韧带损伤，需做应力试验检查。注意如合并颅脑、胸腹部损伤，即可请相关转科医师会诊，协助诊疗。

2.影像学检查：对损伤部位及时拍摄胫骨平台创伤系列 X 线片（膝关节前后位、侧位、斜位、胫骨平台位（10～15°后倾），牵引下的正位，）以确诊骨折及了解骨折类型。CT 检查：CT 及三维重建能更准确的描述骨折的性质，并指导临床手术治疗。MRI：必要时检查明确关节内情况；血管造影用于血管损伤；

3.化验及辅助检查：行血常规、尿常规、大便常规、血生化检查、肝功，传染病三项、血型、出凝血时间检查。查心电图及胸透。

（三）诊断

1.判断是否有骨折

（1）病史：包括外伤性质、时间、机制、部位、出血情况及伤后处理经过。

（2）损伤部位可出现膝关节疼痛、触痛、活动疼痛；膝关节肿胀、瘀斑、浮髌征阳性、张力性水泡；有否伤口；膝关节不稳定、功能受限、反常活动；小腿肿胀情况，注意是否合并骨筋膜间室综合征；合并伤情况；

（3）是否有侧副韧带损伤、交叉韧带损伤、半月板损伤、骨折或者脱位（胫骨干骨折、股骨远端骨折、髌骨骨折）、胫神经腓总神经损伤、腘动静脉损伤则有相应表现，需要仔细的体检，检查膝关节应力试验。

（4）X 线发现骨折及移位情况，CT 检查明确类型，MRI 检查明确周围软组织合并伤。

2.判断骨折的类型

胫骨平台骨折 Schatzker 分型。

Schatzker Ⅰ型：外侧劈裂骨折，年轻人屈曲和轴向应力，常伴半月板损伤。

Schatzker Ⅱ型：外侧劈裂并压缩骨折，40 岁以上屈曲和轴向应力。

Schatzker Ⅲ型：外侧平台单纯压缩骨折。老人多见，中央型为主。

Schatzker Ⅳ型：内侧压缩骨折，内翻和轴向应力损伤，外力大合并髁间棘骨折，常合并外侧韧带复合损伤、血管神经损伤，易产生脱位和内翻畸形。

Schatzker Ⅴ型：双髁骨折，高能量损伤，伸直位轴向应力。

Schatzker Ⅵ型：平台劈裂延及干骺端，骨干干骺端分离，高能量损伤，关节面塌陷粉碎，软组织损伤重，注意骨筋膜室综合症。

3.鉴别诊断：是否合并腘动静脉损伤，胫、腓总神经损伤，是否为病理骨折，是否同时合并同侧股骨、胫腓骨骨折，是否合并头颅胸腹部损伤。

（四）临床表现

由于胫腓骨位置表浅，一般诊断都不困难，常可在疼痛、肿胀的局部扪出移位的骨断端。重要的是要及时发现骨折合并的胫前后动静脉和腓总神经的损伤。检查时应将足背动脉的搏动、足部感觉、踝关节及拇趾能否背屈活动作为常规记录。对局部损伤比较严重的挤压伤、开放性骨折以及曾有较长时间扎止血带及包扎过紧的伤员，特别要注意观察伤肢有无进行性的肿胀，尤以肌肉丰富处为然，如已发生皮肤紧张、发亮、发凉、起水泡、肌肉发硬、足背动脉扪不出、肢体颜色发绀或苍白等，即是筋膜间隙综合症的表现。应及时是紧急处理。

（五）治疗

闭合性骨折：如有显著移位，原则上应采取

1.手法复位和外固定：麻醉成功后，两个助手分别在膝部和踝部作牵引与反牵引，术者两手在骨折端根据透视下移位的方向，推压挤捏骨断端整复，复位后可用小夹板或长腿石膏固定。

2.骨牵引：如斜形、螺旋、粉碎型等胫腓骨折，因骨断端很不稳定，复位后不易维持良好对位，以及肌折部有伤口，皮肤擦伤和肢体严重肿胀，必须密切观察肢体的病例，不能立即以小夹板或石膏夹板固定，最好用跟骨持续牵引。成人牵引4～6公斤，共牵引3周左右，换长腿无垫石膏继续固定8周。胫骨骨折的牵引时间不宜过长，也不宜过重，因胫骨中下1/3部供血较差，稍牵拉过度即易发生延迟愈合。固定力求确实可靠，如果固定已经三个月尚未多量骨痂连接，应继续坚持固定，每6～8周照片检查一次，至达坚实愈合为止。如石膏固定中发现有成角畸形，可在无骨痂出现前，环形切开石膏管型周径3/4，在透视控制下，用手法矫正，然后在石膏裂开处填塞少许棉花及石膏绷带，外面再用石膏绷带包缠修补矫正。

3.骨外穿针固定法

根据1902年Charnley创用膝关节加压固定的原理，1934年Roger-Anderson改进为骨折用的骨外穿针固定法，近年加以改进称为Hoffmann氏器械。即在骨折近段及远端各用二根史氏针贯穿骨骼，外用调节连接器控制，以使骨折复位，加压融合，也可撑开延长。这种外固定器特别对伴有广泛软组织损伤的开放骨折，甚至战伤骨折，清创后不能行早期闭合者，以及不稳定型骨折比较适用。

4.切开复位内固定

对整复不良，成角畸形以致膝、踝关节面不平行，肢体负重线不正，以及多次整复失败，畸形愈合，骨不连者，均应切开复位，酌情采用加压钢板，钢板螺丝钉，单螺丝钉，髓内针等内固定。术后再用长腿石膏外固定10～12周。

开放骨折：应早期彻底清创，争取一期缝合伤口；如有皮肤缺损，应设法旋行减张切口，植皮等闭合伤口。如系伤后时间不太长，伤口污染不太重，清创比较彻底，手术同时可行内固定。术后应加强抗感染措施。

（六）并发症

1.早期并发症：骨筋膜室综合症，皮肤裂开、切口不愈合、皮肤缺损、骨与软组织感染、化脓性关节炎、血管神经损伤、深静脉血栓、肺栓塞等；

2.远期并发症：骨折延迟愈合、畸形愈合、骨不连、骨坏死、复位丢失、内固定失败、关节僵硬、创伤性骨关节炎。

（七）健康指导

术后抬高患肢，1天开始股四头肌收缩、足踝功能锻炼，术后7～8天行CPM机协助下膝关节被动屈伸功能锻炼，术后4周，可挂拐不负重功能锻炼，6～8周后可挂拐加强部分负重功能锻炼，8周后去拐逐步加强负重功能锻炼。低能量损伤一般在3个月内愈合，高能量损伤患肢术后康复个体化，建议术后每月定期复查，拍摄X线片查看骨折愈合情况，指导功能锻炼。

六、踝部骨折

踝部损伤平时多见，其中以踝部韧带损伤为最多。一般常在行军、劳动和体育锻炼时发生，通常叫踝部扭伤。但较大的暴力，可引起骨折，如坠落伤、砸伤、碾压伤等。战时踝部火器伤也多见。

因踝部循环较差，又处于身体低位，损伤后尤易发生水肿，愈合及抗感染能力较差，恢复时间较长；骨关节损伤后易发生畸形和关节僵硬，主要畸形有踝关节跖屈畸形，严重地影响患者的承重走路功能，治疗中应注意防止。

（一）骨折类型及移位机理

踝部骨折多由间接暴力引起。根据暴力的大小、方向和受伤时足所处的位置，可产生外翻骨折和内翻骨折。

1.外翻骨折受伤时，踝部极度外翻，或重物压于外踝，使踝关节极度外翻。因暴力强度的不同，可引起不同程度的损伤。轻者为内踝撕脱骨折，称单踝（或Ⅰ度）骨折，骨折线呈横形。若暴力持续，距骨将撞击外踝，造成外踝的斜形骨折或下胫腓韧带撕裂，称两踝（或Ⅱ度）骨折。当下胫腓韧带撕断后，腓骨可在更高的位置骨折，距骨同时向外侧脱位。若同时合并外旋暴力，可引起腓骨螺旋形骨折。

2.内翻骨折受伤时，踝部极度内翻，可因不同强度的暴力引起不同程度的损伤。轻者可引起外侧副韧带损伤伴有腓骨尖撕脱或外踝横形骨折，称单踝（或Ⅰ）骨折。若暴力持续，距骨将撞击内踝，引起内踝斜形骨折，称两踝（或Ⅱ度）骨折，有时也可引起下胫腓韧带和距骨跟腓韧带撕裂，使踝关节不稳定，严重暴力可引起双踝骨折和距骨向内半脱位。

在上述暴力作用的同时，若踝关节处于内收跖屈位，则暴力可同时向后，引起距骨向后移位，撞击后踝，引起后踝骨折，称三踝（或Ⅲ度）骨折。若受伤时，踝关节处于背屈位，可引起胫骨前唇骨折。

（二）临床表现与诊断

踝部肿胀，呈外翻或内翻畸形，压痛和功能障碍。可根据 X 线片上骨折线的走向，分析骨折的发生机理，有助于正确复位。

（三）治疗

踝部骨折是关节内骨折，所以复位要求正确，固定要牢固，还要做早期功能锻炼。

1.无移位的单踝或双踝骨折一般只需用小夹板固定，或用管形石膏将踝关节固定于中立位。4 周后拆除外固定，开始行走。

2.有移位的单踝或双踝骨折在局部麻醉下，作手法复位和小夹板固定，或小腿管形石膏固定。复位手法视骨折的类型而采用不同的方法，基本原则是与暴力相反的方向进行复位。

（1）外翻骨折：两助手各握住伤足和小腿，作相反方向的拔伸牵引。术者一手顶住内踝上方，另一手将外踝和足外侧向内挤压，同时将踝部置于内翻位。若下胫腓韧带同时有断裂，距骨向外侧移位。术者可用两掌挤压两踝部，使之凑合。如果合并外旋骨折，复位时加用内旋手法。

（2）内翻骨折：在牵引下，术者一手顶住外踝上方，另一手将内踝和足内侧向外挤压，同时将踝部置于外翻位。若距骨向后脱位，应先将跟部向前推，然后外翻伤足，保持足于外翻背屈位。

不论是外翻骨折或内翻骨折，经整复后，X 线片显示内踝断端间对合不良，特别是侧位片显示内踝断端分离者，说明其间有骨膜或韧带嵌夹，应将受嵌夹的软组织撬开，或作切开复位。内踝的不愈合将引起疼痛。

3.三踝骨折的复位

先手法复位内、外踝，然后再使后踝复位。后踝复位时，足部应先稍跖屈使距骨不致因跟腱的牵拉压迫胫骨下端关节面，然后用力将足跟向前方推挤，以纠正距骨后移，然后背伸踝关节，用紧张的后侧关节囊拉下后踝，直至与胫骨下关节面相平，则后踝的骨折片可复位。

（四）切开复位内固定

1.适应证：

（1）手法复位失败者。

（2）踝部多处骨折并有胫腓骨下端分离。

（3）合并有踝部神经、血管伤或开放伤，需施行清创术或探查修复者。

2.手术方法：手术复位后用螺丝钉固定内、外踝或后踝，外用石膏固定 8～10 周。修补下胫腓韧带。

七、距骨骨折

距骨居于胫腓骨与跟、舟骨之间，是足部主要负重骨之一，对踝关节的活动有非常重要的作用。距骨脱位较骨折更多见。距肌的营养血管供给主要来自前后关节囊及韧带附着处，如骨折或脱位后营养血管供给断绝，复位后距骨坏死率可高达 95% 以上。

（一）骨折类型及移位机理

1.距骨颈部及体部骨折：多由高处坠地，足跟着地，暴力沿胫骨向下，反作用力从足跟向上，足前部强力背屈，使胫骨下端前缘插入距骨的颈、体之间，造成距骨体或距骨颈骨折，后者较多。如足强力内翻或外翻，可使距骨发生骨折脱位。距骨颈骨折后，距骨体因循环障碍，可发生缺血性坏死。

2.距骨后突骨折：足强力跖屈被胫骨后缘或跟骨结节上缘冲击所致。

（二）临床表现与诊断

1.损伤机制：高能量直接损伤，踝关节背屈胫骨远端与距骨颈撞击，交通事故损伤，高处坠落或者重物砸伤，距骨的内翻和外翻等第强度损伤也可导致距骨外侧和后方的骨折；

2.合并损伤：常合并内踝损伤；距骨周围脱位；伴发的血管神经损伤及软组织损伤；其他脏器合并伤；

3.临床表现：踝关节肿胀、畸形、反常活动、疼痛

4.影像学评估：踝关节正位侧位、Canale 位（评估距骨颈在水平面的对线关系）、CT（极好的显示距下关节的完整性，发现粉碎骨折、内翻畸形、距骨头骨折、外侧突骨折）术后检查距骨坏死情况用 MRI 检查。

三、治疗

距骨除颈部有较多的韧带附着，血循环稍好外，上下前几个方向都为与邻骨相接的关节面，缺乏充分的血循供给，故应注意准确复位和严格固定，否则骨无菌性坏死和不连接发生率较高。

1.无移位的骨折

应以石膏靴固定 6～8 周，在骨折未坚实愈合前，尽量不要强迫支持体重。

2.有移位的骨折

距骨头骨折多向背侧移位，可用手法复位，注意固定姿势于足跖屈位使远断端对隐近断端，石膏靴固定 6～8 周。待骨折基本连接后再逐渐矫正至踝关节 90°功能位，再固定 4～6 周，可能达到更坚实的愈合。尽量不要强迫过早支重。距骨体的骨折如有较大的分离，手法复位虽能成功，但要求严格固定 10～12 周。如手法复位失败，可以采用跟骨牵引 3～4 周，再手法复位。然后改用石膏靴严格固定 10～12 周。但因距骨体粉碎或劈裂骨折时，上下关节软骨面多在损伤，愈合后发生创伤性关节炎的比例较高，恢复常不十分满意。

距骨后突骨折如移位，骨折片不大者可以切除，骨折片较大影响关节面较多时，可用克氏针固定，石膏靴固定 8 周。

3.闭合复位失败的病例

多需手术切开整复和用螺丝钉内固定，但因手术不可避免会破坏部分距骨血循，

骨折片的坏死率增高。所以粉碎度较大者，宜施行距骨摘除，并施行胫跟关节面的直接融合为好。

（四）并发症

距骨缺血性坏死；创伤性关节炎和关节纤维粘连；距骨骨髓炎；皮肤坏死；骨折延迟愈合、不愈合、畸形愈合。

八、跟骨骨折

成年人较多，常由高处坠下或挤压致伤。经常伴有脊椎骨折，骨盆骨折，头、胸、腹伤，初诊时切勿遗误。跟骨为松质骨，血循供应比较丰富，骨不连者甚少见。但如骨折线进入关节面或复位不良，后遗创伤性关节炎及跟骨负重时疼痛者很常见。

（一）骨折类型及移位机理

跟骨骨折部位有不同而可能有或无移位，移位主要受到跟腱或韧带牵拉以及外力的影响。跟骨骨折根据骨折是否进入关节面可分两类。

1.骨折不影响关节面者：约有五种类型。

（1）跟骨结节纵行骨折；

（2）跟骨结节横行骨折；

（3）载距突骨折；

（4）跟骨前端骨折；

（5）靠近跟距关节的骨折。

2.骨折影响关节面者：可分为两型。

（1）部分跟距关节面塌陷骨折：

多系高处跌下，骨折线进入跟距关节，常因重力压缩使跟骨外侧关节面发生塌陷。

（2）全部跟距关节面塌陷骨折

最常见。跟骨体完全粉碎，关节面中部塌陷，向两侧崩裂。

（二）检查

1.体格检查：接诊医师及时完成体格检查，重点注意足部跟骨畸形情况，局部皮瓣血运情况，距下关节活动情况，多为高处坠落伤，同时注意有否存在其他部位的骨折，胸腹部损伤，必要时请专科医生会诊，协助诊疗。

2.影像学检查： X 线检查：对损伤部位及时拍摄肩部创伤系列 X 线片（足前后位，侧位，轴位，斜位，broden 位 X 线片）以确诊骨折及了解骨折类型。CT 检查：进一步明确距下关节面是否受累及骨折移位情况，指导治疗方案的制定。

3.化验及辅助检查：行血常规、尿常规、大便常规、血生化检查、肝功，传染病三项、血型、出凝血时间检查。查心电图及胸透。

（三）诊断

1.判断是否有骨折

（1）病史：包括外伤性质（多为高处坠落伤）、时间、机制、部位、是否合并开放性伤口及有无出血情况及伤后处理经过。

（2）损伤部位可出现肿胀、皮下瘀斑、张力性水泡、跟骨畸形、压痛、反常活动、距下关节关节功能受限。

（3）是否有神经血管损伤则有相应'表现。

（4）X 线发现骨折移位情况，侧位判断跟骨高度丢失（Bohler's 角丢失）和后关节面的旋转；轴位判断内外翻和足跟宽度；前后位、斜位判断前途、跟骰关节面是否受累；Broden 位判断后关节面移位情况。

2.判断骨折的类型

常用 Sanders 跟骨骨折分型：根据 CT30°半冠状位扫描，最大程度显示距下关节后关节面，将跟骨平均分为 3 柱，跟骨后关节面由平行于跟骨纵轴的 A.B 两线分为 3 个等大的区域，产生 3 种潜在的骨折块，外侧、中央、内侧；

I 型：所有无移位的关节内骨折

II 型：后关节面 2 片段骨折，根据骨折线的位置分为 A.B.C3 个亚型

III 型：后关节面 3 片段骨折，按照 2 个骨折线的位置分为 AB.AC 或 BC3 个亚型

IV 型：后关节面 4 片段骨折，为严重的粉碎性关节内骨折，常不止 4 个骨块。

3.鉴别诊断：是否合并腓肠神经损伤，周围皮瓣坏死，是否为病理骨折，是否合并头颅胸腹部损伤。

（四）临床表现

跟骨骨折伤员多有典型的外伤史，如高处跌下或跳下，汽车或重物挤压等。伤后局部疼痛、肿胀、压痛明显，有时皮下瘀血，出现跟部的畸形，不能负重和关节

活动受限等。应该注意的是与跟骨骨折同时经常出现并发伤如颅骨骨折、脊柱骨折、骨盆骨折和内脏损伤等，决不要忽略。

（五）治疗

1.非手术治疗：对存在以下情况者可选择保守治疗。

不能负重的老年患者、全身情况不能耐受手术者、局部皮肤和软组织的条件差、有下肢周围缺血性疾病者；距下关节外骨折：前突骨折、载距突骨折，内侧和外骨突，或体部的关节外骨折无移位或移位＜2mm者（SandersI型），可给以手法复位＋石膏外固定4～6周，早期不负重功能锻炼。结节撕脱性骨折，可予螺钉内固定，以恢复跟腱力量。

2.手术治疗：跟骨骨折后局部软组织会出现肿胀，水泡等其他情况，应等伤后1～2周，消肿后手术，早期可给予外固定架、石膏临时固定。对于合并以下情况之一可以选择手术治疗

（1）跟骨的长度 （轴长和水平长）：缩短明显；

（2）跟骨的宽度：增加1cm；

（3）跟骨的高度降低，跟距高、骰骨至底线高、舟骨至底线高和跟骨高。降低≥2cm；

（4）跟骨的Bohler's角：缩小≥15°、消失或反角；

（5）跟骨的Gissan's 角：缩小≥90°或增大≥130°；

（6）跟骨距下关节的不平整：骨折块移位≥2mm（Crosby LA，1996）；

（7）跟骰关节的不平整：骨折块移位或间隙≥2mm；

（8）伴有的跟骨周围的脱位：跟骨骨折伴有跟骰关节、距下关节或后关节面的脱位或半脱位；

（9）） 跟骨外膨明显影响外踝下腓骨长短肌腱的活动通道；

（10）跟骨轴线有明显的内外翻：大部分发生的是内翻。成角≥15°；

（11）跟骨粗隆有明显的外翻；

3.手术方式选择：手术方式取决于患者的全身情况及骨折局部情况。

（1）切开复位钢板螺钉内固定：SandersII、III型骨折，直视下复位关节面，结合牵引可纠正短缩和内外翻畸形。坚强内固定，早期功能锻炼。常选择外侧L型切口，保护腓肠神经，术中克氏针协助撬拨复位，复位后跟骨大块缺损可予植骨。

（2）关节融合术：SandersIV型骨折，跟骨严重粉碎性骨折，切开难以解剖复位关节面，关节融合可恢复跟骨外形，缩短治疗时间。

九、趾骨骨折

趾骨骨折占足部骨折的第2位，多因重物砸伤或踢碰硬物所致。前者多为粉碎性或纵裂骨折，后者为横断或斜面骨折。常合并皮肤与趾甲损伤。多为直接暴力损伤，如重物高处落下直接打击足趾，或走路时踢及硬物等。重物打击伤常导致粉碎骨折或纵形骨折，同时合并趾甲损伤，开放骨折多见。踢撞硬物致伤多发生横形或抖形骨折。

（一）趾骨骨折的病因分为两种：

1.较常见的是由于直接暴力所造成，多因重物打击足背、碾压、足内翻扭伤或误踢硬物引起。

2.也有些骨折是由积累性劳损所造成，如长期、反复、轻微的直接或间接损伤可致使肢体某一特定部位骨折。

（二）发病机制

骨的完整性或连续性被中断或破坏。由外伤引起者为外伤性骨折；发生在原有骨病（肿瘤、炎症等）部位者为病理性骨折。骨折端与外界相通为开放性骨折，如与外界不通则为闭合性骨折。此外，还可根据骨折的程度、稳定性和骨折后的时间作出其他分类。骨折发生后常在局部出现疼痛、压痛、肿胀、瘀血、畸形、活动受限及纵向叩击痛、异常活动等。一般多可据此作出诊断。当然，如果骨折损伤了血管、神经等，则会出现相应的表现，故应注意是否有其他器官同时损伤。为了确诊和进一步了解骨折部位、类型及指导治疗，X光检查是必要的。通常，骨折经过适宜的治疗，如复位和固定，在骨折段有良好血液供应的条件下，经过一段时间多可自行愈合。骨折的正确的现场急救和安全转运是减少患者痛苦、防止再损伤或污染的重要措施，其中最要紧的是妥善固定。

（三）诊断

1.诊断：有外伤史，足部肿胀，皮肤淤血斑明显，不能行走，局部压痛或伴有足部的畸形。X线片可显示骨折部位与移位程度。本病主要表现为脚部疼痛、肿胀、畸形。但不同部位的跖骨骨折表现也略有不同：

（1）第五跖骨基部撕脱骨折

腓骨短肌附着于第五跖骨基部结节处。足严重内翻扭伤可造成裂纹骨折或完全的撕脱骨折，X线照片检查时应注意与儿童的正常骨骺相区别。

（2）行军骨折较少见，发生于长途走路，在第2.3跖骨颈或干骨折，也可发生在胫骨。一般无移位，又称疲劳骨折。骨折多在不自觉中发生，无外伤史，症状不重，仅早期患足稍痛，局部轻度肿胀，感觉足部疲劳不适，有时有较多骨痂发生才发现。

2.鉴别诊断

本病依据其临床表现和X线检查，可以明确诊断，无需鉴别。但临床上需注意骨折的发生是属于单纯性骨折还是由于患者本身原有疾疾所导致的病理性骨折，在患者原有疾病而导致骨骼异常的情况下，轻微的力量便可造成骨折，较在这种情况下发生较为频繁，需严格地观察和诊断。

在X线照片检查时，还应注意与儿童的正常骨骺相区别。

趾骨表浅，伤后诊断不困难。无移位的趾骨骨折不需特别治疗，休息2～3周即可行走。有移位的单个趾骨骨折，行手法复位，将邻趾与伤趾用胶布一起固定，可早期行走。多数趾骨骨折在复位后，用超过足趾远端的石膏托板固定2～3周即可进行功能训练。在趾骨和跖骨骨折的治疗中，特别注意纠正旋转畸形及跖侧成角畸形，避免足趾因轴线改变而出现功能障碍。

（四）治疗

1.第五跖骨基部撕脱骨折

腓骨短肌附着于第五跖骨基部结节处。足严重内翻扭伤可造成裂纹骨折或完全的撕脱骨折，X线照片检查时应注意与儿童的正常骨骺相区别。

治疗方法：一般无移位，可用胶布固定，绷带包扎，必要时用石膏靴（带橡皮跟可行走）固定约6周。其他跖骨基部骨折无移位也可用同法治疗。

2.第2.3.4跖骨颈骨折如有移位，应手法复位，短腿石膏固定，否则畸形连接后影响走路。又复位不成功，可手术复位，钢针固定。

3.行军骨折较少见，发生于长途走路，在第2.3跖骨颈或干骨折，也可发生在胫骨。一般无移位，又称疲劳骨折。骨折多在不自觉中发生，无外伤史，症状不重，仅早期患足稍痛，局部轻度肿胀，感觉足部疲劳不适，有时有较多骨痂发生才发现。

治疗：适当休息，早期用足弓支持，胶布固定包扎或石膏固定约 3 周，可防止过多骨痂形成。以后可用足弓垫（横弓及纵弓垫），分散重力，至症状消失。愈合后无后患。

趾骨骨折如有伤口，应清洁伤口，防止感染。如无移位，局部包扎固定。如有移位应手法复位，固定患趾于趾屈位。

（五）预防

1.比赛致伤比赛时因紧张争夺而发生身体碰撞、疾跑或弹跳，都容易使脚部肌肉拉伤或断裂。因为突然改变体位时，随着小腿急速扭转，可引起脚踝关节的韧带拉伤及骨损伤。

2.间接作用力致伤最常见的踝关节损伤，就是用脚外侧踢球而引起距腓前韧带损伤。特别是在球类运动中，当与同伴或对方运动员"对脚"时，更易发生韧带损伤、皮下血肿、肌肉断裂或骨折、创伤性骨膜炎、趾关节挫伤或脚踝关节脱臼等。

3.运动场地致伤当场地不平或过滑时，容易使运动员崴脚、跌倒而造成足部损伤。

4.慢性劳损尤其是在足球运动中，这种情况更为常见。如"足球踝"（X 线片显示为踝关节骨质增生），就是由于足球运动长期使用脚踝而引起脚踝关节劳损

第四节　躯干骨折

一、骨盆骨折

骨盆骨折是一种严重外伤，多由直接暴力骨盆挤压所致。多见于交通事故和塌方。战时则为火器伤。骨盆骨折创伤在，半数以上伴有合并症或多发伤。最严重的是创伤性失血性休克，及盆腔脏器合并伤，救治不当有很高的死亡率。

（一）解剖特点

骨盆系一完整的闭合骨环。由骶尾骨和两侧髋骨（耻骨、坐骨和髂骨）构成。两侧髂骨与骶骨构成骶髂关节，并借腰骶关节与脊柱相连；两侧髋臼与股骨头构成髋关节，与双下肢相连。因此骨盆是脊柱与下肢间的栋梁，具有将躯干重力传达到下肢，将下肢的震荡向上传到脊柱的重要作用。

骨盆的两侧耻骨在前方由纤维软骨连接构成耻骨联合（有 4～6 毫米间隙）；骶髂关节间隙为 3 毫米，关节韧带撕裂时此间隙增宽。骨盆呈环状，其前半部（耻、坐骨支）称为前环，后半部（骶骨、髂骨、髋臼和坐骨结节）称为后环。骨盆负重时的支持作用在后环部，故后环骨折较前环骨折更为重要；但前环系骨盆结构最薄弱处，故前环骨折较后环骨折为多。

骨盆对盆腔内脏器、神经、血管等有重要的保护作用。当骨折时，也容易损伤这些器官，盆腔内脏器，虽男女不同，但其排列次序基本一致，由前至后为沁尿、生殖和消化三个系统的器官。位于前方的膀胱、尿道和位于后方的直肠极易损伤。盆腔内有骶神经丛，来源于第 4～5 腰神经和第 1～3 骶神经前支，位于骶骨的前外侧，发出坐骨神经、阴部神经和臀上、下神经。盆腔的血管主要是髂内动脉，在骶髂关节前方由髂总动脉发出后，很快即分为前后支；后支主要供应盆壁，也称壁支，分有闭孔动脉、臀上、下动脉、阴部内动脉；前支除供应盆壁外，还供应盆腔内各脏器和外生殖器，也称脏支，分有膀胱上、下动脉、直肠下动脉和子宫动脉。静脉分为壁静脉和脏静脉，前者与同名动脉伴行，后者构成静脉丛，最后都注入髂内静脉。由于盆腔内血管丰富，骨盆本身亦为血循丰富的松质骨，因而骨盆骨折时，常常出血很严重。

（二）骨盆骨折分类

1.骨盆边缘孤立性骨折。这类骨折多因外力骤然作用，使肌肉猛烈收缩或直接暴力造成，骨折发生在骨盆边缘部位，骨盆环未遭破坏为稳定性骨折。

（1）髂前上棘或坐骨结节撕脱骨折。前者因缝匠肌，后者因腘绳肌猛力收缩所致。

（2）髂骨翼骨折。骨折多因直接暴力（如侧方挤压伤）所致，发生在骨盆边缘，未波及骨盆环。骨折可为粉碎性，一般移位不大。

（3）骶骨骨折或尾骨骨折脱位。多为直接暴力所致，不累及骨盆环。

2.骨盆环单处骨折。骨盆系一闭合环，若只有单处骨折，骨折块移位较微，不致导致骨盆环的变环。故其稳定性尚可。（1）髂骨骨折。（2）一侧耻骨上下支骨折。（3）耻骨联合轻度分离。（4）骶髂关节轻度脱位。（5）髋臼骨折合并股骨头中心型脱位。

3.骨盆环双处骨折。骨盆环遭受破坏，骨折移位和畸形严重，不仅可有骨盆环的分离，并合并骨折块的纵向移位。

（1）一侧耻骨上下支骨折伴耻骨联合分离。

（2）双侧耻骨上下支骨折。

（3）骶髂关节脱位伴耻骨上下支骨折或耻骨联合分离。

（4）髂骨骨折伴耻骨联合分离或耻骨上下支骨折。

（三）检查诊断

1.外伤史与损伤机制判断。

2.骨盆检查：下肢不等长 LLD、下肢旋转畸形、骨盆挤压试验旋转稳定性、下肢推拉试验（push-pull）检查垂直稳定性是否有硬性阻挡感（firm end point）、异常活动。

3.影像学评估：骨盆前后位、出口位、入口位、ＤＴ平扫及三维重建。

4.合并伤评估及创伤评分：

（1）血管损伤及出血性休克：骨盆骨折伤及臀上动脉出血，自坐骨大孔流出聚集在臀肌下面形成深部血肿；耻骨支骨折损伤闭孔动脉分支（死亡冠 corona mortis）出血。骨盆骨折松质骨面渗血和被撕裂的盆腔静脉丛出血，引起后腹膜、盆腔内大出血，由盆腔流注后腹膜形成血肿；

（2）神经损伤：坐骨神经（传出骨盆段易损伤），腰骶干（发生于骶骨翼骨折或骶髂关节脱位），L5 神经根（前路手术易损伤）；

（3）合并颅脑损伤（60%）、胸部损伤（70%）、腹部损伤（60%）、四肢损伤（85%），创伤评分系统包括 RTS，MPS；

（4）尿道及膀胱损伤：典型表现是尿道口出血、不能排尿、高位前列腺；男性尿道球部损伤；

（5）会 yin 部损伤；

（6）合并 Morel-Lavallee 损伤；

（7）是否为开放性骨折（注意经直肠会 yin 的开放损伤、骶髂关节后方的开放伤口）；

（四）临床表现

1.患者有严重外伤史，尤其是骨盆受挤压的外伤史。

2.疼痛广泛，活动下肢或坐位时加重。局部肿胀，在会阴部、耻骨联合处可见

198

皮下瘀斑，压痛明显。从两侧髂嵴部位向内挤压或向外分离骨盆环，骨折处均因受到牵扯或挤压而产生疼痛。

3.患侧肢体缩短，从脐至内踝长度患侧缩短。但从髂前上棘至内踝长度患侧常不缩短股骨头中心脱位的例外。在骶髂关节有脱位时，患侧髂后上棘较健侧明显凸起，与棘突间距离也较健侧缩短。表示髂后上棘向后、向上、向中线移位。

（五）骨盆骨折的处理

1.对骨盆边缘性骨折。只需卧床休息。髂前上棘骨折病人置于屈髋位；坐骨结节骨折置于伸髋位。卧床休息 3～4 周即可。

2.对骨盆单环骨折有分离时，可用骨盆兜带悬吊牵引固定。骨盆兜带用厚帆布制成，其宽度上抵髂骨翼，下达股骨大转子，悬吊重量以将臀部抬离床面为宜。5～6 周后换用石膏短裤固定。

3.对骨盆双环骨折有纵向错位时，可在麻醉下行手法复位。复位方法是病人仰卧时，两下肢分别由助手把持作牵引，用宽布带衬厚棉垫绕过会阴部向头侧作对抗牵引，术者先将患侧髂骨向外轻轻推开，以松介嵌插，然后助手在牵引下将患侧下肢外展，术者用双手将髂骨嵴向远侧推压，矫正向上移位，此时可听到骨折复位的"喀嚓"声，病人改变健侧卧位，术者用手掌挤压髂骨翼，使骨折面互相嵌插。最后病人骶部和髂嵴部垫薄棉垫，用宽 15～20 厘米胶布条环绕骨盆予以固定。同时患肢作持续骨牵引。3 周后去骨牵引，6～8 周后去固定的胶布。固定期间行股四头肌收缩和关节活动的锻炼。三个月后可负重行走。

4.对有移位的骶骨或尾骨骨折脱位可在局麻下，用手指经肛门内将骨折向后推挤复位。陈旧性尾骨骨折疼痛严重者，可在局部作强地松龙封闭。

5.髋关节中心性脱位，除患肢作骨牵引外，于大粗隆处宜再作一侧方牵引。予以复位。

6.对累及髋臼的错位性骨折，手法不能整复时，应予以开放复位内固定，恢复髋臼的介剖关节面。

（六）骨盆伤的分级治疗

1.连营主要是急救，对伤口包扎止血，给予止痛和抗感染药物，尽快后送。

2.团救护所，积极抗休克，输血或输液。对尿潴留的处理，试行留置导尿管，如失败则行耻骨上膀胱穿刺术排尿。

3.师救护所和一线医院，除抗休克外，进行优先处理危急病人生命的合并症，并对骨盆骨折及时处理。

（七）并发症

1.肤膜后血肿。骨盆各骨主要为松质骨，盆壁肌肉多，邻近又有许多动脉丛和静脉丛，血液供应丰富，盆腔与后肤膜的间隙又系疏松结缔组织构成，有巨大空隙可容纳出血，因此骨折后可引起广泛出血。巨大肤膜后血肿可蔓延到肾区、膈下或肠系膜。病人常有休克，并可有腹痛、腹胀、肠鸣减弱及腹肌紧张等腹膜刺激的症状。为了与腹腔内出血鉴别，可进行腹腔诊断性穿刺，但穿刺不宜过深，以免进入腹膜后血肿内，误认为是腹腔内出血。故必需严密细致观察，反复检查。

2.尿道或膀胱损伤。对骨盆骨折的病人应经常考虑下尿路损伤的可能性，尿道损伤远较膀胱损伤为多见。患者可出现排尿困难、尿道口溢血现象。双侧耻骨支骨折及耻骨联合分离时，尿道膜部损伤的发生率较高。

二、骶骨骨折

（一）症状体征

视受损程度不同，骶骨骨折的临床症状差别较大，检查时应注意以下几点：

1.疼痛　对外伤后主诉骶骨处持续性疼痛者，应详细检查。清晰地条状压痛大多因骨折所致，并可沿压痛的走向来判定骨折线；传导叩痛较腰椎骨折为轻，尤其是在站立位检查时。

2.惧坐　坐位时重力直接作用于骶尾处而引起疼痛，因此患者来就诊时喜取站位，或是一侧臀部就座。

3.皮下淤血　因骶骨浅在，深部损伤易显露于皮下，因此在体检时可发现骨折处的血肿、皮下淤血或皮肤挫伤、擦伤等。

4.肛门指诊　肛门指诊时可根据压痛部位、骨折处移位及有无出血，推测骨折线走行、有无明显错位及是否为开放性骨折等。

5.马鞍区感觉障碍　波及骶孔的骨折可刺激骶神经支而出现马鞍区感觉过敏、刺痛、麻木及感觉减退等各种异常现象。

6.其他　波及第1.2骶椎的骨折，可出现类似坐骨神经痛的症状（骶1.2神经构成坐骨神经的一部分），包括感觉、运动及跟腱反射障碍等。合并骨盆骨折者，应注意全身情况，有无休克、脂肪栓塞等并发症，并注意有无合并直肠、膀胱损伤等。

7.骶骨骨折一般分为以下四型。

（1）横形骨折：横形骨折可见于骶骨的各个平面，但以中、下段为多见，此处恰巧是骶髂关节的下缘（相当于骶4～5处）。当患者仰面摔倒时，骶椎着地，以致骶骨的下方易因直接撞击暴力而折断。其中多系裂缝骨折，裂缝长短不一，多由一侧延伸至中部，亦可贯穿整个骶骨，少有错位者。但如果暴力过猛，则可引起骶椎上部随腰椎而向前移位，或是下部骨折片向前移位，并因骶管狭窄可引起骶神经损伤，以致出现马鞍区症状。如果骶2.3神经受累时，则大小便功能可能出现障碍。有时远端骨折片亦可受到肛提肌作用而向前移位，同样可引起骶神经症状。本病最严重的并发症是直肠破裂、脑脊液漏及腹膜后血肿等。对横形骨折的判定除CT检查外，一般X线平片亦可显示，尤以侧位片较为清晰；此时应注意观察骶骨前缘的形态，正常骶骨前缘光滑、平整、锐利，而在骨折时则出现前缘皮质中断或皱褶、凸凹不平及重叠等异常所见。

（2）纵形骨折：纵形骨折较横形骨折少见，均为强烈暴力所致，多与骨盆骨折同时发生，或是出现一侧性骶髂关节分离。一般情况下，骨折线好发于侧方骶孔处。因该处解剖结构较薄弱，其移位方向及程度与整个骨盆骨折相一致，因此，亦可将其视为骨盆骨折的一部分，而单独发生者则较少见。因该处有骶神经支穿出，故神经症状较多见。其局部及肢体症状视整个骨盆骨折的状态而轻重不一。严重者伤侧半个骨盆及同侧下肢向上移位，并可能出现膀胱、直肠症状和腹膜后血肿。

（3）粉碎性骨折：多系直接暴力作用于局部而引起的星状或不规则状的粉碎性骨折，移位多不明显，临床上如不注意检查，易漏诊，并应注意观察X线片。

（4）撕脱骨折：由于骶结节韧带所致的骶骨侧下缘附着点处撕脱骨折易漏诊，应注意。

（二）检查方法

1.X线平片　同时拍摄正位及侧位X线片，疑及骶髂关节受累者，应加拍斜位片。除观察骨折线外，还需以此进行分型及决定治疗。因该处肠内容物较多，拍片前应常规清洁灌肠。

2.CT及MRI检查　CT检查较X线平片更为清晰，尤其对判定骨折线及其移位方向较为理想；而对周围软组织的观察，则以MRI检查为清晰。

（三）治疗

1.一般治疗原则

（1）无移位者：卧木板床休息3～4周后上石膏短裤起床活动；坐位时，应垫以气垫或海绵等，以保护局部、缓解压力

（2）轻度移位者：局部麻醉后通过肛门指诊将其逐渐复位，2～3天后再重复1次，以维持对位。

（3）重度移位：局部麻醉后通过肛门指诊先施以手法复位，若无法还纳，或不能维持对位，可酌情行开放复位及内固定术。

（4）合并骨盆骨折者：应以骨盆骨折为主进行治疗，包括卧床（蛙式卧位）、双下肢胫骨结节牵引疗法、开放复位及内固定术等。

（5）骶神经受压者：可先行局部封闭疗法，无效时，则需行手术减压。

2.几种特殊类型的骨折及其处理

（1）伴有骶髂关节分离的骶骨纵行骨折：此种类型骨折或单侧骶髂关节分离通常是骨盆环的前、后部双重骨折的一部分，为前、后向同时遭受强大的挤压暴力或车祸所致。一般均伴有明显移位，因此其治疗较为复杂。除少数病例可行开放复位及内固定外，大多数病例按以下顺序行非手术治疗。

①牵引复位：即在移位侧行股骨髁部骨牵引，按体重的1/13～1/7重量持续牵引5～10天。在牵引3～5天时应摄片观察复位情况，并调节牵引重量及床脚抬高高度，以保持人体平衡为原则。

②骨盆兜带悬吊牵引：当X线片显示骨折（或脱位）完全复位后即用兜带将骨盆悬吊，以使骨折靠拢。其牵引重量以使骨盆离开床面5～10cm距离为标准。

③石膏短裤固定：骨盆兜带牵引5～7天，X线平片显示分离的骨折端（或关节间隙）已恢复原位时，即可在石膏铁架上行短裤石膏固定。

（2）骶骨上段横形骨折：大多由直接暴力所致的骶骨高位横形骨折，大多见于骶椎1～2和骶椎3～4处，其发生率在骶骨骨折中约占5%左右，在骨盆骨折中约为2%。其发生机制大多见于躯干及髋关节屈曲而膝关节伸直、双侧腘绳肌紧张、骨盆处于固定而不能向前旋转时，如果骶骨上部被重物打击，即可造成骶骨横形骨折。如果骨折线经过骶1～2交界处，则骶1和腰椎同时向前移位，一般称为"创伤性骶骨滑脱"，由于骨折移位及骶管狭窄而可引起骶神经损伤，以致马鞍区感觉障碍和

部分臀肌瘫痪；如骶 2～3 神经受损，则出现大小便功能障碍。此种病例常伴有腰椎横突骨折（多为受伤时腰方肌剧烈收缩所致），如腰 5 横突骨折则说明髂腰韧带断裂。其他并发症包括腹膜后血肿、直肠破裂、皮肤挫伤坏死及脑脊液瘘等。

此种损伤的治疗是依据骨折移位情况及骶神经是否受损而定，对伴发骶神经根损伤者，多需行手术治疗，术中切除骶骨椎板以求获得神经减压。对移位明显的骶椎骨折可考虑通过撬拨复位。非手术疗法适用于无移位或是可以手法复位的轻度移位病例。

（3）骶骨下段横形骨折：骶骨下段（骶 4～5）的骨折大多由于直接暴力打击或后仰跌倒坐于石块、水泥板缘上所致。因为暴力通常来自后方，因此远端骨折块大多向前移位。

第八章 关节脱位

第一节 关节脱位概论

一、概述

关节脱位又称脱臼。因外力或其他原因造成关节各骨的关节面失去正常的对合关系。因外伤引起者为外伤性脱位；因关节病变引起者为病理性脱位；脱位后，关节面完全丧失对合关系者为完全脱位；部分丧失者为半脱位。外伤性脱位较多见，且多发生在青壮年。最易发生脱位的关节是肘关节，其次是肩及髋关节。伤后关节局部疼痛、肿胀、活动障碍及出现畸形，多可据此作出诊断。为了确定脱位的方向、程度及是否合并骨折，X线检查是必要的。对脱臼者应及时进行手法复位，越早越好。复位后应使关节固定于稳定位置2～4周；解除固定后还应进行主动的功能锻炼，以利恢复关节功能。如果手法复位失败，应行手术切开复位 。

二、性质分类

脱臼的性质分为三种：①外伤性脱臼；②病理性脱臼；③先天性脱臼。正骨科经常见到的是外伤性脱臼，其他两种比较少见。

主要发生部位：髋关节脱臼、肩关节脱臼、下巴脱臼、手腕脱臼、膝关节脱臼、踝关节脱臼、肘关节脱臼。

关节脱位除有外伤史之外，患处疼痛、肿胀、关节功能丧失，有时合并血管、神经损伤。

关节脱位（脱臼）的特征：①畸形、关节脱位处有明显畸形，移位的骨端可在异常位置摸到，肢体形态异常，可变短或变长；②弹性固定：主要是关节周围的痉挛和关节囊与韧带的扭曲，使患肢保持于异常的位置上，被动活动时可感到弹性抗力；③关节空虚：可在体表摸到。X线检查对确定脱位的方向、程度有无合并骨折等有重要作用。

三、成因及病理

（一）成因

第一类的习惯性肩关节脱臼的患者，没有明显创伤的病史，而且身上多处关节也可能有过度伸展及松弛的现象。譬如说，大拇指可以轻易后折并触及前臂；肘关节或膝关节过度挺伸，最主要的原因就是先天性身体的组织较松弛而造成的关节不稳定，而且是多方向性的。

至于第二类，其因受伤后造成的习惯性脱位，多是因为明显的创伤，如运动伤害，像投掷动作太过用力，或投掷过程忽遇阻力，柔道、角力等身体接触的技击运动；又如摔倒时以手撑地，或是肩膀著地等意外的动作，造成肩关节脱位，几乎都是前方向的脱臼，在保守治疗（关节复位）后，又再发生脱位或半脱位的情形。

（二）病理

问题出在第一次受伤时，关节内维持稳定的重要构造（肩盂唇韧带），因关节脱位而从间盂的边缘撕裂，并且和骨头剥离。之后虽然关节复位，但受伤的部位没有愈合，形成一永久性的缺口，而无法维持肩关节的稳定度。90%以上的肩关节脱位都是由前方脱出，所以，肩盂唇韧带剥离处亦位於肩盂的前下方，也就是如此；再脱位都发生在肩上举外展及外转的动作。另外脱位次数多了，前方的关节囊亦被"撑"的变成愈来愈松弛，也使得脱位愈易发生。脱位一次，关节就受伤一次，不但会造成关节软骨磨损或是剥离掉落，甚至也会造成上盂唇韧带的撕裂。

（三）治疗

治疗原则有复位、固定、功能锻炼三方面：

1.复位：以手法复位为主，时间越早、越易复位，效果越好。伤后3-5周手法复位常很困难。手法复位需在适当的麻醉配合下，以达到无痛和肌肉松弛的目的。复位成功的标志是被动恢复正常，骨性标志复原。X线检查示已复位。当关节内骨折、手法复位失败者，或习惯脱位者须切开复位。

2.固定：复位后将关节固定在稳定的位置，使受伤的关节囊、韧带肌肉等组织得以恢复愈合，固定时间约2～3周，陈旧性脱位固定应延期。

3.功能锻炼：在固定期间要经常进行关节周围肌肉的舒缩活动和患肢其他关节的主动运动，以增进血流循环，消除肿胀，避免肌肉萎缩，骨质疏松和关节僵硬。

解除固定后，应逐步进行主动性功能锻炼，配合热水浴、理疗，以逐渐恢复关节功能，禁忌粗暴扳拉。

第二节 关节脱位

一、肩关节脱位

肩关节脱位最常见，约占全身关节脱位的 50%，这与肩关节的解剖和生理特点有关，如肱骨头大，关节盂浅而小，关节囊松弛，其前下方组织薄弱，关节活动范围大，遭受外力的机会多等。肩关节脱位多发生在青壮年、男性较多。

（一）脱位的原因及类型

肩关节脱位按肱骨头的位置分为前脱位和后脱位。肩关节前脱位者很多见，常因间接暴力所致，如跌倒时上肢外展外旋，手掌或肘部着地，外力沿肱骨纵轴向上冲击，肱骨头自肩胛下肌和大园肌之间薄弱部撕脱关节囊，向前下脱出，形成前脱位。肱骨头被推至肩胛骨喙突下，形成喙突下脱位，如暴力较大，肱骨头再向前移致锁骨下，形成锁骨下脱位。后脱位很少见，多由于肩关节受到由前向后的暴力作用或在肩关节内收内旋位跌倒时手部着地引起。后脱位可分为肩胛岗下和肩峰下脱位，肩关节脱位如在初期治疗不当，可发生习惯性脱位。

（二）临床表现及诊断

外伤性肩关节前脱位均有明显的外伤史，肩部疼痛、肿胀和功能障碍，伤肢呈弹性固定于轻度外展内旋位，肘屈曲，用健侧手托住患侧前臂。外观呈"方肩"畸形，肩峰明显突出，肩峰下空虚。在腋下、喙突下或锁骨下可摸到肱骨头。伤肢轻度外展，不能贴紧胸壁，如肘部贴于胸前时，手掌不能同时接触对侧肩部（Dugas征，即搭肩试验阳性）。上臂外侧贴放一直尺可同时接触到肩峰与肱骨外上踝（直尺试验）。X 线检查可明确脱位类型和确定有无骨折情况。

应注意检查有无合并症，肩关节有脱位病例约 30～40% 合并大结节骨折，也可发生肱骨外科颈骨折，或肱骨头压缩骨折，有时合并关节囊或肩胛盂缘自前面附着处撕脱，愈合不佳可引起习惯性脱位。肱二头肌长头肌腱可向后滑脱，造成关节复位障碍。腋神经或臂丛神经内侧束可被肱骨头压迫或牵拉，引起神经功能障碍，也可以损伤腋动脉。

后脱位临床症状不如前脱位明显，主要表现为喙突明显突出，肩前部塌陷扁平，在肩胛下部可以摸到突出肱骨头。上臂略呈外展及明显内旋的姿势。肩部头脚位X线片可明确显示肱骨头向后脱位。

（三）治疗

1.手法复位

脱位后应尽快复位，选择适当麻醉（臂丛麻醉或全麻），使肌肉松弛并使复位在无痛下进行。老年人或肌力弱者也可在止痛剂下（如75～100毫克杜冷丁）进行。习惯性脱位可不用麻醉。复位手法要轻柔，禁用粗暴手法以免发生骨折或损伤神经等附加损伤。常用复位手法有三种。

（1）足蹬法（Hippocrate's法）

患者仰卧，术者位于患侧，双手握住患肢腕部，足跟置于患侧腋窝，两手用稳定持续的力量牵引，牵引中足跟向外推挤肱骨头，同时旋转，内收上臂即可复位。复位时可听到响声。

（2）科氏法（Kocher's法）

此法在肌肉松弛下进行容易成功，切勿用力过猛，防止肱骨颈受到过大的扭转力而发生骨折。手法步骤：一手握腕部，屈肘到90度，使肱二头肌松弛，另一手握肘部，持续牵引，轻度外展，逐渐将上臂外旋，然后内收使肘部沿胸壁近中线，再内旋上臂，此时即可复位。并可听到响声。

（3）牵引推拿法

伤员仰卧，一助手用布单套住胸廓向健侧牵拉，第二助手用布单通过腋下套住患肢向外上方牵拉，第三助手握住患肢手腕向下牵引并外旋内收，三方面同时徐徐持续牵引。术者用手在腋下将肱骨头向外推送还纳复位。二人也可做牵引复位。

复位后肩部即恢复钝圆丰满的正常外形、腋窝、喙突下或锁骨下再摸不到脱位的肱骨头，搭肩试验变为阴性，X线检查肱骨头在正常位置上。如合并肱骨大结节撕脱骨折，因骨折片与肱骨干间多有骨膜相连，在多数情况下，肩关节脱位复位后撕脱的大结节骨片也随之复位。

复位后处理：肩关节前脱位复位后应将患肢保持在内收内旋位置，腋部放棉垫，再用三角巾，绷带或石膏固定于胸前，3周后开始逐渐作肩部摆动和旋转活动，但要防止过度外展、外旋，以防再脱位。后脱位复位后则固定于相反的位置（即外展、外旋和后伸拉）。

2.手术复位

有少数肩关节脱位需要手术复位，其适应证为：肩关节前脱位并发肱二头肌长头肌腱向后滑脱阻碍手法复位者；肱骨大结节撕脱骨折，骨折片卡在肱骨头与关节盂之间影响复位者；合并肱骨外科颈骨折，手法不能整复者；合并喙突、肩峰或肩关节盂骨折，移位明显者；合并腋部大血管损伤者。

3.陈旧性肩关节脱位的治疗

肩关节脱位后超过三周尚未复位者，为陈旧性脱位。关节腔内充满瘢痕组织，有与周围组织粘连，周围的肌肉发生挛缩，合并骨折者形成骨痂或畸形愈合，这些病理改变都阻碍肱骨头复位。

陈旧性肩关节脱位的处理：脱位在三个月以内，年轻体壮，脱位的关节仍有一定的活动范围，X线片无骨质疏松和关节内、外骨化者可试行手法复位。复位前，可先行患侧尺骨鹰嘴牵引1～2周；如脱位时间短，关节活动障碍轻亦可不作牵引。复位在全麻下进行，先行肩部按摩和作轻轻的摇摆活动，以解除粘连，缓解肌肉痉挛，便于复位。复位操作采用牵引推拿法或足蹬法，复位后处理与新鲜脱位者相同。必须注意，操作切忌粗暴，以免发生骨折和腋部神经血管损伤。若手法复位失败，或脱位已超过三个月者，对青壮年伤员，可考虑手术复位。如发现肱骨头关节面已严重破坏，则应考虑作肩关节融合术或人工关节置换术。肩关节复位手术后，活动功能常不满意，对年老患者，不宜手术治疗，鼓励患者加强肩部活动。

（四）习惯性肩关节前脱位的治疗

习惯性肩关节前脱位多见于青壮年，究其原因，一般认为首次外伤脱位后造成损伤，虽经复位，但未得到适当有效的固定和休息。由于关节囊撕裂或撕脱和软骨盂唇及盂缘损伤没有得到良好修复，肱骨头后外侧凹陷骨折变平等病理改变，关节变得松弛。以后在轻微外力下或某些动作，如上肢外展外旋和后伸动作时可反复发生脱位。肩关节习惯性脱位诊断比较容易，X线检查时，除摄肩部前后位平片外，应另摄上臂60～70°内旋位的前后X线片，如肱骨头后侧缺损可以明确显示。

对习惯性肩关节脱位，如脱位频繁宜用手术治疗，目的在于增强关节囊前壁，防止过分外旋外展活动，稳定关节，以避免再脱位。手术方法较多，较常用的有肩胛下肌关节囊重叠缝合术（Putti-Platt 氏法）和肩胛下肌止点外移术（Magnuson 氏法）。

二、肘关节脱位

正常肘关节由肱尺、肱桡和尺桡上关节组成，主要是肱尺关节进行伸屈活动（伸180度，屈30度）。肘关节后部关节囊及韧带较薄弱，易发生后脱位。

（一）脱位原因及类型

肘关节后脱位最为常见，大多发生于青壮年，由传达暴力和杠杆作用所造成。跌倒时用手撑地，关节在半伸直位，作用力沿尺、桡骨长轴向上传导，使尺、桡骨上端向近侧冲击，并向上后方移位。当传达暴力使肘关节过度后伸时，尺骨鹰嘴冲击肱骨下端的鹰嘴窝，产生一种有力的杠杆作用，使止于喙突上的肱前肌和肘关节囊前壁撕裂。肱骨下端继续前移，尺骨鹰嘴向后移，形成肘关节后脱位。由于暴力方向不同，尺骨鹰嘴除向后移位外，有时还可向内侧或外侧移位，有些病例可合并喙突骨折。肱前肌被剥离，以致形成血肿，肘关节脱位可合并肱骨内上髁骨折，有时骨折片嵌在关节内阻碍复位，可有尺神经损伤。

肘关节前脱位很少见，多为直接暴力所致，发生时多在伸肘位、肘后暴力造成鹰嘴骨折后向前脱位。

（二）临床表现及诊断

1.肘关节受伤史及局部症状

2.脱位的特殊表现　肘部明显畸形，肘窝部饱满，前臂外观变短，尺骨鹰嘴后突，肘后部空虚和凹陷。关节弹性固定于120～140度，只有微小的被动活动度。肘后骨性标志关系改变，在正常情况下肘伸直位时，尺骨鹰嘴和肱骨内、外上髁三点呈一直线；屈肘时则呈一等腰三角形。脱位时上述关系被破坏，肱骨髁上骨折时三角关系保持正常，此征是鉴别二者的要点。

3.肘关节脱位的合并症　后脱位有时合并尺神经伤及其他神经伤、尺骨喙突骨折，前脱位时多伴有尺骨鹰嘴骨折等。

4.X 线检查　肘关节正侧位片可显示脱位类型、合并骨折情况，并与髁上骨折相区别。

（三）治疗

1.新鲜肘关节后脱位

在臂丛麻醉下，术者一手握住伤肢前臂、旋后，使肱二肌松弛后进行牵引，助手作反牵引，先纠正侧方移位，再在继续牵引下屈曲肘关节，同时将肱骨稍向后推，复位时可感到响声，如已复位，关节活动和骨性标志即恢复正常，如果一人操作，可用膝肘复位法或椅背复位法。

注意事项：复位前应检查有无尺神经损伤，复位时应先纠正侧方移位，有时要先将肘稍过伸牵引，以便使嵌在肱骨鹰嘴窝内的尺骨喙突脱出，再屈肘牵引复位，若合并肱骨内上髁骨折，肘关节复位后，肱骨内上髁多可随之复位；但有时骨折片嵌入肱尺关节间隙，可高度外展前臂，利用屈肌的牵拉作用将骨折片拉出。

复位后的处理：复位后，用石膏或夹板将肘固定于屈曲 90 度位，3～4 周后去除固定，逐渐练习关节自动活动，要防止被动牵拉，以免引起骨化肌炎。

肘关节脱位合并肱骨内上髁骨折或桡骨小头骨折，手法复位失败者，可行手术复位；成人可作桡骨小头切除。

2.陈旧性脱位

陈旧性肘关节脱位，损伤在三个月以内，可试行手法复位，如不能复位时，切不可强力复位，应采取手术复位。如合并有尺神经损伤，手术时应先探查神经，在保护神经下进行手术复位，复位后宜将尺神经移至肘前，如关节软骨已破坏，应考虑作肘关节成形术或人工关节置换术。

3.肘关节前脱位

手法复位时，应将肘关节呈高度屈曲位进行，一助手牵拉上臂，术者握前臂，推前臂向后，即可复位。复位后固定于半伸肘位 4 周，有时尺骨鹰嘴不能手法整复，需手术复位固定。

三、髋关节脱位

髋关节为杵臼关节，其解剖特点是：髋臼深，韧带坚强，肌肉肥厚。因此关节稳定，仅在强大暴力下发生脱位，多发生于青壮年。

（一）原因及类型

脱位分为前、后脱位和中心脱位三种类型，以后脱位最常见。后脱位是由于髋关节在屈曲、内收，受到来自股骨长轴方向的暴力，可使韧带撕裂，股骨头向后突破关节囊而造成后脱位。若髋关节在屈曲和轻度内收位，同样外力可使髋臼顶部后缘骨折，股骨头向后脱位。如髋关节在中位或轻度外展位，暴力可引起髋臼骨折，股骨头沿骨折处向盆腔方向移位，叫作中心脱位，很少见。如髋关节处于外展位，股骨大粗隆与髋臼上缘相顶撞，以此为支点继续外展，暴力沿股骨头长轴冲击，可发生前脱位。股骨头可停留在闭孔或耻骨嵴处。如在下蹲位，两腿外展，窑洞倒塌时，也可发生前脱位。

（二）临床表现及诊断

1.后脱位

（1）髋关节在屈曲内收位受伤史。

（2）髋关节疼痛，活动障碍等。

（3）脱位的特有体征　髋关节弹性固定于屈曲、内收、内旋位，足尖触及健侧足背，患肢外观变短。腹沟部关节空虚，髂骨后可摸到隆起的股骨头。大转子上移，高出髂坐线（髂前上棘与坐骨结节之连线，即 Nelaton's line）。

（4）有时并发坐骨神经损伤，髋臼后上缘骨折。晚期可并发股骨头坏死。

（5）X 线检查可确定脱位类型及骨折情况，并与股骨颈骨折鉴别。

2.前脱位时，髋关节呈屈曲、外展、外旋畸形，患肢很少短缩，大粗隆亦突出，但不如后脱位时明显，可位于髂坐线之下，在闭孔前可摸到股骨头。

3.中心脱位畸形不明显，脱位严重者可出现患肢缩短，下肢内旋内收，大转子隐而不现，髋关节活动障碍。临床上往往需经 X 线检查后，方能确定诊断。常合并髋臼骨折，可有坐骨神经及盆腔内脏器损伤，晚期可并发创伤性关节炎。

（三）治疗

1.新鲜脱位的治疗

（1）后脱位的复位方法

①问号法（Bigelow's 法）。

在腰麻下，病员仰卧，助手固定骨盆，髋、膝屈曲至 90 度，术者一手握住患肢踝部，另一前臂放在腘窝处向上牵引，开始先使髋关节屈曲、内收、内旋（使股骨头离开髂骨），然后一面持续牵引，一面将关节外旋、外展、伸直、使股骨头滑入髋臼而复位（助手可协助将股骨头推入髋臼）。因为复位时股部的连续动作呈"？"

形，似一问号，故称"问号法"复位，左侧后脱复位时，股部的连续动作如一个正"问号"，反之，右侧后脱位为一反"问号"。

②提拉法（Allis 法）。

患者仰卧，助手的动作和术者的位置同上法，复位时术者先将患侧髋和膝关节屈至 90°，使髂股韧带和膝屈肌松弛，然后一手握住小腿向下压，另一前臂套住膝后部向上牵拉，使股骨头向前移位接近关节囊后壁破口，同时向内外旋转股骨干，使股骨头滑入髋臼，助手可同时将股骨头向髋臼推挤复位。复位时常可听到或感到一明显响声。此法比较安全。

③复位后的处理

固定：复位后可用单侧髋人字石膏固定 4～5 周（或平卧用砂袋固定患肢使呈轻度外展内旋位），以后可架拐早期活动，但患侧不能负重，待 6～8 周后，进行 X 线检查，显示无股骨头坏死时再负重走路。

④手术复位的适应证

手法不能复位，应考虑及时手术复位。髋臼上缘大块骨折，须手术复位并作内固定。

（2）前脱位治疗原则同前，仅手法方向相反，复位后处理亦同。

（3）中心脱位宜用骨牵引复位，牵引 4～6 周。如晚期发生严重的创伤性关节炎，可考虑人工关节置换术或关节融合术。

2.髋关节陈旧性脱位，因髋臼内充满纤维瘢痕，周围软组织挛缩，手法复位不易成功。可根据脱位时间、局部病变和伤员情况，决定处理方法。脱位未超过三个月者，或试行手法复位。先行骨牵引 1～2 周，将股骨头拉下至髋臼缘，再在麻醉下试行轻缓手法活动髋关节，以松解粘连，获得充分松动后再按新鲜脱位的手法进行整复。但切忌粗暴，以免发生骨折。手法复位不成功或脱位已超过三个月者应手术复位。对关节面破坏严重者，可根据患者职业决定做髋关节融合术或人工关节置换术。

四、桡骨小头半脱位

（一）致伤机理

常见于 2～4 岁小儿，因桡骨头尚未发育完全，环状韧带较松弛，当强力牵拉时，易发生脱位，桡骨头被拉至漏斗环状韧带的远侧，有时部分韧带嵌于肱桡关节之间。

（二）临床表现及诊断

常有提拉患儿手臂上楼梯或走路的受伤史，半脱位时肘部疼痛，患儿哭闹，肘部半屈曲，前臂中度旋前，不敢旋后和屈肘，不肯举起和活动患肢，桡骨头部位压痛，X 线检查阴性。

（三）治疗

复位时不用麻醉，先将前臂旋后，伸肘稍加牵引，拇指压肘前桡骨小头处，屈曲肘关节，必要时前后旋转前臂，可感到复位的响声，复位后肘部及前臂可活动自如。复位后用三角巾悬吊一周。如活动时疼痛或复发，宜用石膏固定于屈肘 90 度 2 周，应注意勿提拉小儿手臂，防止复发。4~6 岁后桡骨头长大，即不易脱出。

第三节 关节错缝

一、胸椎错缝（胸椎后关节紊乱）

（一）诊断

1.疾病诊断

（1）中医诊断标准

一般有牵拉、过度扭转外伤史；局部疼痛剧烈，甚则牵掣肩背作痛，俯仰转侧困难，常固定于某一体位，不能随意转动，疼痛随脊柱运动增强而加重，且感胸闷不舒，呼吸不畅，入夜翻身困难。重者可有心烦不安，食欲减退。 部分患者可出现脊柱水平面有关脏腑反射性疼痛，如胆囊、胃区等疼痛。

①棘突偏歪：脊柱病变节段可触及偏歪的棘突。表现为一侧偏突，而对侧空虚感。

②压痛：脊柱病变节段后关节处有明显压痛，多数为一侧，少数为两侧。

③肌痉挛：根据病变节段的不同，菱形肌、斜方肌可呈条索状痉挛，亦有明显压痛。

④功能障碍：多数无明显障碍，少数可因疼痛导致前屈或转侧时活动幅度减小，牵拉疼痛。

⑤辅助检查 胸椎 X 线片：胸椎后关节错缝属解剖位置上的细微变化，两侧关节突关节间隙宽度可能存在 1mm 以上的差异。严重者可见脊柱侧弯，棘突偏歪等改变。

（2）西医诊断标准

①有急慢性脊背损伤史。

②有急慢性脊背疼痛或脊背累、沉重等不适感局部疼痛剧烈。

③部分患者可出现脊柱水平面有关脏腑反射性疼痛，如胆囊、胃区等疼痛。

④自上而下顺序检查胸椎棘突有压痛、叩击痛或偏歪，棘突隆起或凹陷。 ○ 2 韧带钝厚或剥离，棘突、棘突间和棘旁软组织可有不同范围和程度的损伤与疼痛。

⑤辅助检查 胸椎 X 线片：显示后关节间隙宽度改变，并可排除结核、肿瘤、骨折、炎症等疾患。

2.分期诊断

（1）急性期：胸椎局部疼痛较剧，甚则牵掣肩背作痛，脊柱水平面有关脏腑反射性疼痛，俯仰转侧活动严重受限。

（2）缓解期：胸椎局部疼痛缓解，牵掣肩背作痛，脊柱水平面有关脏腑反射性疼痛症状减轻，俯仰转侧活动稍受限。

（3）康复期：胸椎后关节紊乱相关症状体征逐渐消失，活动如常。

3.证候诊断

（1）气滞血瘀证：痛处固定，或胀痛不适，或痛如锥刺，活动不利，甚则不能转侧，痛处拒按。舌质暗青或有瘀斑，脉弦涩或细数。常有外伤、扭挫伤史。

（2）风寒湿痹证：冷痛重着，转侧不利，遇阴雨天或感风寒后加剧，痛处喜温喜按，肢体欠温。舌淡苔薄白，脉沉紧或沉迟。

（二）治疗方法

1.分期推拿治疗

（1）急性期

①治法：快速止痛（安全止痛为主，慎用整复类手法）

②操作：患者俯卧位，对胸椎关节周围疼痛等症状明显者，医者可采用膏摩或理筋手法在病变部位治疗 3～5 分钟以缓解疼痛。

（2）缓解期

①治法：疏经通络，行气活血，理筋整复

②操作：

A.患者取俯卧位，医者立于其一侧，以滚法、按法、揉法在胸背部交替操作，时间约5～8分钟。

B.继上势，医者沿脊柱两侧竖脊肌用按揉法、弹拨法操作，或点按背部华佗夹脊穴，以病变对应区域为主，3～5分钟。暴露背部皮肤，涂上介质，沿两侧膀胱经行擦法，以透热为度。

C.胸椎关节调整

方法一：患者俯卧，术者站立在患侧，一手向上扳动一侧肩部，另一手掌抵压患处棘突，两手同时相对用力扳压。

方法二：患者取坐位，术者立于其身后，采用抱颈提升法，或采用胸椎对抗复位扳法操作，以整复关节错缝。

2.特色疗法

（1）针灸疗法可选用肺俞、风门、心俞、膈俞、肝俞等，并根据症状所累及的部位，按照"经络所过，主治所及"的原则选用相应穴位针灸或拔罐治疗。

（2）穴位注射根据胸椎病变部位和病情，选择1～3个夹脊穴，注射液可选用红花注射液、丹参注射液等，注射方法参照穴位注射技术操作规范，每穴注射0.5～2ml，隔日一次，共3～5次。

（3）中药外敷麝香镇痛膏、骨通贴膏、狗皮膏、热敷贴等或其他各种外用活血通络的膏剂、乳剂选择性应用。

（4）导引疗法导引法一：易筋经选择韦陀献杵、掌托天门、掉尾式作为重点锻炼方法。导引法二：脊柱功选择轮转双臂、仙鹤点水作为重点锻炼方法。 导引法三：八段锦选择双手托天、左右开弓作为重点锻炼方法。

3.辨证选择口服中药汤剂、中成药

（1）气滞血瘀证　治法：行气活血，舒筋通络。　推荐方药：身痛逐瘀汤加减。秦艽、川芎、桃仁、红花、甘草、羌活、没药、当归、五灵脂、香附、牛膝、地龙等。　中成药：七厘胶囊、活血止痛胶囊等。

（2）风寒湿痹证　治法：祛风除湿，温经止痛。　推荐方药：羌活胜湿汤加减。羌活、独活、藁本、防风、甘草、川芎、蔓荆子、生姜等。中成药：独活寄生丸、追风活络丸等。

4.辨证选择静脉滴注中药注射液　胸椎局部疼痛较剧，活动严重受限者，可选择1～2种具有活血化瘀功效的静脉滴注中药注射液，如三七总皂苷注射液（血塞通）、丹参注射液、川芎嗪注射液，注射用红花黄色素等。

5.其他疗法　1.胸椎制动　减少胸椎部位过度活动。适用于胸椎习惯性失稳者。2.理疗　低频脉冲、红外线透热照射疗法等，可根据证型选择性应用。

6.对症处理　疼痛严重者可选用非甾体类药物，如双氯芬酸钠、布洛芬、美洛昔康或塞来昔布等。

7.健康指导　1.急性期发作时应停止活动，卧硬床休息。　2.缓解期治疗期间避免胸椎过度活动，避免劳累。　3.康复期避风寒、畅情志、注意劳逸结合。

二、骶髂关节错缝

（一）功能解剖和损伤机制

骶髂关节是骨盆中的能动关节，它有完整的关节结构，但活动范围微小，关节面不平，有凹陷和隆起互相咬合，借以稳定关节。它的稳定性又依靠坚强的骶髂前后韧带和骶髂间韧带加强。一般没有强调外力，骶髂关节是不易错缝的。脊柱所承负的重量必须通过两侧骶髂关节才能传达到下肢，而来自足底或坐骨结节的力量也必须通过骶髂关节才能达到躯干。正常的骶髂关节只有少许的前后旋转活动，以缓冲弯腰和负重时脊柱索承担的外力。

骶髂关节的结构具有双重性。该关节一部分属于纤维连结，另一部分属于滑膜连结。在骶粗隆与髂粗隆之间的缝隙为纤维所填充。承受压力、传递重力以及缓冲支撑反作用力的主要是该关节的纤维部。此部韧带除了人体在卧位状态外，经常处于重压之下，易于损伤，一旦骶髂关节纤维部损伤，滑膜连结难以维持关节的完整性。

青春后期的女性，此关节的活动范围增加，到妊娠最后3个月尤为显著，分娩后3~5个月可完全恢复。由于女性在生理上的特点，故患骶髂关节疾病者较男性多。

（二）病因

突然滑倒单侧臀部着地，地面的反冲外力沿坐骨结节向上传导，上身重力向下冲击，二力集中在骶髂关节上，迫使髂骨向上向内移错；或使单下肢突然负重，剪力作用与骶髂关节；如打球、跳高、单足失足等，都可以使骶髂关节过度前后旋转，髂骨遭受向上向内的外力引起错缝。若妇女妊娠晚期和产后早期，在不正常的体位上扭转、牵拉、挫碰等，亦可引起本病。髂骨向上错缝者多见，向下错缝者罕见。

伤后轻微者，可自行复位；重者可导致有关韧带松弛或撕裂，使关节处于不稳状态，当负重时便有加重错位的可能。久之，由于局部长期重复损伤而充血机化，填满关节腔隙，造成复位困难和关节不稳，引起顽固性下腰痛，称之为骶髂关节松动症。

（三）诊断

1.临床表现

本病临床好发于青壮年女性，自诉下腰痛，走路、转身疼痛加重，侧卧时痛侧在上则舒服，在下或平卧加重。

2.诊断依据

（1）下腰及臀底部疼痛，侧卧位置不对疼痛加重。

（2）患者在站立、坐位、卧位时，均采取健侧负重，患侧不能负重。

（3）患侧膝、髋关节呈半屈曲位，被动伸直则疼痛加剧。

（4）患侧骶髂关节可有 肿胀，较健侧隆起，在髂后下棘的内下角处有压痛和叩击痛。下肢轴向叩击痛阳性。

（5）骨盆分离挤压试验阳性，骶髂关节"4"字试验阳性，下肢后伸试验阳性，单足站立试验阳性。

（6）X线检查多数显示正常，部分患者可见患侧间隙增宽，关节面排列紊乱。晚期病人可见关节边缘骨质增生或骨密度增高。CT诊断可见明显关节面不对称。

3 鉴别判断

（1）骶髂关节结核 无外伤史或仅有轻微外伤史局部即出现症状，有全身结核中毒症状，X线片检查即可明确诊断。

（2）骶髂关节松动症 在文内已经提及，损伤早期很少发生慢性陈旧性损伤反复发作，方可演变为本病。

（3）骶髂关节致密性骨炎 多有劳损史，关节逐渐发生疼痛，由轻到重，休息后缓解，X线片多见关节骨质密度增高。

（四）治疗

1.理筋 骶髂部药熨，骨空针刺法。

2.复位 辩证选用整盆法。

复位后症状立即减轻消失，新鲜性损伤一次复位即可，1 周完全恢复；伤后 3 周以上的陈旧性损上，复位后可能再复发，再复发者应及时复位，不能拖延，复位后制动 3 周。

3.制动 复位后仰卧位休息，无需固定，细致不负重，新鲜性损伤休息 1 周；陈旧性损伤休息 3 周。

三、颈椎关节突关节错缝

颈椎的关节突较短，上关节面朝上偏于后方，下关节面朝下偏于前方，关节囊较松弛，可以滑动，横突之间往往缺乏横突韧带。因此，颈椎的稳定性较小。颈椎关节突关节错缝是指颈椎关节突关节发生超过正常范围的侧向微小移动，不能自行复位而产生的颈椎功能障碍，亦称颈椎关节突关节紊乱。

（一）病因及病理机制

颈部肌肉扭伤、撞伤或受风寒侵袭发生痉挛；或乘车时头颈部前后摆动，汽车急刹车时，颈部犹如"挥鞭"而致伤；或睡眠时枕头过高；或在肌肉松弛的情况下于梦中突然翻身；或工作中姿势不良，颈部呈慢性劳损；或在舞台表演或游泳时头部做快速转动等特技动作时，均可使颈椎关节突关节超出正常活动范围而发生侧向滑移。一侧椎间关节的滑膜嵌顿在关节突前后，左右略微移位，使关节突关节面的排列失去正常的关系。棘间和棘上韧带紧张，周围有关肌肉失去平衡协调，将移位的错缝关节突关节交锁在移位后的不正常位置上。但颈部肌肉、黄韧带等具有回弹作用，关节突关节错缝后可自行复位。上述的各种病理改变难在普通的 X 线片中被发现，临床上易误诊为颈部扭伤。

（二）诊断

1.临床表现

一般起病较急，颈部疼痛，转动不灵活，活动时疼痛加剧，可出现斜颈样外观。同时可伴有两侧上肢麻木、无力，感觉与肌力减退。严重病例还有头昏、视物模糊、复视等，系由颈椎病变局部的自主神经末梢受刺激后产生的症状。

2.检查

颈部肌肉稍痉挛、僵硬，活动受限，头歪向一侧略前倾。病变颈椎关节突关节、棘突有压痛，棘突向一侧隆起或呈现明显偏歪。此外，风池穴或肩胛内缘有压痛。

3.X线检查

正位片可有侧弯畸形，有时有局部棘突偏歪。侧位片可见关节突与椎体后缘有双影现象脊柱颈段生理性前凸变小或消失。斜位片可见椎间关节间隙相对增宽或变窄。

（三）鉴别诊断

本病应与下列疾病鉴别：①颈部急、慢性扭挫伤；②落枕；③颈椎病；④神经官能症或自主神经功能紊乱；⑤眩晕症，如梅尼埃综合征；⑥心血管疾患，如原发性高血压、冠心病等。

（四）辨证论治

治疗的目的是使关节突关节复位，以解除疼痛、恢复颈部正常功能。

1.手法治疗

手法复位是主要的治疗方法，有以下两种。

（1）对抗复位法　患者取俯卧位，头伸至床沿。医者立于患者头前，一手托住其下颌角，另一手握其枕部，做缓慢的对抗牵引，在牵引下使患者颈部伸直即可复位。或在对抗牵引下，医者用两手拇指分别放在偏歪棘突左右两侧，用力向中间顶压使其复位。

（2）旋转复位法　患者取坐位（以患椎棘突向右偏歪为例），头部前屈35°，再向左偏45°。医者左手拇指顶住偏歪棘突的右侧，右手掌托住患者左面颊及颏部。助手站在患者左侧，左手掌压住患者右颞顶部，据复位的需要按头部。然后，医者右手掌向上用力使患者头颈沿矢状轴旋转45°，同时左手拇指向左侧水平方向推顶偏歪棘突，可听到一响声，并且感到指下棘突向左移动。让患者头部处于中立位，顺压棘突和项韧带，松动两侧颈肌，手法结束。或者患者取坐位，颈部自然放松，向旋转活动受限制方向主动旋至最大角度。医者一手拇指顶住患椎高起的棘突，其余4指挟持患者颈部。另一手掌心对准患者下颌，握住下颌骨（或用前臂掌侧紧贴下颌体，手掌抱住后枕部）。然后，医者抱住患者头部的手向上牵提和向受限侧旋转头部，同时，另一手拇指向颈前方轻顶棘突高隆处，可听到一响声，感觉指下棘突轻轻移位，让患者头处于中立位，用拇指触摸检查无异常，手法结束。

2.固定疗法

颈椎关节突关节错缝复位后，颈部以环形围领进行固定制动。症状严重者以石膏领固定2～3周。

3.练功疗法

去掉固定后应积极锻炼颈部肌肉，使颈部保持在伸直位。睡眠时颈下或肩下垫枕头，使颈处于轻度伸直位。

4.药物疗法

内服药：以伤气为主者治宜理气止痛，用柴胡疏肝散、金铃子散等加减。以伤血为主者治宜活血化瘀、理气止痛，用复元活血汤加减。气血两伤者宜活血化瘀、理气止痛并重，用顺气活血汤加减。此外，西药可用消炎镇痛类药物口服。

5.其他疗法

（1）局部封闭疗法，痛点处可用曲安奈德5ml加2%利多卡因5ml局部封闭。

（2）理疗、药熨、中药熏洗及针灸可配合使用。

第九章 筋伤

第一节 筋伤概论

一、软组织损伤的概念

软组织损伤主要是指因外力撞击、跌仆闪挫、扭转牵拉、金创挤压、强力负重、过度活动和姿态不正等原因引起的软组织急性损伤和慢性劳损。所谓软组织，从广义上说，除骨与各腔内脏器组织以外的一切组织，都称为软组织。而祖国医学对筋的认识，主要的指筋肉、筋腱、筋络等组织，即泛指关节装置、肌肉、肌腱、筋膜及神经血管等组织。这些组织的损伤，统称为伤筋。可见中医对筋的认识，与现代医学的软组织概念是有区别的。

中医从整体观念出发，认为筋与骨、与脏腑、经络、气血等是有机相连、密切相关的，故筋伤虽伤于外，则必内损气血经络，动及脏腑，而引起机体全身反应，这在辨证施治中尤应注意。祖国医学认为，肝肾同源，分主筋骨，故筋骨伤损，必累及肝肾；而肝肾虚弱，筋不得血失养，骨不得髓不充。骨为干，筋为刚，筋骨相连，诸筋从骨，筋强骨壮，故伤筋能损骨，伤骨必伤筋。筋皆属于节，筋强则节固，故伤节必损筋，伤筋能累节。这些认识充分提示了筋与骨、关节、脏腑之间的重要关系。无论何因所致的急性筋伤，初期局部多气血凝滞或瘀血内阻、气机不利、经络不通，而作肿作痛，受损筋肉、韧带、筋膜可发生筋断、筋歪、筋翻、筋转等改变，重者筋骨俱损，其症严重；若伤后恶血留内或感受外邪，则可血瘀化热，或瘀血泛注、热毒内聚，引起机体发热或炎症感染等症。后期，多因失治或瘀血阻滞、气血虚弱，伤部易感受风寒湿邪，络道痹阻或筋失所养，可发生粘连变性，出现筋强、筋粗、筋结、筋萎或诸种痹痛等慢性损伤病变。慢性劳损，局部因慢性积累性损伤，多经络郁滞、经脉不舒，或因肝肾、气血虚弱、复感风寒湿邪，易发生气血不和、瘀阻疼痛或痹痛，伤部多有无菌性炎症、增生肥厚变性等改变。现对伤筋中的几个重要问题概述如下：

（一）关节与筋伤发生的关系

人体运动主要是指关节运动，其动力来源是肌肉，它受大脑皮层中枢的支配调节。在临床上，关节损伤是最为常见的筋伤。祖国医学认为。筋骨相连，筋属于节，且筋能束骨，筋强骨壮，故伤节必损筋，而伤筋能损骨或不能损骨。可见，筋伤重点是指关节部位的软组织损伤，包括脊柱损伤。中医认为"腰脊者，人体之大关节也。"因此，在伤筋辨证施治中，关节伤筋是一重点，并具有特殊性。

关节损伤的严重性，主要是影响关节的稳定性和活动功能。由于筋与骨、关节构成了人体完整协调的运动系统，而关节本身及其运动装置结构、机能上也具有其整体性能。因此，肌肉、关节装置的损伤或关节部位骨折，都会影响关节的整体性能，即关节的稳定性和关节活动的协调性、灵活性等。关节的稳定性有赖于关节结构的完整性，即主要依靠关节的骨结构形态、关节的辅助装置和肌肉三种因素来维持。凡是这些稳定因素受到损伤或异常，都可能影响关节的稳定性而出现症状。

关节本身结构形态的影响，若关节面相互吻合得较好的关节，其稳定性能就好，如杵臼式关节比其他形式的关节要稳定，故髋关节比肩关节要稳定得多，而不稳定形式的关节主要靠关节辅助装置和肌肉力量来加强，故在临床上，最常见是关节辅助装置的损伤或劳损。由于韧带在维持运动状态下的稳定性起重要作用，因此，关节韧带损伤或劳损又是关节损伤中最为常见的一种损伤，且易发生关节不稳定等症状。肌肉是关节活动的动力，在运动中是维持关节稳定的重要因素。关节运动可以是一个关节或多关节的活动。这些活动主要靠动肌、拮抗肌、协同肌的协同作用来完成，如果动用失调或不正确，或因肌力不够、或用力过猛、或主动、拮抗肌力的正常比例失调，或单一的动作过多等，都会发生肌肉或关节损伤和劳损。

（二）关节错缝和关节软骨损伤

凡是关节运动装置的损伤，特别是关节韧带、纤维软骨的撕裂（而不是轻度扭伤或挫伤），很易使关节结构的稳定性遭受破坏。从生物力学观点看，关节的稳定性受到破坏，则必然会导致关节结构的正常对合关系发生改变，即发生关节错缝，特别是非杵臼的关节损伤，更易发生关节错缝。临界床常见的有脊椎间小关节、踝关节、跖附关节、膝关节、腕关节、桡尺上、下关节及指关节等。关节错缝伤意味着关节韧带等辅助装置的损伤。中医对这一损伤机转早有认识，《医宗金监》说："因跌仆闪失，以致缝开错气血凝滞，为肿为痛，宜用按摩法。""有骨节间微有错落不合缝者，……惟宜推拿，以通经络血气。"这些理论对我信诊治关节损伤有重要指导作用。在较重的关节扭错伤中，除有关节韧带、关节囊或纤维软骨等辅助装置损伤外，常可发生关节软骨或骨软骨骨折。此伤多见于膝的髌股关节、踝关节、肱桡关节等，X线检查易发生漏诊，给治疗带来较大困难。一般有扭伤史，关节肿大积血，穿刺血中有油滴者，都可考虑有软骨损伤的可能。

（三）肌肉和骨的劳损

筋骨相连，筋能束骨，筋强骨壮，说明筋骨之间有十分密切的关系。在筋骨劳损中，两者常同时受累，只是主次、轻重而已。肌肉的作用，除了保证关节活动平衡、维持关节稳定、进行正常运动外，还有减底骨骼受到张应力的作用。当筋肉疲劳或过度负荷时，那怕每次负荷量都是在关节及肌肉、骨骼组织能耐受的阈值内，也可因反复过度活动或承受应力，使外力总量超过了骨与肌肉的减震和负荷能力，而产生积累性损伤，即劳损。骨骼是通过骨组织的变形来减震外力的作用，而肌肉是通过肌肉收缩、张力来减震。因此，过度的运动或劳动。易使肌肉的关节韧带疲劳而发生劳损。反之，筋肉的疲劳，可使骨骼承受的张应力（如弯曲、扭转等应力）相应的明显增大，其结果也能导致骨疲劳，而发生疲劳性或应力性骨折。这种骨折与其他骨折不同。其实质是在低于一般产生骨折力的负荷下造成的疲劳性损伤的积累所致。据研究证明，骨的疲劳损伤机制，是一个骨局部微细骨折损伤及重建的连续过程。由于骨骼不均匀特性，骨组织在反复负荷下会出现局部应力集中，可发生显微骨折，最后积累形成应力性骨折。这种显微骨折机制也可发生在关节软骨下骨质，软骨下骨过多的显微骨折的修复，可导致软骨下骨的硬化改变，从而破坏软骨下骨的顺应性能，使局部关节软骨承受的应力高度集中，最终可以发生退行性的骨关节病。若肝肾先天不足，有关节软骨结构改变或缺损者，则更易发生本病。筋肉、骨与关节的劳损，在临床十分多见。由于对此病的认识不足，在治疗效果上常不很满意。中医认为，筋骨劳损易损脏腑、经络、气血，使气血不能濡养筋骨，或风寒湿外邪可乘虚而入，以致瘀血或痹阻经络，筋骨病变多端而缠绵不愈。故在治疗上，除积极消除致伤原因外，还应具备局部与整体、筋骨并重的治疗思想。

二、筋伤的分类

（一）按损伤原因分：

1.扭伤：主要指关节部位组织因扭转闪错等外力所致的损伤。多以伤气为主。轻度的扭伤无明显组织撕裂伤损、肿痛轻微、活动基本正常者，临床上可称为掟伤；重者，受损组织部分或完全断裂，多关节不稳定等症。

2.挫伤：凡机体各部组织遭受跌打撞击、挤压坠堕等钝性直接暴力引起的损伤，多以伤血为主。轻者伤及皮肉，青肿作痛；重者易致筋骨、脏腑、经络损伤。挫伤可致闭合性或开放性损伤。

拉伤：主要指肌肉强力收缩或被动牵拉用力所致的肌肉、肌腱和筋膜等组织损伤。以伤营血为主。一般被动牵拉伤比主动牵拉伤严重。

4.金创：指锐性金属器械或火器等直接外力所致的损伤，可伤及皮肉筋骨和脏腑经络，为开放性或贯穿性损伤。

5.劳损：指关节或肌肉、肌腱、筋膜等组织因过度活动或体位不正因素所引起的慢性积累性损伤。劳损多瘀、多虚、易感受风寒湿邪而发生瘀阻痹痛。劳损实质为一种慢性无菌性炎症的病理改变。

（二）按损伤程度分

1.部分断裂：指受损组织有部分或大部分撕裂或断裂。

2.完会断裂：指受损组织完全撕裂或断裂。

（三）按损伤时间分

1.急性损伤：凡遭受直接或间接外力、有急性伤史所致的组织损伤，又称新伤。

2.慢性损伤：指急性损伤失治、迁延日久而转为组织慢性损伤，或关节韧带、肌肉、筋膜等组织的劳损，又称为陈伤或劳损。

三、诊断

软组织损伤具有其特殊性，故在诊断时应遵循中医的传统理论和诊断方法，并结合局部临床体征检查和神经学、放射学等现代医学的检查方法进行，以利早期确诊、早期有效治疗。这对软组织损伤的预后有重要意义。在诊断中应仔细检查伤部，认真分析伤因、病机，辨其寒热虚实，察其所伤深浅、急慢轻重，有无筋全断或不全断，有无关节不稳、体征或神经血管受损断裂等征象，以早期作出正确的解剖学诊断。现就软组织损伤常见的临床表理和诊断要点概述如下。

（一）伤史

有无明显外伤史或过度活动史。有助于判断其是外伤或是劳损，并与其他病患鉴别。

（二）疼痛

为筋脉受损、气血凝滞或瘀血留内、经络阻塞不通所致。一般急性扭、拉伤，造成组织撕裂或关节扭错，其疼痛多剧烈，呈锐痛、刺痛等，有关节积血者多胀痛不舒；挫伤，多为皮肉筋脉等组织受损，气血多壅聚，其疼痛多呈钝痛、胀痛。慢性损伤或劳损，多与脏腑、气血虚弱或复感外邪有关，局部多瘀阻或痹阻络道疼痛，其疼痛多酸胀痛、隐痛，或与天气变化有关；若为增生物压迫神经，则多为放射痛或麻木；若伤部感染炎症，则局部皮肤红、肿、热、痛等。

（三）肿胀

为筋脉受损，组织出血、渗出所致，急性损伤，伤后迅速肿胀。一般挫伤比扭拉伤严重，挫伤多青肿；而关节扭伤，部分患者可见皮瘀，关节肿大，穿刺有积血油滴者，则多并有关节内骨折。慢性损伤或劳损，一般不肿，有肿者多慢起，为慢性炎症刺激的气血不畅，络道阻塞所致，以组织渗出液或组织增生肥厚、变性为主，检查易触到粘连变性的痛性硬结、块或条索物等。

（四）压痛

其压痛程度视急慢、浅深、轻重和部位不同而异，急性伤压痛明显、多拒按。慢性伤压痛不重、不拒按，躯干部岔气，常疼痛深在，不易触及压痛点，但常在特定动作痛或扣击痛、深呼吸痛。

（五）功能改变

与伤损程度、部位和时间有关。急性期，因疼痛和肌肉保护性痉挛，其功能受限明显；慢性损伤或劳损，一般功能受限不严重，少数因粘连严重，则有关节强硬或明显功能障碍，韧带、肌肉断裂或关节错缝伤，最易影响功能，多有关节不稳、弹响等体征。

（六）神经血管症状

伴有神经受压或断裂伤者，除受损神经支配的肌肉的功能有改变外，还有皮肤感觉和腱反射改变。血管受损或断裂者，除患肢很快肿大外，还有肢冷、皮色苍白、发绀、肢端动脉搏动减弱、消失等症。

（七）X 线检查

对软组织损伤诊断意义不大，但能排除有无骨折、脱位或骨质增生、骨病等改变。

四、软组织损伤的治疗原则

软组织损伤治疗的基本原则，是从整体观念出发，针对不同的损伤病因、病理进行分期辨证论治。若为开放性损伤，须先行彻底清创缝合术。有严重失血征象等危重者，则须积极预防或抢救休克等并发症。就软组织伤本身来说，应按以下原则处理：

（一）急性损伤

必须早期作出正确的解剖学诊断，查明是筋不全断裂或是完全断裂，有无关节不稳定体征或骨软骨骨折，或神经、血管受挫压、断裂等征象。并给予早期有效的处理。

1.急性期治宜止血、止痛、防肿、消肿为主。视伤情轻重，采用外敷，内服清热凉血、行气活血、止痛消肿类药物，或冷敷、加压包扎、制动抬高患肢等治疗。伤部不宜做强力按摩手法，以免加重组织损伤，出血肿胀；对于比赛中发生的轻度关节、肌肉扭挫伤，可即冷敷处理。有筋全断裂者，宜早行手术缝合、修补等治疗。筋不全断者，宜用手法理顺筋络或拨正伤损之筋键、筋膜等组织。有关节错缝者，应以手法整复，使其复合，气血流畅。凡关节或肌肉肿大积血者，则宜尽快除去恶瘀或穿刺抽净积血，并加压所包扎制动，使邪气恶血不得留住，以防后患。

2.出血停止后（一般在1~2天）伤部出现无菌性炎症反应，其治疗则应放在消炎，促进血肿及渗出液吸收上，治宜外敷内服活血化瘀、消炎止痛，或配合轻手法按摩或针灸、理疗及封闭等治疗。关节损伤，禁用强力被动屈伸、扳拉、旋转等手法，应在医生指导下，积极进行主动的无损伤的功能锻炼，多以等长练习为主。

3.损伤后期肿痛明显消减，外伤基本平复，但局部多气血不畅、瘀血凝阻或筋肉粘连、关节转摇不利，其治疗宜以功能锻炼为主。配合手法按摩、中药、理疗等治疗。功能锻炼宜用抗阻性的等长或等张练习，以增强肌力、减少粘连，促进功能恢复。手法宜重，时间宜长，防止粗暴强力扳摇关节手法；中药宜以舒筋活血、续筋强筋为则。若为运动创伤，还应根据伤情，合理安排伤手训练，实行医生、教练员和运动员三结合的工作方法，制定出全面的伤部的训练计划等。

（二）慢性损伤或劳损

局训多气血瘀滞、筋脉不舒或瘀血凝阻、痹阻经络而为肿痛，故治宜以舒筋活血、行气通络、祛风寒湿、强筋壮骨为则，采用手法按摩、中药、针灸、理疗和功能锻炼等综合治疗。手法宜时间长，强度大，多在伤部和上下施以推、拿、揉、捏、磙、弹拨、摇晃、扳等手法；中药治疗，应视脏腑气血虚实等情况，多内外兼治。一般外敷、熏洗多选用舒筋活血、续筋强筋、软坚散结、温通经络和祛风除湿类药物。内服药选用活血行血、止痛、补益肝肾气血、强筋壮骨和祛风除湿类等药物；针灸多以痛为俞，配合艾灸、火罐等治疗。功能锻炼对慢性伤病的康复有重要作用，应在医生指导下进行主动的功能练习为主，配合被动性功能练习和气功锻炼等。有陈旧性韧带断裂或关节不稳、肿痛的患者，宜行手术修补、重建等。肌肉筋膜损伤粘连、挛缩，影响功能且经非手术治疗无效者，可行软组织松解术等。

第二节 颈部筋伤

一、落枕

落枕又称失枕。《伤科汇纂》载："有因挫闪及失枕而项强痛者"。本病多见于青壮年，男性多于女性，冬春两季发病率较高。

（一）病因及病理机制

落枕多因睡觉时枕头过高、过低或过硬，或睡姿不良，头部过度偏转，使颈部肌肉长时间受到牵拉，处于过度紧张状态而发生静力性损伤；或于无防备的情况下，颈部肌肉突然收缩，引起肌纤维部分撕裂；或因平素缺乏锻炼，身体虚弱，气血循行不畅，颈项舒缩活动失调，复遭受风寒外邪侵袭，致经络不舒，气血瘀滞而痹阻不通，不通则痛，功能障碍。常见受累的肌肉有胸锁乳突肌、颈前斜角肌、颈长肌或肩胛提肌、斜方肌等，并可出现颈肩部或一侧上肢的反射性疼痛。

（二）诊断

1.临床表现

睡眠后出现颈部疼痛，活动时加剧。主要表现为头部被迫固定于强制体位，颈部歪斜，头歪向患侧，活动欠利。颈项不能自由旋转后顾，旋头时常需要整个躯干同时转动。疼痛可向肩背部放射。颈项部肌肉痉挛压痛，触之如条索状、块状，受损肌肉部位常有明显压痛，亦可出现肌肉起止点压痛，颈部前屈或向健侧旋转时，因牵拉受损肌肉而疼痛加重。

风寒外束，颈项强者，可有淅淅恶风，身有微热、头痛等表证往往起病较快，病程较短，1.2天内即能缓解，1周内多能痊愈。如痊愈不彻底，易于复发。

2.X线检查

由于肌肉痉挛、头颈部歪斜，颈椎X线侧位片可见脊柱颈段生理弧度变直，甚或反弓。

（三）鉴别诊断

儿童发现有头颈部突然歪斜，不能轻易诊断为落枕，应考虑是否有特发性寰枢关节半脱位或颈部其他疾患。

（四）辨证论治

1.手法治疗

（1）按摩法。患者坐于低凳上，医者立于其后，一手扶患者头部，另一手用拇指揉捏颈部痉挛肌肉数次。然后，按压风池、风府、天柱、肩井等穴。医者用鱼际或掌根推揉患侧肩部肌肉，提捏斜方肌，被动运动肩关节，松弛肌肉。再按摩两侧颈部肌肉使其放松，并逐渐按压头部使其屈曲。

（2）点穴弹筋法。用拇指按压痛点以分筋拨络后，用两手挟持颈部肌肉，向上提起后迅速松脱，使气血通畅，肌肉松弛，再用拇指理顺项韧带及棘上韧带，顺肌肉起止方向平稳施压。

2.药物疗法

（1）内服药 治宜疏风散寒、舒筋活血，可用羌活胜湿汤、蠲痹汤、葛根汤，也可配合口服消炎镇痛西药如吲哚美辛、布洛芬等。

（2）外用药 外用伤湿止痛膏、风湿跌打膏等。

3.练功疗法

做头颈部的俯仰旋转活动，以舒筋活络，增强颈部肌肉力量

4.其他疗法

可采用针灸、中药熨烫、理疗或颈托牵引等。

二、 颞下颌关节紊乱症

颞下颌关节紊乱症是指颞下颌关节受到超常外力作用及劳损、寒冷刺激或周围炎症波及引起的下颌骨离位、伤筋，而随之产生的一系列临床症状与体征，亦称为颞下颌关节错缝或颞颌关节弹响症。 好发于20～40岁的青壮年，女性较多，男女之比例为1∶2.2。

（一）病因及病理机制

颞下颌关节由下颌骨的髁状突与颞骨的下颌凹和关节软盘构成，其周围为关节囊、韧带和咀嚼肌。发病原因较为复杂，根据临床观察一般与下列因素有关：

1.情绪不稳定和身体虚弱

患者多伴有情绪急躁、易怒、精神紧张、容易激动、失眠和身体虚弱等，引起人体生理功能紊乱而导致颞下颌关节紊乱症。患者每当神经衰弱或情绪波动时易使本病复发或加重。有人将此解释为关节周围组织的兴奋和抑制，关节周围肌群失去平衡，而诱发本病。中医认为，颞下颌关节部位属肾，肾气不足则筋弱而易变性；而过度劳累，使虚弱之筋更易受损。

2.咬合关节紊乱

两侧后牙缺失过多或过久，不良义齿的修复和过度磨耗常致上、下颌间距离改变以及夜间磨牙等，这些都可以破坏颞下颌关节内部组织之间的平衡关系。

3.两侧发育不对称与单侧咀嚼

两侧关节结节的高度和斜度基本相同，如果两侧关节结节的发育差异可使两侧关节运动不协调。长期单侧咀嚼者，可导致下颌骨的发育和肌力的不平衡而诱发本病。

4.外伤

某些患者发病前常有受暴力打击史和开口过大致颞下颌关节扭伤史，如打呵欠、施行过口腔或咽部手术等可导致关节内软骨盘的破裂，关节囊周围韧带的撕裂伤，使颞下颌关节的平衡失调而发病。

5.其他因素

关节局部着凉或受寒也可诱发本病，年龄和性别与本病的发生有关。如患病日久尚可引起骨赘形成，而导致颞颌关节骨性关节病。此外，中医认为气血虚弱遭受风寒侵袭也可能引起本病。

（二）诊断

1.临床表现

开、闭口或咀嚼时，颞下颌关节区疼痛，关节僵硬，开、闭口障碍，活动时发出弹响声及关节摩擦音。多为一侧，两侧发生者较少。下颌运动异常，张口时下颌骨向健侧歪斜；闭口时牙缝不能并齐。有时张口受限，咀嚼肌酸痛和咀嚼无力。少数患者还有头昏、耳堵塞感或耳鸣和听力减退等。

注意颞下颌关节两侧是否对称，有单侧咀嚼习惯者常咀嚼的一侧面部较丰满，而另一侧较塌陷。下颌运动受限，颞下颌关节处压痛，张口度减小。张口、闭口时下颌出现弹跳现象，同时伴有弹响。可用手指按压左、右侧髁突位置上，以辨明髁突的滑动情况。

2.特殊检查

颞下颌关节造影：在造影片上，关节盘往往不能自由向前活动。

3.X 线检查

拍摄两侧颞下颌关节开、闭口斜位片相对比，可排除骨性疾患。如髁突顶白线明显消失或缺损，表示创伤性关节炎症；关节间隙变狭和比例失调，表示关节盘或髁突移位。

（三）鉴别诊断

颞下颌关节脱位：颞颌关节脱位有张口不能闭上、关节处空虚等表现。

（四）辨证论治

1.手法

（1）点穴 患者正坐，医者站于患者背后，以指代针点按上关、下关、翳风、颊车等穴，以通经活络。

（2）摇法　患者取坐位，医者双手大拇指外面裹以纱布或手帕后，伸入患者口腔内置于其下面两侧的尽根牙处，两手大拇指做按压及左右摇晃活动10次左右，而后将拇指取出口腔外，若患者张口受限，伸入拇指后施法困难，医者可用纱布包裹一手示指，伸入口腔内向下扣住下颌骨，做上下、左右摇晃，使两侧颞颌关节松动。在摇晃颞颌关节的同时另一手拇指在患部做揉捻手法。约活动10余次后，将示指从口腔内拿出。

（3）挤按法　如有下颌骨向一侧偏歪者，医者站于患者身后，若向左偏歪，则医者左手掌根按于患者左侧下颌骨部，右手掌根按于患者健侧颞颌关节部。嘱患者张口，然后令患者闭口，在闭口的同时医者两手相对挤按使患者上下咬合关系正常。

（4）推法　用大拇指自下关穴起，沿下颌骨的前缘自上而下推按3～5次。

（5）揉捻法　最后用小鱼际肌或大鱼际肌揉捻颞颌关节周围，以舒通气血，解除局部痉挛，做结束手法。

2.药物疗法

内服药：给予镇静、消炎镇痛等药物，如中药舒筋丸、小活络丸等，西药口服消炎镇痛类的双氯芬酸钠、复方氯唑沙宗等。

3.练功疗法

嘱患者每日用拇指点按上关、下关、听宫等穴，做轻松地张口与闭口活动，使颞下颌关节放松。

4.其他保守疗法

（1）局部封闭疗法，2%利多卡因2ml加曲安奈德2ml做颞下颌关节后区封闭注射，每周1次，3或4次为1个疗程。

（2）物理疗法，如红外线、超短波和超声波照射。

（3）中药热敷及拔火罐疗法。

5.手术疗法

症状明显：保守治疗无效者可做关节盘摘除术。患者仰卧，头偏向一侧，患侧在上，切口取耳前角形直切口或弧形切口。术中注意游离并保护面神经，切断面横动脉并结扎。术后1周内进流质食，以后进半流质食，3周内不宜大开口。

二、颈部急性扭挫伤

颈部急性扭挫伤是常见的颈部筋伤。

（一）病因及病理机制

当颈部突然扭转，或扛重物，或攀高等用力过猛，可使颈部筋肉受到过度牵拉而发生扭挫伤，肌肉过度疲劳而致少数肌纤维的破裂、局部出血、炎性物渗出、浸润、水肿等病理改变。如高速行驶的车骤然刹车，会使乘客头颈猛然前屈，尔后又后伸、后仰，轻者造成肌肉、筋膜、韧带的拉伤；严重者超过颈生理活动极限可引起颈部韧带断裂，颈椎间盘向后突出，形成脊髓受压。颈部受钝器直接打击引起的挫伤较扭伤少见。

（二）诊断

1.临床表现

有明显损伤史。颈部一侧疼痛，头偏向患侧，有负重感，颈部活动受限。疼痛常在 24～48 小时后加剧；可向肩背部放射。如有咽后壁血肿，可以出现吞咽困难、交感神经症状，如头重、头痛、暖气、雾视、耳鸣。脊髓功能障碍表现为脊髓中央综合征，上肢肌肉受累重于下肢，有些可以在晚期出现。

2.检查

检查时要注意有无手臂麻痛等神经根刺激症状，在痛处可摸到肌肉痉挛，甚至有局部轻度肿胀与压痛，颈部活动明显受限。

3.X 线检查

脊柱生理弧度可有改变，严重者可见椎体撕脱骨折脱位、棘突骨折等。

（三）鉴别诊断

本病与落枕的颈部疼痛症状有时相似，但落枕一般无明显的外伤史，症状也较轻。

（四）辨证论治

1.手法治疗

（1）点穴开筋　患者正坐，医者立于其背后，依次点按百会、风池、肩井、天宗、天柱等穴，以舒筋活络，减轻肌肉痉挛。

（2）提摇捻转法　以右侧损伤为例。医者站于患者背后，将双手拇指放在患者枕骨后方，其余 4 指托住下颌，双前臂压住患者双肩。施法时将患者头向上方提端，在拔伸下旋转摇晃头颈部。然后将颈部前屈，后伸，下颌旋向患侧，医者倒手，以左手托患者下颌，以左枕部抵住患者右枕部，并保持牵引力；医者用右手按压所伤之筋，并自上而下施用揉捻手法，同时将患者头向健侧旋转。此法稳妥，常用于颈肌痉挛较重及老年患者。若症状较轻的青壮年患者，可选用回拔摇颈法。

（3）拔伸推按法　以右侧筋伤为例。医者站于患者右侧，与患者相对。医者以右手掌推按住伤处的上方，左手拿住患者右手诸指，并使其屈肘，以医者之肘压患者之肘，然后双手缓缓用力，向相反的方向推按，使颈部肌肉舒展。

（4）拿捏劈散法　医者双手或单手拿患者肩颈部斜方肌，用弹筋法及拿捏法提弹拿捏患者肩颈部，最后用劈法、散法做结束手法。

2.固定疗法

若伤较严重，疼痛剧烈，有神经症状，应佩带颈托，卧床休息 1 周，也可配合牵引，以减轻肌肉痉挛。

3.药物疗法

（1）内服药　应用非甾体消炎镇痛药如双氯芬酸（扶他林）等。中药早期治宜以祛瘀活血为主，可用活血汤加减。如受伤时间较久，则治宜以舒筋活络止痛为主，可用大活络丹、小活络丸、舒筋活血汤等。

（2）外用药　治宜以祛瘀、消肿、止痛为主，可用活血散等外敷。

4.练功疗法

陈旧性损伤常有颈部不适感，应配合颈部功能锻炼。做到有意识地放松颈部肌肉，尽量保持头部正常位置，并练习颈部的屈伸旋转活动。

5.其他保守疗法

可用药熨、理疗、针灸、拔火罐及局部封闭疗法，必要时可行牵引疗法。

6.手术疗法

严重损伤经保守治疗无效、确有脊髓和神经根压迫症状者，可以做前路减压，椎间盘切除加植骨融合术。患者取仰卧位，两肩间垫软枕使颈椎略后伸位，做右侧颈前方横切口，锁骨上方两横指。术中注意保护并游离甲状腺下动脉、喉返神经、食管和气管。术后用布带牵引，1 周后拆线上石膏围领下地活动，6 周后拆围领拍摄 X 线片。注意预防术后创口内出血窒息和入睡后呼吸抑制等并发症。

三、颈椎病

颈椎病又称颈椎综合征，也称颈部综合征。颈椎位于活动度较小的胸椎和头骨之间，其活动度较大，又需要保持头颈部平衡，故颈椎和腰椎一样容易发生劳损，尤以下部颈椎更易发生。是一种中、老年常见病和多发病。

（一）病因及病理机制

随着年龄的增长，颈椎间盘发生退行性变、脱水，纤维环弹力减退，椎间隙变窄，周围韧带松弛，椎体失稳而位移，椎体边缘骨质增生，黄韧带肥厚、变性，钩椎关节增生及关节突关节的继发性改变等。这些结构变化均可使颈椎椎管或椎间孔变形狭窄，直接刺激、压迫脊神经根、脊髓、椎动脉及交感神经等，从而引起相应的临床症状。或颈部外伤、劳损或受风寒湿邪侵袭，使颈椎间盘组织以及骨与关节逐渐发生退行性变。其病变机制主要有以下几点：

1.椎间盘变性

由于急性创伤或慢性劳损，而致颈椎间盘发生退行性变。

（1）髓核脱水　颈椎间盘纤维网和黏液基质逐渐为纤维组织和软骨细胞所代替，最后成为一个纤维软骨性实体而导致椎间盘变薄。这种病理性变化开始的年龄（或时间）并不一致，大体上从30岁以后开始变化，50岁以后则更为明显。

（2）纤维环变性　纤维环自20岁以后停止发育，开始发生纤维变粗和透明变性，弹性减弱，而易于破裂。裂缝一般发生在纤维环的后外侧，髓核内容物可从裂缝向外突出。

（3）软骨板变性、变薄　由于劳损、软骨板损伤或缺损，使体液营养物质减少，促使纤维环及髓核变性。随着年龄增长，变性扩展，破裂广泛出现，修复也同时进行。椎间盘缓慢地纤维化，亦相对增加了颈椎的稳定性。

2.椎体骨刺形成

由于颈椎间盘变性和颈椎间隙变窄，使颈椎体周围韧带松弛，椎体间活动度增大，颈椎的稳定性降低，而增加了创伤的机会。四周膨隆的椎间盘组织推挤周围的骨膜与韧带（前纵韧带、后纵韧带），使之受到张力的牵拉即可形成骨刺，加之病变间隙稳定性差，韧带、骨膜所受到的张力必然加大，骨刺更容易形成。

3.关节突及其他附件的改变

由于椎间盘脱水变薄，附近的组织如小关节囊，棘上韧带（项韧带），前、后纵韧带，黄韧带均有相应改变。特别是黄韧带肥厚，临床上经常见到。

4.脊神经根或脊髓受压

脊神经根由于受到颈椎及椎间盘前（后）外侧突出物的挤压，可发生炎症、变性以及血运障碍，引起不同程度的病理变化。颈段脊髓侧柱接近前角灰质处有交感神经细胞，这种交感神经细胞可与前角细胞功能相似，若颈椎病理改变刺激脊神经，可以产生与刺激交感神经相同的症状和体征。

5.血液循环改变

椎动脉从颈后动脉的后上方上升，经颈椎横突孔向上进入颅腔，组成基底动脉。常受颈椎病病理改变如骨刺、椎间盘病变、动脉硬化，特别是骨刺的影响而引起同侧椎-基底动脉供血不足。此外，当颈椎间盘发生变性后，颈椎长度缩短而椎动脉则相对地变长。当椎动脉本身畸形或有动脉硬化时，无论是颈部活动对它的牵拉，还是血流冲击作用，均可使之变长，产生折叠或扭曲而影响血液循环。正常情况下，转头时虽可使一侧椎动脉的血运减少，但另一侧椎动脉可以代偿，故不出现症状。在病理改变的情况下，因转头过猛或颈部挥鞭样损伤，或因拔牙、全身麻醉插管等均可使椎动脉血液循环受到影响而出现椎动脉型颈椎病的症状。

（二）诊断

颈椎病根据临床症状可大致分为颈型、神经根型、脊髓型、椎动脉型、交感神经型、混合型、食管受压型和后纵韧带骨化型。

1.颈型颈椎病

颈型颈椎病的突出表现是颈项疼痛，它是颈椎病的首发症状和最常见的症状。一般认为，颈痛以及反射颈肌痉挛系由于颈椎发生退变，使椎间盘纤维环、韧带、关节囊及骨膜等组织的神经末梢受刺激而致。

临床症状多由于睡眠时头颈部的位置不当，受寒或体力活动时颈部突然扭转等而诱发。故疼痛常在清晨睡眠后出现，一般呈持续的酸痛或钻痛性质，头颈部活动时加剧。其部位多较深在而弥散，但和根性痛不同，并不沿周围神经干的走向传导。疼痛常伴有颈部僵硬感；某些慢性病程者，尚可有头部转动时发出异常响声。体检时可见头部向患侧倾斜，颈生理前凸变直，颈肌紧张及活动受限。患部常有一些明显的压痛点，如肌腱附着点、筋膜、韧带以及颈椎棘突等。一般无神经功能障碍的表现，X线检查常显示轻度或中度颈椎病改变。

2.神经根型颈椎病

本型也较常见，其发生率仅次于颈型，在各型中约占 60%。多见于 30～40 岁者，一般有颈部外伤史，无明显外伤史而起病缓慢者多与长期低头或伏案工作有关。发病主要由颈椎体侧方骨质增生，尤其是钩椎骨刺伸入椎间孔内，使颈神经根受刺激或压迫所致。其中以颈 6、7 神经根受累多见。

（1）临床表现　突出症状是颈部神经根性痛。颈肩背疼痛，并向一侧或两侧上肢放射。疼痛为酸痛、钝痛或灼痛，伴有针刺样、刀割样或电击样痛。重者为阵发性剧痛，影响工作和睡眠。颈部过伸、过屈或咳嗽、打喷嚏、大便时疼痛可加剧。上肢沉重无力、麻木或有虫爬等异样感觉，握力减退或持物易坠落。麻木和疼痛部位往往相同，多出现在手指、前臂和肩。

（2）检查　颈部强直，活动受限，生理性前凸减小。严重病例甚至头部处于强迫位置，如向前向健侧轻屈等。病变颈椎棘突、横突下方和患侧肩胛骨内上角肌、胸大肌区常有压痛、放射痛。上肢及手指的感觉减退，可有肌肉萎缩。

（3）线检查　X线侧位片可见颈椎生理曲度改变，如生理前突减小、消失或反弓，椎间隙变窄，钩椎关节骨刺，轻度滑脱和项韧带钙化。斜位片可见钩椎关节骨刺突向椎间孔，椎间孔变小。

（4）鉴别诊断　凡有颈、肩、上肢痛并有颈脊神经体征者均应进行鉴别诊断，如颈部扭伤、颈肩肌筋膜炎、肩周炎、网球肘、膈肌刺激症、腕管综合征等。有些疾病通过 X 线摄片检查即可鉴别，如颈椎结核、颈椎骨髓炎、颈椎肿瘤、肩周炎和颈椎骨折、脱臼等。此外，还应与风湿痛、胸廓出口综合征、锁骨上肿瘤、进行性脊髓性肌萎缩、心绞痛等鉴别。

3.脊髓型颈椎病

脊髓型颈椎病是由于外伤性颈脊髓损伤，或颈椎退行性变、颈椎间盘突向椎管压迫脊髓，或因椎体后方的骨刺，关节突关节增生、黄韧带肥厚或钙化，甚至椎板增厚等，致使椎管狭窄压迫脊髓或影响脊髓的血液循环而发病。起病形式常呈慢性经过，但有时亦可急性发生。本病占颈椎病的 10%～15%，患者多为中、老年人。

（1）临床表现　有感觉、运动、颈脊神经或脊髓神经束等症状，主要表现为慢性、进行性四肢感觉及运动功能障碍。上肢可出现一侧或两侧单纯运动功能障碍，或单纯感觉障碍，或感觉障碍运动障碍同时出现，如无力、颤抖、打软腿、易绊倒，或有麻木、疼痛、烧灼感，甚至四肢瘫痪、小便潴留或失禁。常伴头颈部疼痛、面部发热、出汗异常等。

（2）检查 颈部活动受限不明显，上肢活动欠灵活，肌张力可能增高，腱反射（肱二头肌腱和肱三头肌腱、膑韧带、跟腱反射）可亢进。常可引起病理反射，如霍夫曼征（Hoffmann 征）、巴宾斯基征（Babinski 征）阳性，甚至踝阵挛或髌阵挛等。部分患者出现偏侧症状、交叉症状，如脊髓单侧受压可出现典型或非典型的 Brown-Sequard 综合征。

（3）X 线检查 颈椎生理曲度改变，颈椎骨质增生，椎间隙狭窄，椎间孔缩小。

（4）CT 检查 可见颈椎椎间盘变性突出或骨质增生，脊髓明显受压。此外，肌电图检查、脊髓碘油造影检查对诊断也有帮助。

（5）鉴别诊断 由于 CT、MRI 的临床使用，更有利于脊髓型颈椎病的诊断。X线检查亦有利于与颈椎骨折、脱臼、先天性畸形和颈椎慢性感染或肿瘤的鉴别。与本病相鉴别的病有脊髓肿瘤、脊髓空洞症、原发性侧索硬化症、肌萎缩性侧索硬化症、合并硬化症、后纵韧带骨化症等。

4.椎动脉型颈椎病

椎动脉型颈椎病是由于第 6 颈椎以上颈椎，其中常为第 4～5 颈椎和第 5～6 颈椎增生骨刺和椎体滑脱、颈椎间盘萎缩、变性或动脉硬化、椎动脉变形等改变均可刺激椎动脉周围的交感神经丛以致椎-基底动脉系统的血管发生痉挛，或直接压迫椎动脉使其管腔狭窄乃至闭塞，从而引起椎-基底动脉供血不足而发病。临床表现：头痛、眩晕、耳鸣、耳聋、恶心、呕吐、持物落地、猝倒等，或发作性视觉障碍和意识障碍。常因头部转动或侧弯至某一位置时易诱发或加重。颈肩痛、颈枕痛与神经根型颈椎病相似。

（2）检查 椎动脉造影可辨别椎动脉是否正常，有无压迫、纡曲、变细或者阻滞，脑血流图可见基底动脉两侧不对称。多普勒检查可显示椎-基底动脉供血不足。

（3）X 线检查 正位片可见椎体钩椎关节侧方有骨赘；斜位片可见钩椎关节骨质增生，椎间孔变小。

（4）鉴别诊断应与梅尼埃综合征（Meniere 综合征）、枕神经痛、锁骨下动脉逆流综合征、体位性眩晕、位置性低血压和小脑肿瘤、内耳动脉栓塞等疾病相鉴别。

5.交感神经型颈椎病

颈椎病可使病变局部出现创伤性反应，刺激分布于关节囊和项韧带上交感神经末梢，以及造成椎管内脑膜返支的病理性刺激，而引起一系列的神经反射症状，即脊髓反射和脑—脊髓反射症状。

（1）临床表现 出现交感神经兴奋症状如头晕、头痛、枕部痛、视物模糊、眼窝胀痛、心跳加快、心律失常，血压升高、肢体发凉、畏寒、多汗，或交感神经抑制症状如头晕、眼花、上眼睑下垂、流泪、心动过缓、血压偏低、胃肠蠕动增加或暖气等。

（2）诊断 若出现交感神经症状，同时合并有神经根型或脊髓型颈椎病的临床表现，或者颈椎 X 线摄片有典型的颈椎病改变即可考虑为本病。但对单纯交感神经型颈椎病而不伴有颈脊神经根刺激或脊髓束症状的患者，诊断较为困难。

（3）鉴别诊断 要注意与冠状动脉供血不足、神经官能症或自主神经系统功能紊乱等疾患相鉴别。

6.混合型颈椎病

两种以上压迫同时存在时，如脊髓型、神经根型颈椎病同时存在，可称混合型；神经根型颈椎病和椎动脉型颈椎病混合，也可称混合型，也有脊髓型颈椎病、神经根型颈椎病与椎动脉型颈椎病三者混合型。

7.食管受压型颈椎病

颈椎椎体增生向前突出，若突出过大会压迫食管，产生吞咽困难。好发在下颈椎。最早出现吞咽困难，吞钡餐透视可发现梗阻在下颈椎，侧位透视下看到椎体有突出物，可与食管癌相鉴别。

X 线片上可见颈椎增生若喙突样突出。

8.后纵韧带骨化

后纵韧带骨化好发于颈椎，也有在胸椎、腰椎发生者，病因尚不明确。发病年龄平均为 50 岁左右。因为后纵韧带骨化，在椎管内占位，使椎管狭小或直接压迫脊髓，引起脊髓压迫症状。故临床症状和体征与脊髓型颈椎病相似。

（三）辨证论治

1.手法治疗

理筋对颈椎病的治疗作用有：①疏通经络，止痛止麻；②加宽椎间隙，扩大椎间孔，整复椎体滑脱，解除神经压迫；③松解神经根及软组织粘连，缓解症状；④缓解肌肉紧张及痉挛，恢复颈椎活动；⑤对瘫痪肢体进行按摩，可以减少肌肉萎缩，防止关节僵直和关节畸形。 理筋手法可采用颈部提摇捻转法治疗，亦可采用颈部旋转复位手法。 推拿是治疗颈椎病的重要方法之一，常用的手法有：

（1）舒筋法 医者用两手掌根部，从头部开始，沿斜方肌、背阔肌、竖脊肌的纤维方向，分别向项外侧沟及背部分筋。手法由轻到重，再由重到轻，反复8～10次。

（2）提拿法 医者用双手或单手提拿颈后、颈两侧及肩部的肌肉，反复3～5次。

（3）揉捏法 医者立于患者后侧，以双手拇指或掌侧小鱼际置于患者颈后两侧，着力均匀、上下来回揉捏10～20次。

（4）点穴拨筋法 医者用中指或拇指点按天宗、合谷、阳溪、曲池和阿是穴等，以有麻窜、酸胀感为宜。继之拨腋下的臂丛神经、桡神经和尺神经，以麻胀传感至手指端为宜。在背部拨脊柱两侧的竖脊肌，沿该肌垂直方向从外向内拨3～5次。

（5）端提运摇法 医者立于患者后侧，双手置于患者颈项部，用力向上端提，并慢慢用力使其头部向左右两侧各旋转30°～40°，重复2或3次。

（6）颈部旋转复位 法手法操作见总论手法部分。

（7）拍打叩击法 医者分别在项背部及肩胛部用手掌或双拳进行拍打、叩击，反复3～5次，使筋骨、肌肉舒展或缓解。

手法操作时，要注意动作宜轻柔和缓，力度适中，不宜粗暴、猛烈地旋转头部，以免发生寰枢椎骨折、脱位或椎动脉在寰椎上面被枕骨压伤等；更不宜做颈侧方用力的推扳手法，以免引起脊髓损伤、四肢瘫痪，这对有动脉硬化的老年患者尤应注意。此外，在麻醉下进行颈椎按摩、推拿是非常危险的，必须禁止。

2.牵引疗法

颈椎牵引是治疗颈椎病的有效方法，目前应用比较广泛，常同手法治疗配合进行。此法适用于各型颈椎病，对早期病例更为适宜，但对病期较长的脊髓型颈椎病，有时可使症状加重，故应当慎用。

（1）作用机制 ①限制颈椎活动，有利于充血、水肿的消退；②缓解颈部肌肉痉挛，减轻对椎间盘的压力；③扩大椎间隙和椎间孔，缓解神经根所受的刺激和压迫，松解神经根与周围组织粘连；④缓冲椎间盘组织对周围的压力，并有利于向外突出的纤维环组织回纳；⑤使皱折于横突孔间的椎动脉得以复原；⑥牵开被嵌顿的关节突关节滑膜。

（2）牵引方法 通常采用枕颌布带牵引法，轻症患者可采用坐位间断牵引，每日1～3次，每次0.5～1小时；重症患者可行持续卧位牵引，每日牵引6～8小时，牵引重量从3～4kg开始渐加至5～6kg。以后根据患者的性别、年龄、体质强弱、颈部肌肉情况和临床症状酌情处理。牵引时颈部轻度前屈。

（3）牵引反应及处理方法 牵引的最初几天，少数患者可有头晕、头胀或颈背部疲劳感，对交感神经型和椎动脉型颈椎病患者更易发生。遇到这种情况，应该从小重量、短时间开始牵引。以后根据每个患者的具体情况，逐渐增加牵引重量和延长牵引时间。个别患者不能耐受牵引治疗，则应改用其他治疗方法。

3.药物疗法

中医根据颈椎病的临床不同特点，一般将其分为痹证型、眩晕型和瘫痪型进行辨证论治。治疗多采用祛风除湿、活血化瘀和舒筋止痛等法。

（1）痹证型 以肩颈、上肢的疼痛、麻木为主。治宜疏风活血，用疏风活血汤加减。

（2）眩晕型 以发作性眩晕、头痛或猝倒为主。属中气虚损者，治宜补中益气，用补中益气汤加减。属痰瘀交阻者，治宜祛湿化痰、散瘀通络，用温胆汤加减。属肝肾不足、风阳上亢者，治宜滋水涵木、调和气血，用六味地黄汤或芍药甘草汤加减。

（3）瘫痪型 以下肢运动障碍、颤抖、间歇性发作为主，起病缓慢。治宜活血化瘀、疏通经络，用补阳还五汤加减。

（4）西药 可用甾体或非甾体类消炎镇痛类药物口服。

4.针灸疗法

根据临床症状不同，可选用风池、肩井、天宗、曲池、合谷、环跳、阳陵泉、太冲等穴。

5.练功疗法

颈椎病患者需要适当休息。急性发作期应局部外固定，采用围领或颈托，有利于组织水肿的消退和巩固疗效。慢性期以活动为主，特别是长期伏案工作者应注意工间休息，做颈项活动锻炼，如前屈、后伸、左右旋转及左右侧屈等，各做 3～5 次。此外，还可以做体操、打太极拳、做健美操等。

6.其他疗法

1.局部封闭疗法。做痛点局部封闭，可用曲安奈德 5ml 加 2%利多卡因 5ml 做局部封闭。

2.外用止痛搽剂、外敷药、药熨、理疗等均有一定疗效，可互相配合应用。急性发作期，也可用颈围或颈托固定 1～2 周。

7.手术疗法

颈椎病常用的手术方法有：①颈椎间盘前路切除，椎体间植骨融合术：患者取仰卧位，一般用右侧切口；②后路椎间盘突出切除术：患者取俯卧位，做正中切口；③前路钩椎关节切除，椎间孔切开及椎体间融合术：体位和切口同①；④前路椎体间开长窗扩大椎管术或椎体部分切除术；⑤后路椎板开门式成形扩大椎管术：分单侧开门和双侧开门两种方法。前路手术体位为仰卧位，颈下放沙袋或硬枕，颈椎正直，轻度后伸。切口一般用右侧横切口，按病情需要，也可做左侧切口或胸锁乳突肌前侧切口。术中保护食管和气管。预防术后创口内出血窒息和入睡后呼吸抑制等并发症。后路手术体位为俯卧位，头颅放头架上，可观察呼吸。切口采用颈后正中切口。术中注意保护并避免损伤神经根及脊髓。预防术后椎间感染。

四、肌性斜颈

肌性斜颈为先天性斜颈的一种，是一侧胸锁乳突肌纤维性挛缩导致头和颈的不对称畸形。临床以头斜向患侧前倾、旋向健侧和面部畸形为特点，是小儿较常见的一种先天性疾患。

（一）病因及病理机制

肌性斜颈的发病原因很多，一般认为主要有以下两种。

1.产伤

多见于难产。有人统计，先天性肌性斜颈患儿中 5%为臀位产，其余也多为不正常分娩；也有人认为由于分娩时婴儿一侧胸锁乳突肌受产道或产钳挤压或牵引而受伤出血，血肿机化后产生肌肉挛缩；还有人认为是产程过长，胸锁乳突肌缺血、营养动脉栓塞或静脉回流受阻，导致肌纤维变性而造成斜颈。畸形多在出生后 1 周或数周内发生。

2.胎位不正

由于胎位不正，胎儿在子宫内头部位置不变，头颈倾向一侧；或受到不正常的某一部分（如手）对颈部的特殊压力，可使颈部肌肉的血液循环改变，致胸锁乳突肌缺血、萎缩、发育不良、挛缩引起斜颈。

肌性斜颈所致者主要病理为胸锁乳突肌肿块，多在该肌内或该肌胸骨头和锁骨头内，呈梭形，较硬。随年龄增长，该段肌肉发生纤维化、缩短。头部受该肌肉牵拉，出现头向患侧倾斜，面部偏向健侧，并在此肌部皮下呈索条状。少数于该肌锁骨头有外生骨疣。

（二）诊断

1.临床表现

（1）难产史 出生后或十数日，在颈部一侧可扪及一肿物。

（2）面部畸形 头颈向患侧倾斜，面部转向健侧并后仰，下颌扭向健侧；畸形严重者患肩部耸起，头颅的前后径变小，枕部歪斜，面部及五官不对称，患侧脸部窄小，健侧脸部长圆，面部中线凸向健侧，两眼裂连线与嘴左、右连线不平行，其延长线交于患侧。上述畸形随年龄增长逐渐加重。若长期不治，则继发颈椎甚至上胸椎段脊柱侧弯，斜颈及继发畸形往往不能自行纠正。

（3）活动受限 头颈向患侧旋转和向健侧倾斜活动受限。

2.检查

患儿胸锁乳突肌处可扪及一柱形或梭形肿块，触摸时患儿因疼痛而啼哭。胸锁乳突肌紧张，肿块可在 1 年内缩小或消失，但也有形成永久性者。

（三）鉴别诊断

常借助颈椎正、侧位 X 线摄片以排除颈椎骨质异常或与其他原因所致的斜颈相鉴别。

1.骨性斜颈 系颈椎先天性发育异常所致，X 线摄片示颈椎骨先天性畸形。

2.颈椎结核 因结核病变致颈部疼痛和肌肉痉挛，但无胸锁乳突肌挛缩。颈项活动使疼痛加剧，X线摄片示椎体骨性破坏和椎前脓肿。

3.颈椎自发性半脱位 有咽部或颈部软组织感染病史，其后发生斜颈，儿童、成人均可发病。颈部活动受限、疼痛。X线正位张口摄片显示寰枢椎半脱位。

4.眼性斜视 患儿视物时必须采取斜颈姿势以避免复视，胸锁乳突肌无挛缩，斜颈可自动或被动矫正。

5.听力障碍 由于一侧听力障碍，患儿在注意倾听时常表现为斜颈姿势，但无固定性斜颈畸形，亦无胸锁乳突肌挛缩。X线摄片显示颈椎无异常表现。

6.痉挛性斜颈 见于成人，系精神因素所致的不自主阵发性头颈歪斜、颤动。精神因素去除后症状消失。

（四）辨证论治

早期发现，早期治疗，越早治疗效果越好。年龄越大，面部畸形、颈胸段脊柱侧弯则越难治愈。

1.手法治疗

适用于1岁以内的患儿。

（1）牵引矫正法 可由母亲操作，患儿出生2周出现斜颈即可开始牵引。将患儿置于母亲腿部，头在腿外，颈部稍后伸。其母一手扶住患儿肩锁部，另一手扶住其头部。一面牵引，一面可将面部扭向患侧，颈部转向健侧肩峰。每日4或5次，持续数月至1年左右。若一人不能单独进行可由另一人适当协助。

（2）振动矫正法 先在患侧胸锁乳突肌部位做热敷或按摩，然后医者以一手托住患儿枕部，一手托住其下颌，将患儿头部向畸形相反方向轻柔地进行振动矫正，并按摩挛缩的胸锁乳突肌，每日1或2次。如坚持数日，可获得满意疗效。

2.其他疗法

（1）固定疗法。患儿仰卧，面部扭向患侧，枕部转向健侧肩峰，周围用小沙袋固定，可在患儿睡眠时进行。

（2）局部用中药熏洗或外敷、针灸治疗。

3.手术疗法

1岁以上患儿，胸锁乳突肌挛缩和畸形明显，非手术治疗无效者，宜行手术治疗。常用方法有4种：①胸锁乳突肌切断术；②胸锁乳突肌切断、松解术；③胸锁乳突肌延长术；④胸锁乳突肌切除术。患儿是仰卧位，头偏向健侧。在胸锁关节和锁骨内侧端的上方 1 cm 处做一约 5cm 长的与锁骨平行的横切口。术中注意保护和避免损伤颈外动脉的耳后动脉及副神经、面神经。

术后处理：术后将患儿头颈置于过度矫正位，用石膏颈托、围领固定 6～8 周后，去除外固定，进行颈部功能锻炼。

第三节 肩部筋伤

肩部筋伤，亦称肩部软组织损伤，是临床上的常见病、多发病。主要症状是局部疼痛、瘀肿和功能障碍。笔者应用长针针刺肩前穴结合推拿及耳穴磁珠贴压，对缓解肩部疼痛、改善肩关节功能，有很好疗效。尤其在暑热季节，温针疗法，疗效更显。

肩部筋伤是指各种暴力或慢性劳损等原因所造成肩部组织的损伤。临床上常根据暴力的形式分为扭伤、挫伤两类:根据病程分为急性筋伤和慢性筋伤。急性筋伤失治误治，迁廷日久，以致瘀血凝结，变为慢性筋伤，复因体虚、外感风寒湿邪，则更易变为慢性筋伤。肩部筋伤患者往往因惧痛不敢活动或活动幅度不到位，久之则使肩关节粘连，造成日常生活不便。据观察，早期治疗，疗效好；后期治疗，则疗效不显著。

一、肩部扭挫伤

打击或碰撞、牵拉、扭曲等因素使人体肩部软组织遭受损伤。当伤及关节时称为肩骺筋扭伤。

（一）病因病机

本病在任何年龄均可发生。部位多在肩部上方或外侧方，并以闭合伤为其特点。可分为新伤、陈伤两类。受伤后微细脉管破裂，血溢脉外，停于皮下，相继出现一系列经筋功能紊乱的症状。

（二）诊断

1.临床表现

有明显的外伤史，如打击、跌碰、牵拉等。肩部肿胀、疼痛逐渐加重。损伤范围较广者，有组织纤维的断裂，局部瘀肿，皮下常出现青紫，关节功能暂时性受限。轻者 1 周内症状明显缓解，较重病例伴有组织部分纤维断裂或并发小的撕脱性骨折损伤者，症状可迁延数日或数周。扭伤的压痛点多在肌腱、韧带的起止点，而挫伤则多在损伤部位。一般性挫伤在当时多不在意，休息之后开始出现症状，逐渐加重，瘀肿或不瘀肿，但有压痛。多在 5 天左右转轻。

2.X 线检查

肱骨、锁骨、肩胛骨及肩关节、肩锁关节等结构关系正常。排除撕脱性骨折及关节脱位。

（三）鉴别诊断

1.肩部骨折、脱位。

（1）肱骨外科颈骨折。

（2）肱骨大结节撕脱骨折。

（3）肩锁关节损伤。

（4）肩关节脱位。

2.肩腱袖损伤。

3.肱二头肌断裂。

（四）中医辨证论治

1.手法治疗

（1）多采用肩部点按、拿捏等手法以活血、舒筋、通络。

（2）在痛点部位可采用拨筋、弹筋手法 3～5 次，并应与拿捏手法相间操作使用以缓解痉挛、消瘀定痛。

（3）在适当牵引下用直臂摇肩法、屈臂摇肩法旋转摇肩，幅度可由小到大，反复 5～7 次。

（4）最后以抖法、捋顺手法收功。

2.固定方法

损伤较重者，用颈腕关节吊带悬挂于胸前 3～7 天，以利于损伤修复。

3.练功方法

（1）耸肩 动作由小到大，由慢到快，在悬吊期内即可开始。

（2）耸肩环绕 两臂侧平举，屈肘，以指松散接触肩部按顺逆时针方向环绕。

（3）展旋　单侧或双侧，手心始终向上，自腰侧旋向后方伸直，移向侧方，屈肘，手心仍向上，手背从前方过头、伸肘，顺滑至侧方，沿前方降下，手心仍向上，回复原势。重复进行，双臂同时做亦可，展旋时配合左右弓步及上身前俯后仰。

4.药物治疗

（1）内服药　急性损伤、肿胀期，治宜行气、活血、消肿定痛，可用正骨紫金丹，慢性恢复期宜舒筋通络，可用补筋丸。

（2）外用药　可用正骨水、跌打万花油外擦。

5.其他疗法

（1）针灸　可取肩髎、肩井、肩宗、风池、合谷、阿是穴等。

（2）理疗　电子脉冲理疗仪具有镇痛、缓解肌肉痉挛、改善局部微循环作用，可选择使用。

二、冈上肌肌腱炎

（一）病因及病理机制

冈上肌肌腱炎属中医"痹症"范畴，由感受风寒湿邪、劳损、外伤作用所致，引起气血凝滞，脉络 痹阻，不通则痛。上肢外展上举运动中冈上肌腱、肩峰—喙突形成的肩喙穹与肱骨头之间隙中滑动容易受到肩峰喙突的摩擦及肩喙穹下间隙内受肱骨头肩峰喙突间的撞击、夹挤造成冈上肌腱慢性劳损，或因冈上肌的力臂较短，完成上肢外展上举运动中所作的功又较大且又随年龄增大长期反复受累造成冈上肌腱本身的退行性变化，由于冈上肌腱表面与肩峰之间为肩峰下滑囊，所以冈上肌肌腱炎、肩峰下滑囊炎二者往往同时并存且相互影响，多数肩峰下滑囊炎继发于冈上肌腱病变。

冈上肌腱钙化之确切病因机理尚不清楚，目前临床研究认为冈上肌腱肱骨大结节止点近侧1cm范围该肌腱的乏血管区血液供应最差，也受到应力作用影响最大区域常称为"危险区域"，当此"危险区域"发生肌腱变性坏死，腱纤维断裂修复过程中局部出酸性环境时可有利于不定型的游离钙离子析出并形成钙盐沉积于肌腱纤维内造成钙化性冈上肌腱炎，继之钙盐沉积缓慢增多可造成对肩峰下滑囊的刺激，表现出肩峰下滑囊炎症状，钙盐沉积可向肌腱表面发展甚至破入肩峰下滑囊内。

由于冈上肌腱易受研磨、撞击、夹挤及本身因素，所以肩袖肌腱群中冈上肌肌腱退变及最早肌纤维断裂发生率最高，中老年人及从事体力劳动者冈上肌腱退行性变化基础上常呈部分撕裂，当一次无准备之外展位急速内收上臂时或大块钙盐沉积物浸润冈上肌腱时可导致肌腱的大部分或完全性断裂。

冈上肌腱长期遭受摩擦撞击夹挤等因素造成慢性累积性劳损及本身的腱退行性变化刺激肩峰下滑囊的底部引起囊壁增厚粘连。

钙盐沉积主要发生在变性的肌腱纤维内，尤其所受应力较大容易变性的"危险区域"，初起病变位于腱纤维的中央，先有变性而后钙离子析出沉积，钙盐沉积物周围组织出现炎症反应。如钙盐沉积物小而深埋肌腱中央，不刺激滑囊时可无临床症状，甚至数年不发觉，如钙盐沉积物明显增大则可接触滑囊底部，上肢外展运动时可与肩喙弓碰撞或被肩喙弓和肱骨头夹挤而产生疼痛，此时钙盐沉积物边缘清晰中央发白但无张力，滑囊底可增厚甚至有绒毛可有白色砂砾样物同变性腱组织结合，此阶段无急性症状，表现为上肢外展 60°～120°范围出现疼痛之肩痛弧综合征，如继发创伤即可表现为亚急性发作：滑囊底与钙盐沉积物紧密相贴肿胀中心发白或黄色，密度如牙膏状有的含有硬的砂砾样物，病程久者钙盐沉积物可与腱纤维交织相融急性发作：钙盐沉积物内张力大中心灰白，周围深红或紫色呈充血状滑囊底紧贴钙盐沉积物且滑囊壁变菲薄如用小刀切一小口有牛奶样液体溢出，钙盐沉积物可自行穿破滑囊壁进入滑囊此时滑囊内也有牛奶样液体而非固体物质症状。严重程度取决于钙盐沉积物周围的炎症反应和其本身内的张力大小当钙盐沉积物自行穿破时压力下降而使疼痛明显减轻。

（二）临床表现

1.以肩峰大结节处为主的疼痛，并可向颈、肩和上肢放射。肩外展时疼痛尤著，因而病人常避免这一动作。

2.肩关节活动受限，活动受限以肩关节外展至 60°～120°时，可引起明显疼痛为主要特征，当大于或小于这一范围及肩关节其他活动不受限制，亦无疼痛，这与肱二头肌肌腱炎和肩周炎明显不同。

3.压痛，在冈上肌抵止部的大结节处常有压痛，并随肱骨头的旋转而移动。局部封闭可使疼痛立刻消失，借此有助于诊断。

（三）诊断

1.好发于中青年及以上体力劳动者、家庭主妇、运动员，一般起病缓慢，常因轻微的外伤史或受凉史，或单一姿势工作，劳动而诱发本病。

2.急性期或慢性肩痛急性发作者，肩部有剧烈的疼痛，肩部活动、用力、受寒时尤其加重。疼痛部位一般在肩外侧、大结节处，并可放射到三角肌止点或手指处。

3.肩关节活动受限及压痛明显。当肩关节外展至60°～120°时，可引起明显疼痛而致活动受限，发展至急性期可在大结节处有明显压痛。

4.X线检查：偶见冈上肌肌腱钙化，骨质疏松，为组织变性后的一种晚期变化。

（四）鉴别诊断

1.肩关节周围炎　疼痛弧不仅限于中间范围，而且从开始活动到整个运动幅度内均有疼痛及局部压痛。

2.粘连性肩关节滑囊炎　活动开始时不同，外展70°以上出现疼痛，超外展则疼痛明显加重。

3.肩袖断裂　多因投掷运动等外伤所致，肩前方疼痛伴大结节近侧或肩峰下区域压痛，主动外展困难，将患肢被动地外展上举到水平位后，不能主动地维持此种肢位。或外展60°～120°阳性疼痛弧征。

（五）治疗方法

1.手法治疗

① 拿法先用拿法拿捏颈项部、肩部、上臂部，自上而下，疏松筋结。然后以颈项及肩部为重点，自上而下揉摩，以达舒筋活络的功效。

② 滚法　肩外于肩后施于滚法（柔和），配合肩关节的外展、内收与内旋活动。

③ 摇法　患者坐位，术者立于患侧，握住腕由前—上—后—下划圈，范围由小变大，适量。大摇摆过程中，外展尽量在90°～120°之间，轻度上举。

④ 牵抖法患者坐位，术者双手握腕之两侧，松臂，在向下牵引动作同时，以臂用力均匀颤动3～5次。

2.按摩治疗

第一步揉法：患者取坐位，患肩自然下垂并稍内收姿势下，医者站在患者患侧用揉法放松肩部冈上肌，以舒通血脉、活血化瘀。或取患者俯卧位，医者站在患者患侧用按压、揉放松肩背部冈上肌。

第二步弹拨法：患者取坐位，医者用手稍外展患者肩关节，一手托住肘上部，一手在冈上肌处用大拇指弹拨手法以舒筋通络，剥离粘连。或取患者俯卧位，患者两上肢放松背后，医者用手弹拨冈上肌。

第三步拿擦法：医者站立在患者身后两手提拿放松冈上肌，再用擦法放松冈上肌，以透热为度。

操作全过程时间一般用 15～20 分钟左右。

3.药物治疗

缓解疼痛可口服消炎镇痛药，如吲哚美辛（每次 25mg，每日 3～4 次）、吡罗昔康（炎痛喜康，每次 20mg，每日 1 次）、肠溶阿司匹林（每次 0.3～0.9 克，每日 3 次）。疼痛较为严重时，可应用肾上腺糖皮质激素局部封闭注射。常用醋酸氢化可的松 0.5～1ml，1%普鲁卡因或利多卡因 2ml 混合注射，每周 1 次，以 4 次为限。

4.中医治疗

肌腱炎俗称"脉窝风"，在中医属于"劳损"的范畴，病人会感到关节有不同程度的疼痛、麻木、僵硬、肿胀等症状，通常关节晨僵的感觉在起床后最为明显，而症状并不会随着活动频繁而明显缓解。

（五）日常预防护理要点

1.让肌肉休息或更换运动项目

假使你因工作的关系而发生肌腱炎不妨请假休息几天，以免疼痛持续，假若肌腱炎是由运动引发的，可以更换另一种运动。

2.运动时戴护腕或护膝

平时戴上护腕、护膝等弹性护套，即使是提供些许支持及保暖，对运动期间及运动过后都有帮助。

3.对于确诊是冈上肌腱炎的可以直接使用肌腱膏，长程治疗计划，包括持续肌力训练、肌肉再教育。

4.注意使用计算机的日常工作姿势

（1）键盘：打字时手肘应维持 90 度，肩部自然放松下垂，靠在扶手上；手腕应靠在手腕休息板或其他支持的设计上，以避免肩部酸痛及手腕肌腱炎。

（2）鼠标：鼠标应放在与键盘用桌面同一高度，并尽量靠近身体；移动鼠标时，应利用上臂肌肉，移动前臂来移动鼠标，而不是只用手腕力量，以避免手腕肌腱炎；最好装置手肘支持架。

（3）对于计算机工作者，每小时应休息 5～10 分钟，做一些简单的办公室伸展操，以避免因长期持续的肌肉收缩，造成肌肉疲劳疼痛或引发肌腱炎。

（4）注意日常饮食营养的补充

在饮食上应该多补充 B 族维生素，多吃些胡萝卜和动物肝脏等。

第四节 手指筋伤

手部肌腱损伤多为开放性，以切割伤较多，常合并指神经伤或骨折等，也可有闭合性撕裂。肌腱断裂后，相应的关节失去活动功能。如指深屈肌腱断裂，表现为远侧指间关节不能屈曲；指深浅屈肌腱均断裂，则远近侧指间关节均不能屈曲。由于手内肌仍完整，掌指关节屈曲不受影响。伸肌腱不同部位断裂，其相应关节不能伸展，并可出现畸形。有时肌腱不完全断裂，关节虽仍能活动，但作抗阻力试验时无力、疼痛。只要条件允许，如伤口在 12 小时以内，伤口较整齐，污染不重，肌腱没有或很小缺损等，都应争取早期缝合肌腱。肌腱手术的最大难题是术后肌腱粘连，目前尚未很好解决。若在手术中遵循肌腱损伤的治疗原则，采取"无创伤"操作技术，熟练掌握肌腱修复方法，术后早期功能锻炼，则可以减少粘连，获得较好的效果。

一、屈肌腱损伤

根据屈肌腱的解剖和处理特点，分为五个区。

（一）深肌腱抵止区（Ⅰ区）

从中节指骨中份至深腱抵止点。该区只有指深屈肌腱，断裂后应争取早期修复，直接缝合断端。若在抵止点 1cm 以内断裂，可将腱端前移，即切断远断段，将近端重新附着于止点处。

（二）腱鞘区（Ⅱ区）

从腱鞘开始至指浅屈肌的附着处（即中节指骨中份），在此段深、浅屈肌腱被限制在狭小的腱鞘内，伤后很易粘连，处理困难，效果较差，故又称为"无人区"。目前一般主张，如系指浅屈肌腱牵拉断裂可不吻合，以免粘连，深肌腱浅肌腱同时断裂，仅吻合深肌腱，同时切除浅肌腱，保留腱鞘及滑车。亦有主张同时修复深浅屈肌腱。

（三）手掌区（Ⅲ区）

脱横韧带远侧至肌腱进入腱鞘之前的区域。手掌内深肌腱的桡侧有蚓状肌附着，断裂后限制近端肌腱回缩。在蚓状肌区深浅肌腱同时断裂，可以同时吻合，用蚓状肌包裹深肌腱，防止与浅肌腱粘连。蚓状肌至腱鞘段，仅吻合深腱，切除浅腱。

（四）腕管区（Ⅳ区）

九条肌腱及正中神经挤在腕管内，空间较小，正中神经浅在，常与肌腱同时损伤。处理时应切开腕横韧带，仅缝合深肌腱及拇长屈肌腱，切除浅肌腱，以增大空隙。吻合口应不在同一平面。必须同时吻合正中神经。

（五）前臂区（Ⅴ区）

从肌腱起始至腕管近端，即前臂下 1/3 处。此区屈肌腱，有腱周组织及周围软组织保护，粘连机会少。屈肌腱在此区损伤，应全部作Ⅰ期缝合，效果常较好。但在多条屈指深浅肌腱断裂时，要避免吻合口在同一平面，以减少粘连。

拇长屈肌腱断裂，亦应争取Ⅰ期修复。在掌指关节平面，肌腱被夹在两块籽骨之间，易造成粘连。该平面的断裂，不直接缝合肌腱，而是切除远断端，在腕上腱一腹交界处作肌腱延长，将远断端前移，重新附着于止点处，亦可行环指屈指浅肌腱转移代拇长屈肌腱。止点 1 厘米以内断裂，通常采用肌腱前移法，但不延长肌腱。

二、伸指肌腱损伤

（一）伸肌腱止点断裂

多为戳伤，远侧指间关节突然屈曲而撕脱伸腱附着点，局部切割伤亦可割断。表现为锤状指畸形，部分病人伴有撕脱骨折。

1.开放伤清创后缝合肌腱，手指置于远侧指间关节过伸，近侧指间关节屈曲位，使伸肌腱松弛，用石膏或铝板固定 4～6 周。

2.闭合伤固定于上述位置 4～6 周。如伴有较大块的撕脱骨折，可早期手术，用"拉出钢丝法"固定骨折片，外用石膏或铝片夹板固定。

3.陈旧性损伤近端肌腱回缩，在断裂处形成疤痕，使肌腱松弛。对功能影响不大者可不处理。如功能影响大，则手术处理，在远侧指间关节背侧作 S 形切口，翻开皮瓣，重叠缝合肌膜。术后固定于上述位置 4～6 周。

（二）伸肌腱中央束断裂

屈指时，近侧指间关节背侧突出，该处易受损伤，常伴中央束断裂。正常进中央束与两侧束均在手指长轴的背侧，中央束断裂后，侧束仍可伸指。若不及时修复中央束，随着屈指活动，两侧束逐渐滑向掌侧，此时侧束就不能起伸指作用，反使近侧指间关节屈曲，远侧指间关节过伸，形成典型的"钮孔"畸形。

治疗：

1.新鲜的开放伤或闭合撕裂，都需手术，I 期修复中央束。

2.陈旧性撕裂，若屈曲畸形小，可不处理，伸指差 30 度以上，影响功能大，可手术修复。

（三）手背、腕背及前臂伸肌腱损伤

均应 I 期缝合断裂的伸肌腱，效果较好。在腕背部断裂时，要切开相应部分的腕背横韧带及滑膜鞘，使肌腱直接位于皮下。

第五节 髋部筋伤

一、损伤性髋关节炎

髋关节因外伤或劳损而致关节囊和软骨的损伤，产生局部无菌性炎症和粘连，引起髋关节疼痛和活动障碍的症状，均称损伤性髋关节炎。

（一）病因及病理机制

1.急性外伤 由于遭受直接或间接暴力的侵袭，而致髋关节关节囊和关节软骨的损伤，产生软骨破裂和囊内水肿，血肿，形成无菌性炎症和粘连，引起剧痛和运动障碍。

2.慢性劳损 由于长途跋涉和爬山登高或髋关节过度的活动，使关节马蹄形软骨受到频繁摩擦而引起损伤，发生无菌性炎症或粘连，逐渐影响关节的活动功能。

（二）临床表现

髋关节有急性外伤或慢性劳损史，患侧髋关节和腹股沟处疼痛，可出现轻度肿胀，关节活动障碍，步行困难，急性损伤或发作时，足不能踏地，步行不能。

（三）检查

1.患侧腹股沟和髂前上棘后缘有明显痛压。

2.腹股沟处轻度肿胀。

3.髋关节活动明显受限，尤以外展、内收和内外旋为甚。

4.X线片示无明显骨质病变。

（四）治疗

1.治则 舒筋通络，活血散瘀。

2.推拿治疗

（1）手法：攘、按揉法结合关节被动运动或湿热敷法。

（2）部位及取穴：髋关节周围局部取穴。

（五）注意事项

1.本病治疗期间应适当休息，避免上楼、上坡活动。

2.不宜坐硬板凳。

3.局部保暖。

二、髋部滑囊炎

髋部周围有很多滑囊，临床上比较重要的有髂耻滑囊、大转子滑囊和坐骨滑囊。凡创伤、感染、化学反应及类风湿病变等，使关节周围滑囊积液、肿胀和出现炎性反应者，均称为髋部滑囊炎。本病多见于老年。

（二）病因及病理机制

1.髂耻滑囊炎 髂耻滑囊位于髂腰肌和骨盆之间，其上方为髂耻隆凸，下方为髋关节囊，内侧为股血管和股神经，是髋部最大的滑囊，80%与关节囊相通。因此髋关节囊损伤引起无菌性炎症，可影响髂耻滑囊，发生滑囊炎。

2.大转子滑囊炎 大转子滑囊位于臀大肌腱附着点与大转子后外侧骨突之间，因位置表浅，凡该部的直接和间接外伤或髋关节的过度活动均可导致大转子滑囊的损伤，引起滑囊积液、肿胀和炎性反应的症状。

3.坐骨滑囊炎 滑囊附着于坐骨结节上，位于臀大肌之深面，所受压力最大，故久坐硬凳或局部撞击、受寒等因素均可导致坐骨滑囊的无菌状炎症。药物反应和细菌感染引起的滑囊炎，不在此篇讨论范围。

（三）临床表现

1.髂耻滑囊炎 股三角外侧疼痛和压痛，髂腰肌收缩、屈曲髋关节或臀大肌收缩伸直髋关节时疼痛加剧，滑囊过度肿胀时腹沟的正常凹陷消失或隆起。髋关节活动受限，股神经受刺激压迫时，疼痛可沿大腿前侧放射至小腿内侧。

2.大转子滑囊炎 大转子后方、上方疼痛和压痛，不能向患侧卧，髋关节内旋可使疼痛加剧，跛行，滑囊明显肿胀时，局部可摸到直径 3~4 厘米的扁平肿块。

3.坐骨滑囊炎 多见于老年人，坐骨结节处疼痛和明显压痛，不能久坐，坐硬板凳时疼痛加剧，臀肌收缩产生疼痛并放射至臀部，坐骨神经受刺激时，可出现坐骨神经痛。

（四）治疗

1.治则 舒筋通络，活血散瘀。

2.推拿治疗：

（1）手法：按、揉、弹拨、摇、擦法配合湿热敷。

（2）部位：髋关节周围及臀部。

（五）注意事项

1.治疗期间减少髋部活动。

2.不宜坐硬、冷板凳。

三、退行性髋关节炎

退行性髋关节炎，又称髋关节骨关节炎。是关节软骨发生退变后磨损、脱落、增生以及滑膜充血、关节囊变厚，关节间隙狭窄的一种慢性炎症。多发于中年以后髋关节活动频繁者。

（一）病因及病理机制

股骨头分为两部分，一部分是负重区，一部分是不与髋臼窝相接的非压力区。后者是病变的好发区，最先受累的是软骨，因为软骨是关节内唯一缺少血液供应的组织，他需要间歇性压迫以吸取营养及维持其完整。由于中年后关节局部血运减弱，行走时间过长，使关节内压力过大，妨碍软骨的体液交换和正常代谢，促使其及早退化变性渐至钙化。非压力区的软骨损伤，增加了压力区的负重，使关节面受压区变形，进一步影响血运，故骨质出现致密。同时由于关节面变形引起关节关系紊乱，促进骨赘形成和软骨碎裂，碎骨因重力关系堆积在关节囊的内下方，即形成关节鼠，可刺激关节囊使其变厚，加速其纤维化及疤痕形成，软骨损坏后的绒毛样增生引起关节粘连，使关节腔变狭或消失，出现挛缩和内收屈曲畸形，关节活动时刺激囊内神经而引起疼痛。

（二）临床表现

本病进展缓慢，起初感觉髋关节疼痛，以清晨起床时为甚，活动后减轻。关节活动不利，久坐起立困难，步履不便。当外伤或受寒刺激诱发周围组织无菌性炎症时，可引起关节疼痛和内收屈曲畸形、活动障碍等症状。

（三）检查

1.腹股沟处压痛明显。

2.髋关节活动障碍：屈伸、外展及内外旋活动明显受限。

3.髋关节呈内收屈曲畸形。

4.X 线片示①髋关节模糊；②髋臼骨赘增生；③关节间隙狭窄或消失；④晚期股骨头变形，骨质致密。

（四）治疗

1.治则 舒筋通络，滑利关节，松解粘连。

2.推拿治疗：

（1）手法：攘、按、擦法结合髋关节被动运动和湿热敷。

（2）部位及取穴：髋关节周围、臀部及局部取穴穴。

（五）注意事项

1.髋关节宜进行适当的活动，早晨宜作髋部锻炼。

2.局部保暖，忌食寒性食物。

第十章 外科疾病的护理

第一节 骨科一般护理

一、病情观察要点

1.生命体征、精神状态、体位、皮肤完整性等全身情况。

2.肢体或患处疼痛、肿胀、温度、颜色、感觉、动脉搏动及活动情况，是否有开放性骨折。

3.伤口、牵引、固定情况。

4.大小便情况，注意有无便秘。

二、护理措施

1.按外科护理常规进行。

2.睡硬板床，上肢骨折可例外。

3.骨折要先固定，后搬动。头、颈及躯干损伤的病人，搬动时应保持头颈与躯干成直线，防止脊柱弯曲及扭转。

4.如有休克，应先处理休克后处理骨折。如有出血，应先临时止血。开放损伤局部用无菌敷料包扎，以减少污染。

5.四肢受伤者，应抬高患肢，注意患肢末梢循环，感觉及运动功能的情况。

6.作好生活护理，协助病人洗漱、饮食及大便。

7.长期卧床者，要预防压疮、尿路感染、呼吸道感染等并发症发生。

8.凡石膏固定、牵引或内固定术后，搬运患者时应保持功能位置。

9.骨病患者，注意保护患肢，卧床休息，减少患肢活动，防止发生病理性骨折。

10.康复期，鼓励加强功能锻炼。

三、健康指导

1.讲解疾病治疗和护理知识、药疗知识等，简明介绍手术相关知识及注意事项2.保持皮肤的完整性，指导定时、正确翻身、预防压疮。

3.告知患者功能锻炼计划及原则。

4.加强营养，进高热量、营养丰富、富含钙质饮食。保持大便通畅，预防便秘5.生活、工作中注意安全防护，避免意外损伤。

第二节 骨科手术前后护理

一、病情观察要点

1.体温、脉搏、呼吸、血压、神志、瞳孔、尿量、伤口敷料、引流管、皮肤完整性。

2.肢体疼痛、肿胀、温度、颜色、感觉、动脉搏动及活动度等情况。

3.患者的体位，石膏有无压迫污染，位置是否正确。

4.药物的作用和不良反应。

二、护理措施

（一）手术前护理

1.向病人说明手术重要性和可行性，以解除顾虑，取得合作。

2.术前淋浴更衣。

3.据医嘱做好药敏试验，交叉配血及各种检查工作。

4.术前 1 日备皮，消毒手术区皮肤。术前 12 小时禁食，4 小时禁饮。

5.术晨测生命体征，有无感冒和其他病情变化。女病人是否月经来潮。

6.择期手术，术后需卧床者，术前训练床上大小便。

7.按医嘱准时给术前药物。

8.进手术室前取下眼镜、发卡、手表、假牙，将贵重物品交家属。

9.术前排空膀胱或留置导尿管。

（二）手术后护理

1.病人返回病房，从平车搬运至床上时，注意保护好病人的体位及各种引流管。

2.根据麻醉种类及手术部位安置适当体位，肢体手术的病人患肢抬高，应高于心脏，以利于静脉回流，减少肿胀。

3.妥善固定引流管，观察引流液的量、`颜色、性质并记录，观察伤口渗血情况。

4.除密切观察生命体征外，还应观察因手术创伤、失血、麻醉等造成的反应及可能发生的各种并发症。

5.脊柱手术平卧6小时后可轴线翻身，6～8小时后可少量饮水，以促进肠蠕动，加快排气，排气后可进流食。

6.观察患肢末梢血液循环、感觉运动情况，发现异常及时通知医生。

7.早期活动及康复锻炼：康复锻炼的内容及方法应根据病人的伤情、部位、性质、手术方法、全身健康情况而定。

三、健康指导

1.保持伤口敷料干净、清洁及引流管通畅。

2.告知患者功能锻炼的计划，并逐步实施。

3.嘱患者加强营养，补充钙质。

第三节 颈椎骨折的护理

一、疾病概述

颈椎受到直接或间接暴力、肌肉牵拉、病理性损伤，易引起不同部位、不同类型的颈椎骨折或脱位。任何一种损伤均可能伴发颈髓或脊神经损伤，一般情况下与椎体损伤程度成正比。

常见病因：①交通事故；②跳水损伤；③高处重物坠落砸伤火颈；④悬吊致伤；⑤按摩手法过重等。

临床表现为颈部症状颈部疼痛，活动障碍，颈肌痉挛，颈部广泛压痛，并且发麻发胀，局部症状严重。脊髓损伤是脊柱骨折或脱位引起脊髓结构和功能的损害，是一种致残性较高的损害，它可以造成损伤水平以下脊髓功能（运动、感觉、反射等）障碍，使患者不同程度的截瘫或四肢瘫痪，严重影响患者的生活自理能力。

二、一般护理

（一）按骨科疾病手术前后一般护理常规护理。

（二）询问病史，了解患者的发病史及病程。

（三）观察患者的生命体征，特别是呼吸情况。

（四）评估有无合并伤及并发症，如有颅脑、胸、腹脏器损伤或休克者要首先处理紧急情况，抢救生命。

（五）高位截瘫者应注意呼吸情况，保持呼吸道通畅，行气管切开者按气管切开护理。

（六）高热患者给予物理降温并按发热护理常规护理。

（七）评估患者全身皮肤情况，协助做好生活护理。

（八）给予高蛋白、高维生素，汗纤维素丰富易消化饮食。

（九）评估患者的身心状况、经济及家属对本病的认识程度和心理问题。

三、专科护理

（一）体位护理

1.颅骨牵引者床头抬高15°～30°，保持头、颈、肩一致性活动，防止颈椎错位，如需翻身要一个人固定头部，一个人搬动躯干，并注意保持牵引绳与躯干在同一轴线上。

2.术后颈部两旁放置沙袋或佩戴颈围，以使颈部制动，颈围松紧要适宜，过松起不到固定作用，过紧会导致呼吸不畅、颈部皮肤压疮。翻身时颈部也需要制动，以维持颈椎固定，防止颈椎活动时，在椎体与植骨块之间产生界面间的剪切力，使植骨块移动、脱出导致手术失效。术后2天患者可佩戴颈托逐渐抬高床头15°、30°、45°，直至坐起，颈部不要过度旋转，双上肢握拳，床头安置拉环，双手拉住环口慢慢将上身抬起。

（二）呼吸道护理

呼吸道护理颈部手术需要在全麻下进行，手术操作会牵引气管、食管，术后可出现喉头水肿及呼吸道分泌物增加，因此，术后要进行心电监测，密切观察患者的呼吸频率、节律、心率、血压及面色的变化，持续吸氧，根据血氧饱和度来调节氧流量。术后常规用生理盐水5-10ml 加盐酸氨溴索15mg行雾化吸入，每日2 次。必要时定时吸出呼吸道分泌物，床边备气管切开包，以便急需时使用。

（四）饮食护理

术后禁食，全麻清醒后 6 h 进流质饮食，避免甜食，防止腹胀。注意询问病人吞咽及进食情况，有无呛咳及吞咽困难，观察发音，有无发音不清，声音嘶哑，以判断有无喉上神经和喉返神经损伤。术后 1~2 d 进半流质饮食，术后 1 周给予普通饮食，宜高蛋白、高糖、富含胶原及维生素饮食，饮食要清淡易于消化且富含营养，以增加患者的抵抗力。

（五）肢体感觉、运动及括约肌功能的观察

颈椎手术由于创伤或刺激脊髓，可出现血肿压迫或水肿反应而致肢体感觉、运动及

括约肌的功能障碍。一般术后24 h内为血肿形成期，术后48 h为水肿高峰期。应密切观察四肢感觉、运动及括约肌的功能，每小时1次，当出现肢体麻木、肌力减弱时，应立即报告医生予对症处理。牵拉尿管检查膀胱感觉，尿管间断开放，每个班次都要检查并行书面交班。

（六）引流管护理

伤口引流管的护理按时巡视，在引流的过程中防止引流管扭曲、受压及脱出，保持引流通畅，引流袋不可高于置管平面，以防倒流引起感染，每日观察引流液的量、色，引流量一般为80～200 ml，早期为陈旧性血液，24 h后为血清样液体。若引流液色泽鲜红或量增加，或切口敷料渗血多，伤口周围局部隆起，颈部增粗，患者自觉呼吸费力，应考虑为伤口术野出血，须立即报告医生，给予止血处理；若引流液为血清样液且每日增多，应考虑为脑脊液漏，宜取平卧位或头低足高位。一般术后2 d引流量小于50ml，拔除引流管，以利闭合伤口，及时更换敷料。

（七）并发症的防治

1.出血：颈前路术后颈深部血肿危险性大，严重者可引起窒息而死亡，术后 24h

用沙袋压迫伤口，若出现颈部增粗、呼吸困难、口唇鼻翼扇动等，立即报告医生，必要时在床边拆除缝线，取出血块

2.植骨块脱落：术后勿过早进食固体食物，以免吞咽动作过大。翻身时注意保护颈部，防止颈部过屈位，采用颈托、头颈胸支具等固定，保证固定正确，松紧适宜

3.脑脊液漏：术后局部加压包扎和取仰卧位，一旦发生需大剂量应用抗生素，保持切口敷料清洁，以预防感染的发生。

4.肺部感染：鼓励患者做扩胸及深呼吸运动，有效咳嗽，排痰，经常协助患者变换体位，翻身、扣背、防止肺部分泌物堆积，若分泌物多不易咳出应遵医嘱给予雾化吸入 2 次/d。

5.预防压疮：患者置气垫床，保持床铺平整、清洁干燥、无渣屑，协助并指导家属每2 h轴线翻身一次，骶尾、双踝、足跟等易发生压疮处应勤按摩，每1～2小时一次，5～10 min/次。为防止足下垂，床尾设置床档，保持关节功能位。

6.预防泌尿系感染：应在严格无菌条件下选择粗细适宜的气囊导尿管，保持尿路通畅，鼓励患者多饮水，每日1500～2000ml；会阴部每天用温水擦洗1～2次，尿道口用0.5%碘伏擦拭2次/d，每周更换尿袋2次，术后2～3 d即行夹闭尿管训练。拔除尿管后，应鼓励患者自行排尿，最常用的方法为挤压排尿法，即用指尖在腹部膀胱区进行深部按摩，再将双手重叠置于脐下3 cm处，然后缓慢用力对腹部进行加压，直至尿液流出。

7.便秘：训练患者养成定时排便习惯，指导家属每天顺结肠走形自上而下按摩腹部，若患者不能用力或用力不上时，可带指套帮助掏出粪石，必要时遵医嘱给予泻药或灌肠。

（八）功能煅炼

1.术前训练：

①气管推移训练：对患者讲解气管推移训练的重要性，指导患者用自己2—4指的指腹将气管及食管持续地由右向左推移过线，开始用力应缓和，如有不适可休息10～15 分钟合再继续，术前3～5 天开始，每天 3 次，每次 10～20 分钟，循序渐进，逐渐增加至少每天 4 次，每次 20～30 分钟，训练时注意勿损伤皮肤。

②深呼吸、有效咳嗽及床上大小便训练。

2.术后功能煅炼：功能锻炼护理为防止肌肉萎缩和关节僵硬，术后生命体征平稳后即可给上下肢肌肉按摩和关节的被动活动，腰背肌及全身的功能锻炼。肌肉按摩每日3～5次，每次15～30 min，关节的被动运动只需少量即可，但每次被动活动范围应达到最大生理范围，但不可超越，以免损伤肌肉和韧带。上肢主要锻炼手的握与捏的功能，恢复肌肉力量，腰背部肌肉进行被动和主动锻炼，指导家属按摩肌肉。下肢主要加强屈髋屈膝及踝关节的肌肉锻炼，以保证下肢负重及行走的功能，锻炼以主动活动为主，被动活动为辅，锻炼时四肢置于功能位。

四、健康教育

（一）在病情允许情况下进行呼吸功能康复训练，以锻炼肺功能。翻身按摩时，注意保暖，病室保持空气流通，温湿度适宜，同时鼓励病人多饮水，预防上呼吸道感染而引起咳嗽，全身抵抗力下降。

（二）脊柱不稳定时应限制肩关节、髋关节活动范围。颈椎不稳定者，肩关节外展不超过 90°；对不全瘫患者在保持脊柱稳定的原则下，所有能主动运动的肌肉都应运动，并训练腹肌和腰背肌；手功能的锻炼，如捏、握、夹和持的动作，增加手指的灵活性。

（三）对于上肢功能障碍者，每日可训练病人握东西、系扣子、屈肘、抬肩等力所能及的活动。肢体瘫痪者则应被动活动各关节，并按摩各肌群，每日 3～5 次，每次 15～30 分钟，防关节僵直和肌萎缩。

（四）下床前教会病人起床要领（头部保持中立位，缓慢侧卧再起床，不可仰卧或俯卧位起床），防体位性眩晕或颈部用力不当而造成意外损伤。

（五）术后 X 线片示植骨块融合者可去除外固定进行一下颈部功能锻炼，如左右旋转、与项争力、左右回旋等但要注意。动作宜慢，活动幅度和强度应循序渐进。

（六）对行融合、植骨、人工关节者需颈围固定或石膏固定 3 个月，防止颈部过度活动，及时治疗咽喉部疾病。睡眠时枕头高度适宜，防止颈肩部受凉。保持颈的正确的姿势。

（七）适当参加体育活动，防止扭伤颈部，选用高度适宜的枕头，颈部适当锻炼，如打太极拳，6个月内勿从事重体力劳动.

第四节 锁骨骨折的护理

一、疾病概述

锁骨骨折多发生于锁骨外、中 1/3 交界外，是常见的骨折之一，约占全身骨折的 6%，患者多为儿童和青壮年。间接与直接暴力均可引起锁骨骨折，但间接暴力较多，直接外力，如从前方打击、撞击锁骨，或摔倒时肩部直接着地，均可造成锁骨骨折。摔倒时手掌着地，外力通过前臂、上臂传导至肩，再传至锁骨，遭受间接外力和剪切应力也可造成骨折。

二、一般护理

（一）按骨科疾病一般护理常规护理。

（二）评估患者生命体征，受伤的原因、时间；受伤的姿势；外力的方式、性质；骨折的轻重程度；有无疼痛，疼痛的部位、程度及性质。

（三）给予易消化、高蛋白质、含维生素及纤维素食物。

（四）必要时按医嘱给予适量镇痛剂，保证患者充分休息。

（五）做好生活护理及心理护理。

三、专科护理

（一）体位护理

局部制动固定后，取半卧位或平卧位，避免侧卧位，以防外固定松动。卧位休息时应去枕仰平卧于硬板床上，两肩胛间垫一窄枕以使两肩后伸、外展，维持良好的复位位置。复位后，站立时保持挺胸提肩；坐或行走时，用前臂吊带悬吊患侧上肢屈肘成 90 度直角，有利于静脉回流，减轻疼痛，减轻肿胀。局部未加固定的病人，应嘱其不可随便更换卧位。

（二）病情观察

1.密切观察生命体征以及伤口渗血情况。

2.注意观察上肢皮肤颜色是否有发白或青紫，有麻木感，是否有桡动脉搏动减弱或消失，如果有以上症状，表示有腋部神经血管受压，应指导患者双手叉腰，使双肩尽量外展，后伸，如症状没有缓解，立即报告值班医生调整固定的松紧度，直至症状解除为止。

（三）功能锻炼

1.向病人解释功能锻炼的目的是促进气血运行，防止患肢肿胀，避免肩关节僵凝，以取得病人配合。

2.正确适时指导病人功能锻炼。

（1）骨折早期　整复固定1—2周。可以练习手部及腕、肘关节的各种活动。如："抓空增力""左右侧屈""掌屈背伸""托手屈肘""肘部伸屈"。

（2）骨折中期　整复固定2—3周。左肩部后伸活动（左"∞"字绷带固定或三角巾固定下），如"屈肘耸肩""外展指路""后伸探背""弯腰划圈"等。

（3）骨折后期　整复固定3—4周。可逐渐做肩关节的各种活动。重点是外展和旋转活动。"外展指路""弯腰划圈""上肢回旋"等。

四、健康教育

（一）锁骨骨折复位固定后，极少发生骨折不愈合，即使复位稍差，骨折畸形愈合，也不影响上肢功能，应先向病人及家属说明情况。

（二）复位固定后即出院的病人，应告诉其保持正确姿势，早期禁止做肩前屈动作，防止骨折移位，解除外固定出院的病人，应告诉其全面练习肩关节 活动的要求。首先分别练习肩关节每个方向的动作，重点练习薄弱方面如肩前屈，活动方位由小到大，次数由少到多，然后进行各方面动作的综合练习，如肩关节环转活动，两臂做"箭步云手"等。不可过于急躁，活动幅度不可过大，力量不可过猛，以免造成软组织损伤。

（三）按时用药。病人出院时可带药的名称、剂量、时间、用法、注意事项，向病人介绍清楚。

（四）饮食调养。骨折早期宜进清淡可口，易消化的半流食或软食。骨折中后期，饮食宜富有营养，增加钙质胶质食品。

（五）注意休息，保持心情愉快，勿急躁。

第五节 四肢骨折的护理

四肢骨折包括上肢骨、关节损伤；手外伤；下肢骨、关节损伤。如：锁骨骨折、肩锁关节脱位、肱骨骨折、前臂骨折、髋关节脱位、股骨骨折、髌骨骨折、胫腓骨骨折等。

一、护理问题、关键点

1.疼痛。

2.出血。

3.神经损伤。

4.石膏或支具护理。

5.牵引护理。

6.外固定支架护理。

7.感染。

8.脂肪栓塞。

9.骨筋膜室综合征。

10.DVT。

11.活动障碍（肌肉萎缩、关节僵硬、压疮、便秘）。

12.切口及JP管引流。

13.药物甘露醇。

14.内固定物失效。

15.教育需求。

二、初始评估

1.基础生命体征、疼痛、神志。

2.生活方式，吸烟、饮酒史。

3.心理、社会、精神状况。

4.家庭支持情况。

5.体重、营养状况。

6.过去史、近期手术史、目前用药情况（高血压、冠心病、糖尿病、呼吸系统疾病等）。

7.皮肤黏膜情况。

8.患肢肢端的血供活动感觉情况。

9.活动能力。

10.骨折的部位、类型：X-RAY，CT及CT重建。

11.症状：畸形、反常活动、骨擦音、疼痛、肿胀瘀斑、活动障碍。

三、持续评估

1.神志、生命体征、尿量、患肢肢端的血供活动、感觉情况。

2.营养状况：有无贫血、低蛋白血症及患者的进食情况。

3.患者对疾病的认知程度，有无焦虑、恐惧。

4.病情及主要症状：

（1）疼痛情况：部位、程度、伴随症状，疼痛的诱发因素，疼痛的进展情况等，有助于鉴别骨筋膜室综合征或压疮引起的疼痛。

（2）皮肤组织损伤情况：观察皮肤组织有无开放性伤口，局部伤口有无红肿热痛、有无渗液，渗液的量、色、性状、气味。患肢有无张力性水泡。

（3）患肢肿胀情况：观察肿胀的程度，触诊患肢骨筋膜室的张力。

（4）感觉情况：有无麻木异样感。

（5）血供情况：足背或桡动脉搏动情况、肢端皮温、颜色、毛细血管充盈情况。

（6）活动情况：上肢骨折时观察手腕手指的活动情况；下肢骨折时观察踝关节及足趾的活动情况。有助于早期判断有无神经损伤。

5.石膏支具或牵引情况。

6.实验室检查：CBC，肝肾功能、电解质、PT/APTT，必要时ABG等。

7.放射检查结果：CXR，心电图、骨折部位X-RAY。

8.用药情况，药物的作用及副作用。

四、干预措施

1.体位与活动　患肢抬高位功能位放置。根据骨折部位及程度决定活动方式。患肢禁负荷，骨折部制动，可进行肌肉收缩锻炼，如骨折部已做外固定可活动骨折的远端关节。长期卧床患者每 2 小时翻身。

2.饮食　以高蛋白、高维生素、高热量饮食为主，多吃新鲜蔬菜和水果，糖尿病者控制饮食及水果，不能进食者予肠内外营养。

3.心理支持　保持良好的心态，正确对待疾病。可让患者和家属与同种手术患者交谈，可让患者和家属与同种手术成功的患者交谈，从心理上认清接受手术治疗的必要性，对手术要达到的目的及可能发生的并发症与意外事项，有一定的心理准备。创伤心理护理。

4.特殊药物　甘露醇需快速静脉滴注，250ml 在半小时内输完。用药期间关注血生化报告。

5.石膏或支具护理：

（1）如固定处局部有肿胀、疼痛加剧、麻木、肢端血循障碍，局部有渗液、异味，应通知医生及时打开石膏或支具，检查局部情况。

（2）搬运时，避免折断石膏。如石膏有变形断裂，或过紧、过松，应通知医生重新打石膏。

（3）石膏未干前搬运时需用手掌托住石膏，忌用手指捏压，要维持石膏固定的位置直至石膏完全凝固。石膏干后即开始未固定关节的功能锻炼。

（4）天气寒冷时，要注意肢端的保暖。

6.牵引护理分为皮牵引和骨牵引，目前病房常见为下肢牵引。

（1）定时检查足跟踝背部皮肤，足跟部可预防性使用水胶体敷料保护，避免卡压伤。

（2）保持下肢外展中立位，床尾抬高 20～25cm。

（3）翻身或检查时不应放松牵引重量，并保持牵引绳与腿部方向一致，最好向健侧卧位，两腿间夹一枕头。

（4）牵引期间定时检查伤肢长度及旋转角度，及时调整体位和重量，避免过度牵引。

（5）骨牵引时定时检查牵引针处有无不适、感染，予75%酒精或PvP-I消毒针孔BID。

7.疼痛护理：

（1）有效控制疼痛，保证足够的睡眠。

（2）宣教疼痛的评分方法，疼痛引起的必然性及减轻疼痛的方法，如放松疗法、转移注意力、药物控制，提高患者疼痛阈值，减轻心理负担。

（3）疼痛＞5分，针对疼痛引起的原因，给予相应的处理。如调整体位，解除局部皮肤卡压，调整石膏支具松紧度，脱水消肿治疗，解除局部皮肤卡压。

（4）疼痛原因明确，按医嘱尽早给予止痛药，30分钟后观察止痛效果。

8 并发症：

（1）出血：观察生命体征、神志、尿量、创面出血情况、CBC结果。给予局部压迫止血或手术。补充血容量。

（2）神经损伤：观察患肢的感觉，手、手指或足、足趾的活动情况。避免石膏支具卡压神经。避免肢体过度牵引。如发现异常，及时汇报医生。

（3）感染：观察创面、骨牵引或外固定支架针孔有无红、肿、热、痛、渗液、体温、血象变化。及时换药，予75%酒精或PVP-I消毒针孔BID，抗炎治疗。

（4）骨筋膜室综合征：观察有无进行性疼痛、活动障碍、肿胀、压痛及肌肉被动牵拉痛，观察肢端血供活动感觉及全身情况，观察石膏支具绷带绑扎的松紧度。及时调整石膏支具的松紧度，避免过紧，抬高患肢，按医嘱正确使用甘露醇。如怀疑发生骨筋膜室综合征，应立即通知医生，解开石膏或支具，平放患肢，患肢避免按摩热敷，配合医生做好切开减压的准备。

（5）脂肪栓塞：观察神志、生命体征、氧饱和度、胸闷胸痛，皮肤情况。典型表现为发热、体温突然升高、脉快、呼吸困难、低氧血症、意识改变、皮肤有出血斑，肺部X线可见全肺暴风雪状阴影。但有些患者缺乏典型症状或无症状，不注意时易被忽略。预防：骨折部位给予确实的外固定、制动，操作手法轻柔，小心搬运，患肢抬高位放置，预防感染和防治休克，纠正酸中毒，给氧。如有严重骨折创伤有明显低血氧，又不能用其他原因解释者，有明显的诊断次要指标（如贫血、血小板减少等）可以初步诊断，应密切观察，并应开始治疗。治疗以症状治疗为主。治疗：呼吸支持疗法，头部降温：脱水疗法、镇静剂、肝素、低分子右旋糖酐、激素、抑肽酶、利尿剂，严格控制晶体液量，加强抗感染等。

（6）DVT：多发于小腿三头肌部及大腿。观察下肢有无疼痛、肿胀、静脉扩张、腓肠肌压痛。加强小腿肌肉静态收缩和踝关节的活动、理疗、预防性抗凝治疗。血栓形成后，避免患肢活动，忌做按摩、理疗等，按医嘱予抗凝溶栓治疗。

（7）肌肉萎缩、关节僵硬：早期进行肌肉收缩锻炼，根据患者的活动能力，在不影响骨折断端移位的前提下，尽早进行肌肉收缩放松运动及未固定关节的各项运动。

（8）压疮：观察患者疼痛的部位，皮牵引或石膏支具对皮肤的卡压情况，注意牵引部位或边缘皮肤有无破损或出现水疱。注意尾骶部皮肤情况。卧床患者定时翻身、抬臀，及时调整皮牵引。

（9）便秘：评估患者的饮食结构、排便习惯、目前的排便情况、活动情况。很多患者不习惯床上排便，怕造成别人麻烦，应消除患者的心理顾虑，宣教便秘及便秘防治的相关知识，宣教保持大便通畅的重要性。做好术前准备和术前指导，做好术前常规检查。

五、术后评估

1.手术情况：手术方式、术中出血、输血、麻醉等。

2.神志、生命体征、疼痛、氧饱和度、尿量、血糖值、患肢肢端的血供活动感觉情况。

3.营养状况：患者的进食情况及有无贫血、低蛋白血症。

4.患者心理状态：有无焦虑、失眠。

5.患者的活动能力。

6.两肺呼吸音、咳嗽咳痰及痰的性质。

7.切口敷料及切口愈合情况。

8.切口 JP 管引流量、色、性质、管周敷料。

9.留置导尿，尿液的量、色、性状。

10.外固定支架或石膏支具固定情况。

11.用药情况，药物的作用及副作用。

六、术后干预措施

1.体位与活动同术前。

2.饮食术后 6 小时可进普食，多饮水、多吃水果、蔬菜，高蛋白饮食，保持大便通畅。

3.心理支持保持良好的心态，正确对待疾病。

4.呼吸道管理。

（1）氧气吸入 PRN。

（2）鼓励有效咳嗽咳痰、深呼吸。

（3）咳痰困难者，肺叩打 PRN，雾化吸入 PRN。

5.切口护理。

（1）观察切口敷料情况及切口愈合情况，有无红肿热痛、渗液。

（2）切口感染者，协助做好分泌物培养，加强换药。

6.疼痛护理。

（1）有效控制疼痛，保证足够的睡眠。

（2）宣教疼痛的评分方法，切口疼痛引起的必然性及减轻疼痛的方法，如放松疗法、转移注意力、药物控制，提高患者疼痛阈值，减轻心理负担。

（3）预防性用药，电子静脉镇痛泵使用，观察电子镇痛泵的作用及副作用。

（4）疼痛＞5 分，针对疼痛引起的原因，给予相应的处理。如调整体位，解除局部皮肤卡压，调整石膏支具松紧度，脱水消肿治疗，解除局部皮肤卡压。

（5）疼痛原因明确按医嘱尽早给予止痛药，30 分钟后观察止痛效果。

7.切口 J-P 管护理。

（1）妥善固定，保持通畅。

（2）观察引流量、色、性质。

8.导尿管的护理。

（1）观察尿液的量、色、性状。

（2）间歇夹尿管，训练膀胱功能，尽早停尿管。

（3）留置者一天 2 次会阴护理。

9.并发症的观察与处理。

（1）出血　观察生命体征、切口敷料、切口引流、尿量、皮温、CBC 等，补充血容量。

（2）内固定物失效　注意术后合理的功能锻炼，应循序渐进。下肢骨折伴骨质疏松的患者，应适当增加卧床时间，必要时制动。

（3）其他并发症同术前干预措施。

七、健康教育

1.体位与活动　患肢抬高功能位放置，主动活动石膏未固定部位，按医嘱循序渐进功能锻炼。不同部位的骨折，愈合时间不同，外固定固定时间不同，须严格按医嘱，不能自行过早拆除外固定或负重。

2.饮食　鼓励进高热量，高蛋白，富含维生素易消化的饮食。

3.心理支持　鼓励患者保持良好精神状态。

4.劝导戒烟。

5.介绍药物的名称、剂量、用法、作用、副作用。

6.出院后继续功能锻炼。

7.指导患者定时门诊复查，并说明复查的重要性。如出现病情变化，及时来医院就诊。

第六节　肱骨干骨折的护理

一、疾病概述

肱骨干骨折多为暴力所致，多见于青壮年，好发于肱骨中部，其次为下部，上部最少。中下三分之一骨折易合并桡神经损伤，下三分之一骨折易发生骨不连。骨折局部肿胀，可有缩短，成角畸形，局部压痛剧烈，有异常活动及骨擦音，上肢活动受限，合并桡神经损伤时出现腕下垂等症状。造成肱骨骨折的原因有直接暴力，常发生于交通事故；间接暴力是因为手掌或肘部着地所致；旋转暴力常发生于投掷动作时用力过猛。

二、一般护理

（一）按骨科疾病一般护理常规护理。

（二）评估患者生命体征，受伤的原因、时间；受伤的姿势；外力的方式、性质；骨折的轻重程度；有无疼痛，疼痛的部位、程度及性质。

（三）给予易消化、高蛋白质、含维生素及纤维素食物。

（四）必要时按医嘱给予适量镇痛剂，保证患者充分休息。

（五）做好生活护理及心理护理。

三、专科护理

（一）体位护理

使用"U"形石膏必须在肢体肿胀消退后更换1次石膏，悬垂石膏应采取半卧位，以继续维持其下垂牵引作用。下垂位或过度牵引，易引起骨折端分离，特别是中、下1/3处横骨折，其远端骨折端血供差，可致骨折延迟愈合，需予以注意。内固定术后，以半卧位，适当抬高患肢，以减轻肿胀。

（二）病情观察

1.密切观察生命体征以及伤口渗血情况。

2.严密观察患肢末梢血液循环、温度、颜色、肿胀、感觉运动情况，若发现患肢远端肿胀甚，发凉、剧痛、感觉麻木及时报告医生做相应的处理。

3.严密观察患肢是否有桡神经损伤症状，如发现有垂腕、指掌关节不能伸直，拇指不能外展或手背桡侧皮肤有大小不等感觉麻木区，要及时查找原因，尽快解除压迫或行神经探查术。

（三）功能锻炼

1.整复固定后开始练习耸肩活动、指、掌腕关节活动并做上臂肌肉的主动舒缩练习，以加强两骨折端在纵轴上的挤压力。如"抓空增力""掌屈背伸""左右侧屈""肘部伸屈"等，禁止做上臂旋转活动。

2.中期除继续初期的练功活动外，应逐渐进行肩、肘关节活动。做双臂上举锻炼；两手置于胸前，十指相扣，屈肘45°，用健肢带动患肢，先使肘屈曲120°，双上臂同时上举，再慢慢放回原处。还可做箭步云手锻炼。

3.解除固定后，应加大肩、肘关节活动范围，如作肩关节外展、内收、抬举活动及肘关节屈伸活动等，并配合药物熏洗、按摩、使肩、肘关节活动功能早日恢复。

四、健康教育

（一）外固定后即出院的患者，应告诉其保持正确姿势，密切观察患肢远端的血液循环、活动情况，发现异常及时来院处理。

（二）注意加强患肢的功能锻炼、复位固定后即可练习指、掌、腕关节活动，并做上臂肌肉的主动舒缩活动，骨折的中期注意加强肩关节、肘关节活动，活动范围由小到大，次数由少到多，然后进行各方向大综合练习，且不可操之过急。

（三）出院带药时，应将药物的名称、剂量、用法、注意事项告诉患者，按时用药。

（四）加强饮食调护，遵医嘱定时复查。

第七节 尺桡骨骨折护理

一、疾病概述

前臂有尺骨和桡骨组成，二者对前臂的旋转及稳定起到重要的作用，尺桡骨双骨骨折为前臂骨折中较常见的一种，多见于幼儿和青少年。 常因直接或间接暴力、机器绞伤等引起。成人无移位的前臂双骨骨折较少见，患者伤后前臂肿胀、疼痛、畸形，前臂和手的活动受限，可有缩短和成角畸形。局部压痛，骨擦感和异常活动。

二、一般护理

（一）按骨科疾病一般护理常规护理。

（二）评估患者生命体征，受伤的原因、时间；受伤的姿势；外力的方式、性质；骨折的轻重程度；有无疼痛，疼痛的部位、程度及性质。

（三）给予易消化、高蛋白质、含维生素及纤维素食物。

（四）必要时按医嘱给予适量镇痛剂，保证患者充分休息。

（五）做好生活护理及心理护理。

三、专科护理

（一）体位护理

患肢维持在肘关节屈曲 90 度，前臂中立位，卧床时以垫枕抬高患肢，以利于肿胀消退。

（二）病情观察

严密观察患肢的远端血循、肿胀程度、手的温度、颜色和感觉，并向患者及家属讲解清楚注意事项。随即注意调节夹板的松紧度，以免因肿胀消退，夹板松动而引起骨折再移位或因肿胀严重而固定过紧，发生前臂骨筋膜间区综合症。若手部肿

胀严重，皮肤温度低下，手指发绀、感觉麻木、疼痛明显，应立即检查病人，适当放松夹板布带。

（三）功能锻炼

1.向病人解释功能锻炼的方法和意义，以取得合作。

2.骨折复位固定后，即鼓励病人作手指屈伸、握拳活动及上肢肌肉舒缩活动，握拳时要尽量用力，充分伸屈手指，以促进气血运行，使肿胀消退。2 周后局部肿胀消退，开始行肩、肘腕关节活动，活动范围，频率逐渐增大，但不宜作前臂旋转活动。做小云手时，患侧下肢向前跨半步，前臂中立位，健手托患腕送患肢斜向健侧的前外方伸出，此时患侧膝伸直，健侧膝由屈变伸，两臂由伸变屈，回至胸前。如此反复练习，逐步增大肩、肘关节的活动范围。后期解除外固定后，可作前臂旋转活动，如"箭步云手"、"屈肘旋臂"、以恢复前臂旋转活动功能。

四、健康教育

（一）向病人宣传功能锻炼的重要意义，使病人真正认识其重要性，订出锻炼计划。功能锻炼要比骨折愈合的时间长，应使病人有充分的思想准备，做到持之以恒。

（二）嘱病人切忌盲目地进行粗暴活动，急躁情绪，以免造成新的损伤。

（三）使病人保持心情舒畅，合理饮食，按时用药。对病人详细讲明复查时间，

定期复查。

第八节 股骨粗隆骨折的护理

一、疾病概述

股骨粗隆间骨折多见老年人。因老年人骨质疏松，跌倒时下肢突然扭转或急剧过度外展或内收，或外力直接冲击大粗隆即可发生骨折。通常主诉髋部疼痛，不敢站立和走路。主要体征有外伤后局部有明显的疼痛、肿胀、压痛和功能障碍，有时髋、大腿内侧、会阴部可见皮下瘀斑，远侧骨折段处于极度外旋位，严重者可达 90°外旋。

二、一般护理

（一）按骨科疾病手术前后一般护理常规护理。

（二）协助医生做好患肢皮肤牵引，按皮牵引护理常规护理

（三）观察生命体征，注意有无合并症。

（四）协助患者每 2～3 小时协助翻身 1 次，防压疮。

（五）做好生活护理及心理护理。

（六）给予高蛋白、高维生素，含纤维素丰富易消化饮食。

三、专科护理

（一）体位

抬高患肢，促进静脉回流。

（二）严密观察

生命体征及患肢的肿胀程度、肤色、温度、感觉、运动、末梢循环情况，预防下肢深静脉血栓的形成。

（三）切口护理

观察切口敷料、周围是否肿胀及切口引流管的色、量及性质，保持引流通畅。

（四）用药护理

使用低分子肝素等抗凝药物时必需监测患者的血小板计数，及时发现血小板减少症，如有出血倾向及时报告医生处理。

（五）功能锻炼

1.术后第 1 天，指导患者行股四头肌等长收缩及踝泵运动。

2.术后 3—5 天，指导患者行膝关节屈伸运动。

3.术后 1—2 周后，在医生的指导下扶双拐、患侧下肢不负重下地，恢复人体直立模式，练习行走。

4.术后 3 个月，骨折基本愈合，进行髋关节被动锻炼：患者仰卧位，康复治疗师一手握患者膝关节，一手握足跟，患者足底自然放于术者前臂，使患肢屈膝屈髋。缓慢匀速使髋关节屈曲、伸直、内旋、外旋、外展、内收，每个动作不少于 10 秒，休息 5 秒后重复动作，时间不少于 30 分钟

四、健康教育

（一）保持居室通风、空气清新，光线充足，室内环境整洁，地上无杂物及绳索等物品，地面干燥不湿滑。

（二）进食高钙、高营养食物，宜多饮水，多食新鲜蔬菜、水果、奶制品等食物，忌辛辣食物。多吃鱼、蔬菜、水果粗纤维食物，防止便秘，适量进食豆类及其制品。

（三）治疗高血压、糖尿病等相关疾病，防止出现头晕、低血糖等跌倒。

（四）遵医嘱服用抗骨质疏松药物，注意药物用法及注意事项，如固邦、福善美等宜早上空腹服用，服后饮水 200ml 以上，服用钙剂后也要多饮水，适量摄入活性维生素 D。

（五）生活要有规律，避免精神过度紧张和情绪波动。每日保持适量的运动，特别是适量的户外运动，并保证充分的日光照射，预防骨质疏松。

（六）正确使用助行器，行动不便者，外出应有家人陪同。

（七）复诊时间

术后 3 个月内每月复诊 1 次，以后 6 个月复诊 1 次，若有疼痛或活动障碍，应随时就诊。

第九节 髌骨骨折的护理

一、疾病概述

髌骨骨折以髌骨局部肿胀、疼痛、膝关节不能自主伸直，常有皮下瘀斑以及膝部皮肤擦伤为主要表现的骨折。多见青壮年，由直接外力或间接外力损伤所致。若治疗不当会引起关节僵硬及创伤性关节炎，严重影响关节功能。

二、一般护理

（一）按骨科疾病手术前后一般护理常规护理。

（二）询问病史，了解患者受伤经过。

（三）评估疼痛的性质、程度，肿胀、瘀斑的范围。

（四）观察患者伤口情况、生命体征是否平稳，有无合并其他部位损伤或并发症。

（五）注意生命体征和伤口出血情况。

（六）做好生活护理及心理护理。

（七）给予高蛋白、高维生素，含纤维素丰富易消化饮食。

三、专科护理

（一）体位护理
适当抬高患肢，促进静脉回流，减轻患肢肿胀和疼痛。

（二）病情观察
密切观察患肢血运，皮肤温度、感觉、踝及足趾活动、末梢循环的充盈度、伤口渗血、肿胀、患肢足背动脉搏动情况。

（三）功能锻炼
1.手法整复外固定后即开始指导病人做患侧股四头肌等长收缩，踝关节屈背伸锻炼，锻炼的次数应因人而异，循序渐进，以防止股四头肌粘连、萎缩、伸膝无力，1周后肿胀消退即可下床不负重活动，使膝关节有小量的伸屈活动。2—3周有托板固定者应解除，有限度的增大膝关节的活动范围，6周骨折愈合去固定后，可用指推活髌法解除髌骨粘连，以后逐步进行床缘屈膝法、搓滚舒筋法锻炼使膝关节伸屈功能早日恢复。

2.手术切开复位内固定，术后第2天练习股四头肌等长收缩，对于髌骨横骨折及下极骨折在术后3—5天，粉碎骨折术后1—2周开始进行屈膝锻炼，以后逐步增加膝关节的伸屈活动度，锻炼的幅度次数以 不感到疲劳为度。

3.对于髌骨部分切除的病人术后第2天练习股四头肌等长收缩，去石膏后不负重练习关节活动，6周后扶拐逐渐负重行走，并加强关节活动度及股四头肌肌力锻炼，对初下地的病人，应有人在旁边保护。

4.对于髌骨全切除的病人，因髌骨全切破坏了伸膝装置，将出现股四头肌肌力下降，且短缩、膝部疼痛、关节活动受限，术后应尽早进行股骨头肌收缩锻炼，外固定解除后加强膝关节的伸屈活动和自动性运动，行走时可用石膏托固定、6周内的负重可扶双拐或单拐进行。

四、健康教育

（一）合理的膳食结构，注意钙和蛋白质的补充，骨折早期以清淡饮食为主，中后期进食含钙丰富食物，多饮水，增加膳食纤维，防便秘。

（二）练习膝关节伸屈活动，活动幅度由小到大，可用指推活髌法解除髌骨粘连.以后逐步使用床缘屈膝法、搓滚舒筋法锻炼，恢复膝关节伸屈功能:

（三）按医嘱定期复查。

第十节 胫腓骨骨折的护理

一、疾病概述

胫腓骨骨折在长管状骨骨折中最常见。胫腓骨干骨折胫骨浅居皮下，缺乏肌肉附盖，故骨折后极易被骨折断端穿破皮肤。多见儿童和青壮年。多为直接暴力所致。若发生在中下段，易引起延迟愈合或不愈合。由于骨折后骨髓腔出血、血管或肌肉损伤出血，均可引起骨筋膜室压力增高，故胫腓骨骨折应警惕骨筋膜室综合症，必要时尽早切开减压。

二、一般护理

（一）按骨科疾病手术前后一般护理常规护理。

（二）询问病史

了解患者受伤经过、既往有无骨骼病变。

（三）观察患者伤口情况、生命体征是否平稳，有无合并其他部位损伤或并发症。

（四）固定各种引流管，接引流瓶或袋，保持通畅并注意观察、记录引流液量、颜色和性质。

（五）注意生命体征和伤口出血情况。

（六）做好生活护理及心理护理。

（七）给予高蛋白、高维生素，含纤维素丰富易消化饮食。

三、专科护理

（一）体位护理

适当抬高患肢，促进静脉回流，减轻患肢肿胀和疼痛。

（二）病情观察

1.密切观察生命体征变化，肢体应保持功能位置，观察肢体的感觉、运动、末梢循环情况，以防筋膜间隙综合征及其他再损伤的出现，以便及时对症处理。

2.观察伤口敷料有无渗血，有引流管者注意观察引流液的量、色等。患肢抬离，保持中立位，严禁外旋，为防止足跟压伤，可在踝部垫小软枕，以使足跟悬空。

（三）功能锻炼

正确而适时的功能锻炼可促使伤肢早日恢复功能，应遵循活动范围由小到大，次数由少渐多，时间由短到长，强度由弱到强的原则。术后1周伤肢肿胀疼痛，骨折端不稳定，易移位。此期主要以足的背伸和股四头肌的收缩运动为主，以促进血液循环利于消肿和稳定骨折。术后2周后，肿胀消退，疼痛减轻，骨折端纤维连接并逐渐形成骨痂，骨折部趋势于稳定。此期除继续增强肌肉舒缩活动外，可在医护人员的帮助下，逐渐恢复患肢上下关节活动，并逐渐由被动变为主动活动。术后5—6周，形成足够骨痂时，可进一步扩大活动范围和力量，防止肌肉萎缩，避免膝关节和踝关节僵硬和粘连。后期加强患肢关节的主要活动和负重锻炼，使各关节迅速恢复正常活动范围和正常肌力。同时要关注患者的心理状况，因为有的患者顾虑重重，怕痛，怕影响局部骨折愈合，而拒绝加强锻炼，有的因急于求成，盲目锻炼，结果适得其反，所以我们要指导和督促患者进行科学功能锻炼，应以锻炼后患者不感疲劳，骨折部不疼痛为度，同时要严格控制不利于骨折端稳定的活动，如小腿内旋等。

四、健康教育

（一）合理的膳食结构，注意钙和蛋白质的补充，骨折早期以清淡饮食为主，中后期进食含钙丰富食物，多饮水，增加膳食纤维，防便秘。

（二）扶拐下床活动患侧肢体全脚着地，防止摔倒，加强患肢膝踝关节伸屈锻炼，如有踝关节功能障碍可做踝部旋转，斜坡练步等功能锻炼，踝关节强硬者，可做踝关节的下蹲背伸和站立屈膝背伸等指导患者主动有计划和正确地进行功能锻炼。

（三）按医嘱定期复查。

第十一节 踝关节骨折的护理

一、疾病概述

踝部骨折是指因暴力作用所致单踝、双踝、三踝、踝上或胫骨下关节面前后缘的骨折。最常见的关节内骨折，踝部损伤的原因复杂，韧带损伤、骨折、脱位可单独或同时发生。根据受伤姿势可有内翻、外翻、外旋、纵向挤压、侧方挤压、和背伸等多种暴力。其中以内翻最多见、外翻暴力次之。临床上应根据病人受伤史和X线片仔细分析。

二、一般护理

（一）按骨科疾病手术前后一般护理常规护理。

（二）询问病史

了解患者受伤经过、既往有无骨骼病变。

（三）观察患者伤口情况、生命体征是否平稳，有无合并其他部位损伤或并发症。

（四）注意生命体征和伤口出血情况。

（五）做好生活护理及心理护理。

（六）给予高蛋白、高维生素，含纤维素丰富易消化饮食。

三、专科护理

（一）体位护理

骨折或术后1周内宜取平卧位，卧硬垫床，抬高患肢，稍高于心脏水平，肿胀消退后可根据患者需要取半坐卧位或坐位，患肢抬高15°～30°并保持中立位，健肢及其他重物不可压迫患肢，注意观察患者体位、角度的变化，如发现异常应及时纠正，防止患肢畸形愈合。

（二）病情观察

1.观察石膏固定的骨突部皮肤，如内外踝部是否受压，发现红肿，有水泡，破溃者，应及时调换衬垫，薄者应加厚，脱落应重新垫好，有水泡穿刺抽液，破溃者及时换药，并保持清洁干燥，避免感染，石膏过紧或松动，变形时，报告医生及时更换。

2.注意观察患肢有无剧痛、麻木、皮温降低、苍白或青紫等征象；有无肢端甲床血液充盈延长、脉搏减弱或消失等动脉血供受阻征象。血液循环障碍与骨折合并动静脉损伤、包扎过紧、不正确使用止血带及局部肢体肿胀有关。

（三）功能锻炼

1.一般骨折整复固定麻醉消退后，对肿胀足背进行按摩，并鼓励病人主动活动足趾，自我操练踝背伸和膝关节伸屈，抬举等活动。双踝骨折从第2周起，可以加大踝关节自主活动范围，并辅助以被动活动。被动活动时，只能做背伸及跖屈活动，不能旋转及翻转；2 周后病人扶拐下地轻负重步行；三踝骨折对上述活动步骤可稍晚 1 周，使残余的轻微错位随距骨的活动摩擦而恢复；可通过收缩肌肉尽早消除肿胀，从而减少并发症。

2.大块后踝骨折未固定者，蹠屈幅度不可过大，以防距骨压迫使后踝骨折错位；术后 1 周无疼痛反应，针孔干燥，双踝骨折和后踝骨折不足关节 1/4 的三踝骨折病人，可下地负重活动，以促使病人快速康复。

3.骨折愈合去固定后，可做摇足旋转，斜坡练步，站立屈膝背伸和下蹲背伸等踝关节的自主操练，再逐步练习行走。

四、健康教育

（一）将后期功能锻炼方法教给病人，指导其有计划地功能锻炼，循序渐进，以不疲劳为度，避免再次损伤。

（二）关节如有僵硬及疼痛，在锻炼的基础上继续配中药外洗，展筋酊按摩；继续服用接骨药物。定期到医院复查，根据骨折愈合情况，确定解除内外固定的时间。

（三）嘱患者食高热量、高维生素、高钙、高锌饮食，以利骨折修复和机体消耗的补充。

（四）鼓励病人每日到户外晒太阳 1h，对不能到户外晒太阳的伤员要补充鱼肝油滴剂或维生素 D 奶、酸奶等。

（五）保持心情舒畅，以利于骨折愈合。

第十二节 骨盆骨折的护理

一、疾病概述

骨盆骨折指骨盆壁的一处或多处连接性中断，是一种严重外伤，多由直接暴力挤压骨盆所致。占全身骨折的 1%～3%，是临床上较多见的骨折之一。常见的病因是创伤，如压砸、轧碾、撞挤和高处坠落等，临床多见于交通事故和塌方。骨盆骨折创伤后，半数以上伴有合并症或多发伤。最严重的是创伤性失血性休克及盆腔脏器合并伤，救治不当有很高的死亡率。

二、一般护理

（一）按骨科疾病手术前后一般护理常规护理。

（二）观察生命体征，注意外伤所致休克，危及生命时应迅速配合抢救、建立静脉通道，抗休克、处理内脏出血等。

（三）心理护理

骨盆骨折多由较强大的暴力所致，常常引起严重的并发症，如休克，尿道、膀胱及直肠损伤等。患者伤势较重，易产生恐惧心理。应给予心理支持，并以娴熟的抢救技术控制病情发展，减少患者的恐惧。

（四）做好生活护理，协助翻身防压疮。

（五）给予高蛋白、高维生素，含纤维素丰富易消化饮食。

三、专科护理

（一）体位护理

1.不影响骨盆环完整的骨折，可取仰卧与侧卧交替，侧卧时健侧在下，严禁，伤后 1 周可取半坐位。

2.影响骨盆环完整的骨折，伤后应平卧硬板床，且应减少搬动，必须搬动时则由多人平托或用翻身单，以免引起疼痛、增加出血。

3.尽量使用智能按摩床垫，既可减少翻身次数，又能预防压疮，但床垫充气要足，以不影响骨折稳定为原则。

4.内固定或外支架固定后，取平卧位或 30 度斜坡卧位。

（二）病情观察

1.腹部情况　观察有无腹痛、腹胀、呕吐、肠鸣音和腹膜刺激征，并定时测量腹围，以判断是否合并有腹膜后血肿、腹腔脏器损伤及膀胱损伤。有腹腔脏器损伤征兆时及时报告医生，按医嘱禁饮、禁食。

2.排尿情况注意有无血尿、尿道口滴血、排尿困难或无尿，以判断膀胱、尿道损伤程度。尿道不完全撕裂时，留置导尿管 1～2 周；对于行膀胱造口的患者，需保持引流管通畅，防止扭曲或折叠。造口管一般留置 1～2 周，拔管前先夹管，观察能否自行排尿。

3.肛门情况注意有无疼痛、触痛、出血，必要时做肛门指诊，以确定直肠损伤的程度。如有直肠损伤须禁食，并遵医嘱应用抗生素预防感染。若行结肠造口术，保持造口周围皮肤清洁干燥，观察有无局部感染征象。

4.神经损伤情况有无会阴区、下肢麻木及运动障碍，以判断有无腰骶和坐骨神经损伤，早期鼓励并指导患者做肌肉锻炼，定时按摩、理疗，促进局部血液循环，防止废用性肌萎缩，对有足下垂者穿丁字鞋或应用衬垫支撑，保持踝关节功能位，防止跟腱挛缩畸形。

（三）饮食护理

宜高蛋白、高维生素、高钙、高铁，粗纤维及果胶成分丰富的食物，以补充失血过多导致的营养失调，食物应易消化，且根据受伤程度决定膳食种类，若合并有腹部内脏损伤，则应酌情禁食。

（四）功能锻炼

1.不影响骨盆环完整的骨折康复锻炼方法：

①单纯一处骨折无合并伤又不需复位者卧床休息仰卧与侧卧交替（健侧在下）早期在床上做上肢伸展运动下肢肌肉收缩以及足踝活动。

②伤后 1 周后半卧及坐位练习并作髋关节膝关节的伸屈运动。

③伤后 2—3 周如全身情况尚好可下床站立并缓慢行走逐渐加大活动。

④伤后 3—4 周不限制活动练习正常行走及下蹲。

2.影响骨盆环完整的骨折康复锻炼方法：

①伤后无合并症者卧硬板床休息并进行上肢活动。

②伤后第 2 周开始半坐位进行下肢肌肉收缩锻炼如股四头肌收缩踝关节背伸和跖屈足趾伸屈等活动。

③伤后第 3 周在床上进行髋膝关节的活动先被动后主动。

④伤后第 6—8 周（即骨折临床愈合）拆除牵引固定扶拐行走。

⑤伤后第 12 周逐渐锻炼并弃拐负重步行。

四、健康教育

（一）轻症无移位骨折回家疗养者，要告知病人卧床休息的重要性，禁止早期下床活动，防止发生移位。

（二）对耻骨联合分离而要求回家休养的病人，要教会其家属正确使用骨盆兜，或掌握沙袋对齐的方法，皮肤护理及会阴部清洁的方法，防止压疮和感染，禁止侧卧。

（三）临床愈合后出院的病人，要继续坚持功能锻炼。

（四）加强营养，以补虚弱之躯，促进早日康复。

第十三节 胸腰椎骨折的护理

一、疾病概述

胸腰椎骨折常因间接暴力所致占绝大多数，以高处坠落、足臀部着地而产生屈曲型损伤多见，亦可因弯腰工作重物打击背、肩部，使脊柱突然屈曲而致伤。直接暴力所致的胸腰椎损伤较少见，多为工伤或交通事故故直接撞击胸腰部或因弹击伤。肌肉拉力，系因肌肉突然收缩而致的横突骨折或棘突撕脱性骨折等。

二、一般护理

（一）按骨科疾病手术前后一般护理常规护理，截瘫者按截瘫患者护理常规护理。

（二）询问病史，了解受伤的原因。

（三）观察生命体征，双下肢活动、感觉及大小便情况，评估患者疼痛的部位、性质及程度。

（四）做好生活护理及心理护理，注意患者皮肤受压情况，协助患者定时轴线翻身，预防压疮发生。

（五）给予高蛋白、高维生素，含纤维素丰富易消化饮食。

三、专科护理

（一）体位护理

胸腰椎骨折肢体未瘫痪者，骨折未稳定时不宜自行翻身，严禁坐起及离床活动。术后应去枕平卧6 h，待麻醉反应消失后，每2小时滚毡式翻身，翻身时注意保持手术部位固定，不可弯曲、扭转，保持脊柱生理轴线即患者的肩部、髋部与脊柱成一直线，同时嘱患者不可强行自己翻身，头部和臀部不可同时放置高枕后垫，避免脊柱不正当用力或扭曲而导致手术内固定物松动。

（二）病情观察

术后严密监测病情变化，心电监护监测生命体征并随时记录，保持呼吸道及各引流管通畅，并注意观察引流液的颜色、性状、量的变化，每 2 h 挤压引流管一次，以防止引流管堵塞、扭曲、脱出，如引流出淡黄色透明或淡血性液体，应警惕脑脊液漏，应立即给予头低脚高位。保持伤口敷料清洁干燥，一般术后 48 h 引流量<50 ml，即可拔管。严密观察双下肢运动感觉症状、体征同术前比较是减轻还是加重，检查肛门张力和膀胱功能，发现异常通知医生及时处理。

（三）并发症的防治

1.肺部感染:鼓励患者做扩胸及深呼吸运动，有效咳嗽，排痰，经常协助患者变换体位，翻身、扣背、防止肺部分泌物堆积，若分泌物多不易咳出应遵医嘱给予雾化吸入 2 次/d。

2.预防压疮：患者置气垫床，保持床铺平整、清洁干燥、无渣屑，协助并指导家属每 2 h 轴线翻身一次，骶尾、双踝、足跟等易发生压疮处应勤按摩，每 1～2 小时一次，5～10 min/次。为防止足下垂，床尾设置床档，保持关节功能位。

3.预防泌尿系感染:应在严格无菌条件下选择粗细适宜的气囊导尿管，保持尿路通畅，鼓励患者多饮水，每日 1500～2000ml；会阴部每天用温水擦洗 1～2 次，尿道口用 0.5%碘伏擦拭 2 次/d，每周更换尿袋 2 次，术后 2～3 d 即行夹闭尿管训练。拔除尿管后，应鼓励患者自行排尿，最常用的方法为挤压排尿法，即用指尖在腹部膀胱区进行深部按摩，再将双手重叠置于脐下 3 cm 处，然后缓慢用力对腹部进行加压，直至尿液流出。

4.便秘：训练患者养成定时排便习惯，指导家属每天顺结肠走形自上而下按摩腹部，若患者不能用力或用力不上时，可带指套帮助掏出粪石，必要时遵医嘱给予泻药或灌肠。

（四）功能锻炼

心理康复是功能康复的枢纽，功能锻炼应充分发挥患者的积极性和主动性，应针对每个患者的情况制定锻炼计划，遵循早期开始，循序渐进，由易到难。鼓励患者主动锻炼未瘫痪的肢体肌肉和肌群，下肢瘫痪者重点锻炼上肢及腰背肌，四肢瘫痪者重点锻炼手的握与捏功能，并协助其肢体进行被动屈伸活动，同时配合理疗、按摩及针灸等。当患者肌力有所恢复时，可鼓励做四肢肌肉收缩运动及力所能及的活动，腰背部肌肉锻炼，待手术后4周视脊柱稳定情况做一些挺胸、收腹、抬臀等动作注意应在医生指导下循序渐进。术后8周病情允许时开始锻炼起坐、上下轮椅，带支架站立和行走。

四、健康教育

（一）按医嘱戴支具或腰围3个月，3个月内避免弯腰、从事重体力劳动，勿推、拖、拉、抬重物，勿穿高跟鞋。

（二）肥胖者适当减肥。

（三）指导患者行直腿抬高运动和腰背肌功能锻炼，运动量循序渐进，运动中有一定间歇，避免腰部过度劳累。

（四）注意纠正日常生活、工作、休息时的不良姿势，起床时勿从仰卧位直接坐起。尽可能避免久坐、跑、跳，避免睡软床。

（五）加强营养，保持良好心境。

（六）注意保暖，避免寒冷刺激。

（七）行金属内固定术患者外游经过海关时，需备疾病诊断证明书，供有关人员查看。

第十四节 腰椎间盘突出症的护理

一、疾病概述

腰椎间盘突出症是骨科常见病和多发病，主要是在腰椎间盘退行性变的基础上发生的。在人类，大约20岁左右，椎间盘就开始发生退行性变，水分逐渐减少，弹性逐渐减低，是较早发生老化的器官之一。30岁左右，椎间盘的血管开始退化，血液供应会越来越少，纤维蛋白和水分也会越来越少，其营养主要来自周围组织血管的渗透，因此，椎间盘会变得越来越脆。突出的椎间盘会伸向后方的椎管，进而压迫神经根，导致临床症状的出现。腰椎间盘突出症的发病原因可归为内因和外因两大类，上述为其内因。此外，还可以有外伤、劳损、受寒、受潮等外因。此症患者多出现腰部疼痛，并伴有一侧或双侧下肢发麻，腰部活动一般受限，严重者可引起感觉运动障碍，甚至大小便失禁，生活不能自理。临床上多采用以非手术疗法为主，手术疗法为辅的综合疗法。

二、一般护理

（一）按骨科疾病手术前后一般护理常规护理，截瘫者按截瘫患者护理常规护理。

（二）询问病史，了解腰腿痛发生的原因、治疗经过及效果。

（三）评估腰部功能、双下肢肌力、感觉及大小便情况，有否下肢肌肉萎缩、麻痹、间歇性跛行、腰椎侧凸等情况。

（四）对急性发作期的患者，观察疼痛的部位、性质及有无放射痛和皮肤感觉异常等情况。

（五）做好生活护理及心理护理，注意患者皮肤受压情况，协助患者定时轴线翻身，预防压疮发生。

（六）给予高蛋白、高维生素，含纤维素丰富易消化饮食。

三、专科护理

（一）体位护理

术前嘱患者卧硬板床休息，疼痛剧烈时按医嘱给予镇痛剂。腰椎间盘突出症术后开窗者卧床 2 周，全椎板减压者卧床 1 个月，全椎板减压并椎间植骨融合者，卧床 1 个半月；术后 6 小时内平卧，不易过早翻身，以免引起伤口活动性出血，这时应按摩骶尾部、足跟等骨突出受压部位皮肤，防止发生褥疮；6 小时后可由护士用轴线翻身法协助患者翻身；一般术后 72 小时内患者不宜自行强力翻身，以保证腰部筋膜、肌肉、韧带愈合良好；3 ～ 7 天以后可根据患者的体质，结合病情考虑是否可主动翻身，根据病情不宜自行翻身或患者体质差翻身有困难，仍需要协助翻身。

（二）病情观察

术后严密监测病情变化，心电监护监测生命体征并随时记录，保持呼吸道及各引流管通畅，并注意观察引流液的颜色、性状、量的变化，每 2 h 挤压引流管一次，以防止引流管堵塞、扭曲、脱出，如引流出淡黄色透明或淡血性液体，应警惕脑脊液漏，应立即给予头低脚高位。保持伤口敷料清洁干燥，一般术后 48 h 引流量<50 ml，即可拔管。严密观察双下肢运动感觉症状、体征同术前比较是减轻还是加重，检查肛门张力和膀胱功能，发现异常通知医生及时处理。尿潴留

（三）功能锻炼

首先应向患者讲明活动的目的，让患者意识到锻炼的重要性，克服困难而主动进行锻炼。

1.直腿抬高运动　术后1周内，双下肢直腿抬高超过40度，每天3-5组，每组15-30分钟。

2.腰背肌功能煅炼　术后 1 周后可在床上开始腰背部锻炼，提高腰背肌力，增强脊柱稳定性。锻炼的方法：①五点支撑法：患者仰卧，屈肘伸肩、屈膝伸髋、收缩背伸肌，以双肘双脚、头部为支点，使腰部离开床面。②三点支撑法：患者仰卧，双肘屈曲贴胸，以双脚和头枕为支点，使腰部离开床面。③四点支撑法：仰卧在床上，用双手、双脚这四点支撑起整个身体的重量。④飞燕式：患者俯卧，双上肢向背后伸、双膝伸直、颈部后伸，以腹部为支点，分别抬起胸部和双腿离开床面，形成身体上下两头翘起。上述煅炼每天 3—5 组，每组 15～30 分钟，以患者不感谢疲

劳为宜。

3.下床活动　术后2～9周后，经医生同意在腰背部支具的保护下患者行床边侧位、屈髋屈膝、侧边起床、站立、负重及搀扶下体位转移训练。保持正确站立姿势、挺胸收腹、避免扭转躯体。行走训练步态应平稳缓慢。

四、健康教育

（一）按医嘱戴支具或腰围3个月，3个月内避免弯腰、从事重体力劳动，勿推、拖、拉、抬重物，勿穿高跟鞋。

（二）肥胖者适当减肥。

（三）指导患者行直腿抬高运动和腰背肌功能锻炼。运动量循序渐进，运动中有一定间歇，避免腰部过度劳累。

（四）注意纠正日常生活、工作、休息时的不良姿势，起床时勿从仰卧位直接坐起。尽可能避免久坐、跑、跳，避免睡软床。

（五）加强营养，保持良好心境。

（六）注意保暖，避免寒冷刺激。

第十五节　脊柱肿瘤的护理

脊柱肿瘤大约占全身骨肿瘤的6%～10%，各种类型的骨肿瘤几乎都可以在脊柱见到，如骨肉瘤、骨样骨瘤、动脉瘤样骨囊肿，而转移性骨肿瘤则占脊柱肿瘤半数以上。脊柱肿瘤的早期诊断非常重要，因为功能结果依赖于就诊时的神经状态。而脊柱转移瘤本身常无症状，并且经常仅在行常规骨扫描检查时被发现。出现症状可能是下列一种或几种原因造成的：①椎体内逐渐增大的肿块突破骨皮质侵入椎旁软组织；②压迫或侵入邻近神经根；③椎体破坏继发病理骨折；④病理骨折后出现脊柱不稳定，特别是并发后侧附件溶骨性破坏时；⑤脊髓受压。

一、护理问题/关键点

1.疼痛。

2.病理性骨折。

3.脊髓损伤（截瘫）。

4.呼吸道管理。

5.胸管护理。

6.切口 J-P 管护理。

7.切口护理。

8.并发症的观察与处理同颈椎、腰椎手术护理常规（肺栓塞、下肢深静脉血栓形成、脊髓神经损伤、脑脊液漏、切口感染、肺部感染、泌尿系感染、内固定松动移植骨块滑脱）。

9.教育需求。

二、初始评估

1.神志、基础生命体征、疼痛。

2.生活方式，吸烟、饮酒史。

3.心理、社会、精神状况。

4.家庭支持情况，是否需要病情保密。

5.体重、营养状况。

6.过去史、近期手术史、肿瘤病史、目前用药情况（高血压、冠心病、糖尿病、呼吸系疾病等）目前有无皮肤局部感染灶、有无鼻窦炎、牙龈肿痛、呼吸道感染、尿路感染等。

7.活动能力。

8.症状：疼痛、脊髓压迫（感觉异常、四肢肌张力、肌力，活动感觉情况，会阴部感觉、二便自控能力，严重时截瘫）。

三、持续评估

1.神志、生命体征。

2.营养状况：有无贫血、低蛋白血症及患者的进食情况。

3.患者对疾病的认知程度，有无焦虑、恐惧。

4.病情及主要症状。

（1）疼痛：部位、程度、伴随症状，疼痛的诱发因素，疼痛的进展情况。

（2）感觉异常：部位、程度、性质。

（3）活动受限：病变脊柱节段活动受限，四肢肌力可能下降，行走不稳。

（4）排便功能障碍。

5.肿瘤的部位、性质，是良性还是恶性，是原发性还是转移性。

6.实验室检查结果。

7.放射检查结果：X 线、MRl，CT，ECT。

四、干预措施

1.体位与活动　尽量卧床或绝对卧床，减少病理性骨折。颈椎肿瘤戴颈围，减少颈部活动。轴线翻身；搬运时应采取平板搬运或三人平托法，保持患者身体轴线平直不扭曲。

2.饮食以高蛋白、高维生素、高热量饮食为主，多吃新鲜蔬菜和水果，糖尿病者控制饮食及水果，多饮水。

3.心理护理　保持良好的心态，正确对待疾病。对了解自己病情的患者加强肿瘤知识的宣教，树立战胜疾病信心。对不知情的患者根据情况必要时对病情保密。

4.呼吸道护理　劝服戒烟，有肺部疾病尽早治疗。指导做深呼吸及有效咳嗽。预防感冒。

5.疼痛护理。

（1）有效控制疼痛，保证足够的睡眠。

（2）宣教疼痛的评分方法，疼痛引起的原因及减轻疼痛的方法，如药物控制，分散注意力，放松疗法。

（3）安全　患者有感觉异常，肌力下降，行走不稳时注意安全，防坠床跌倒，避免热敷，防烫伤。

6.肿瘤局部护理　肿瘤局部不能用力按摩、挤压、热敷理疗或自行外敷药。

7.排便护理　截瘫患者排尿障碍予留置导尿，注意预防尿路感染。如有便秘，可使用开塞露塞肛。大便失禁，注意保护肛周皮肤。

8.做好术前准备和术前指导，做好术前常规检查。

五、胸椎肿瘤术后评估

1.手术情况：手术方式、术中出血、输血、麻醉等。

2.神志、生命体征、疼痛、心电监护、氧饱和度、尿量、血糖值、患肢肢端的血供活动感觉情况。

3.营养状况：患者的进食情况及有无贫血、低蛋白血症。

4.患者心理状态；有无焦虑、失眠。

5.对活动的注意事项了解程度及配合情况。

6.两肺呼吸音、咳嗽咳痰情况及痰的量、色、性状。

7.患者的活动能力：观察手术节段以下平面的活动感觉情况，并与术前作比较。

8.观察切口敷料及切口愈合情况，观察有无皮下气肿形成。

9.胸腔引流管固定情况，是否通畅、引流液的量、色、性状。

10.观察切口和引流管口疼痛、全身疼痛情况。观察止痛药的作用及副作用。

11.留置导尿，尿液的量、色、性状；停尿管后排尿的情况。

12.放射和实验室检查的结果：胸椎 X-RAY，CBC，CX7。

13.用药情况，药物的作用及副作用。

六、颈椎肿瘤术后评估

1.手术情况：手术方式、术中出血、输血、麻醉等。

2.神志、生命体征、疼痛、心电监护、氧饱和度、尿量、血糖值、患肢肢端的血供、活动、感觉情况。

3.营养状况：患者的进食情况及有无贫血、低蛋白血症。

4.患者心理状态：有无焦虑、失眠。

5.对活动的注意事项了解程度及配合情况。

6.颈托固定情况。

7.两肺呼吸音、咳嗽咳痰能力及痰的性质、量、色。

8.患者的活动能力：观察四肢活动、感觉情况，并与术前作比较。

9.观察切口愈合情况，观察有无皮下血肿形成。

10.切口 J—P 管引流量、色、性质。

11.观察切口疼痛、咽喉疼痛、后枕部疼痛情况。观察止痛药的作用及副作用。

12.留置导尿，尿液的量、色、性状；停尿管后排尿的情况。

13.放射和实验室检查的结果；颈椎 X—RAY ，CBC ，CX7 。

14.用药情况，药物的作用及副作用。

15.观察说话语调有无改变，有无嘶哑、喝水有无呛咳。

七、腰椎肿瘤术后评估

1.手术情况；手术方式、术中出血、输血、麻醉等。

2.神志、生命体征、疼痛、心电监护、氧饱和度、尿量、血糖值、患肢肢端的血供、活动、感觉情况。

3.营养状况；患者的进食情况及有无贫血、低蛋白血症。

4.患者心理状态；有无焦虑、失眠。

5.对活动的注意事项了解程度及配合情况。

6.两肺呼吸音、咳嗽咳痰及痰的性质。

7.患者的活动能力：观察下肢血供、活动、感觉情况，并与术前作比较。

8.观察切口敷料及切口愈合情况。

9.切口 J—P 管引流量、色、性质。

10.观察切口疼痛、下肢放射痛情况。

11.腰椎前路手术后观察腹部体征、肠鸣音、排气排便时间。

12.留置导尿，尿液的量、色、性状；停尿管后排尿的情况。

13.放射和实验室检查的结果；颈椎 X-RAY，CBC，CX7。

14.用药情况，药物的作用及副作用。

八、术后干预措施

1.体位与活动　平卧位，每2小时轴线翻身。颈椎手术戴好颈托，注意颈部制动。确保头颈肩呈一直线。搬运时采取平板或三人平托法，保持脊柱处于水平位。术后早期进行四肢的主动或被动功能锻炼。按医嘱决定床头抬高或下床的时间。颈椎肿瘤术后须戴颈托下床活动；胸腰椎术后下床活动须戴腰围，具体遵医嘱。

2.饮食 术后 6 小时可进流质，逐步过渡到普食，多饮水、多吃水果、蔬菜；高蛋白饮食；避免高脂、辛辣饮食。

3.心理支持 创造安静舒适的修养环境，消除顾虑，争取家属、亲友、同事的配合，鼓励患者面对现实，增强治疗康复的信心。

4.呼吸道管理。

（1）监测氧饱和度，听诊双肺呼吸音，检查气管位置有无偏移。

（2）选择合适的吸氧方式，一般予鼻导管吸氧 2～4 L/min，若氧饱和度＜95% 改面罩 8～10 L/分。

（3）常规雾化吸入，鼓励有效咳嗽咳痰、深呼吸、咳痰困难者，必要时吸痰。

（4）颈椎手术床边备气切包，必要时备吸痰装置。

（5）经胸入路的患者术后进行呼吸功能锻炼。

（6）如有胸闷、胸痛、气急、氧饱和度异常及时通知医生。

5.疼痛护理。

（1）有效控制疼痛，保证足够的睡眠。

（2）宣教疼痛的评分方法，疼痛引起的原因及减轻疼痛的方法，如放松疗法、转移注意力、药物控制，提高患者疼痛阈值，减轻心理负担。

（3）疼痛＞5 分，针对疼痛引起的原因，给予相应的处理。疼痛原因明确按医嘱尽早给予止痛药，30 分钟后观察止痛效果。

（4）对于肿瘤压迫引起的疼痛，根据疼痛的强度、性质、持续时间，按三阶梯止痛给药。

（5）咽痛给予雾化吸入，鼓励多饮水。

6.切口护理。

（1）观察切口敷料情况及切口愈合情况，有无红肿热痛、渗液。切口渗液时，协助做好分泌物培养，加强换药。

（2）观察切口周围及颈部有无肿胀或软组织张力增大，如有局部明显肿胀，应马上检查引流是否通畅。如患者同时伴有呼吸困难，应马上通知医生，协助医生做好切口敞开引流的准备，避免血肿压迫气管引起窒息。

7.胸管护理。

（1）妥善固定，定时挤压，每班观察水柱波动情况。

（2）观察胸引量、色、性质，注意有无大量气泡溢出。

（3）管周有无皮下气肿及敷料有无渗液。

（4）拔管后若出现胸闷、气促、大量皮下气肿、拔管处敷料渗液较多应及时报告医生。

8.切口 J-P 管护理。

（1）妥善固定，保持通畅。

（2）观察引流量、色、性质，保持引流呈负压状态，当引流量少于 50ml/天，常规予术后 2 至 3 天拔引流管。

9.导尿管的护理。

（1）观察尿液的量、色、性状。

（2）间歇夹尿管，训练反射膀胱或自动膀胱，尽早停尿管，预防泌尿系感染。

（3）留置尿管者一天 2 次会阴护理。

10.观察药物的作用及副作用　观察激素的副作用（如水钠潴留、高血压、高血糖、低钾、低钙、应激性溃疡、精神性兴奋等），同时要预防口腔真菌感染。

11.并发症的观察与处理。

（1）肺不张、喉头水肿、窒息：观察呼吸音、呼吸频率节律、咳嗽咯痰、氧饱和度情况。观察有无气管移位。倾听患者主诉，有无胸闷气急。必要时检查咽喉部有无红肿。观察有无误吸情况发生。观察伤口引流是否通畅，有无形成切口皮下血肿。

（2）出血：观察生命体征、切口敷料、切口引流、尿量、面色、末梢循环、CBC等，补充血蓉量。

（3）脊髓神经损伤：观察感觉、活动情况。与术前比较，如发现异常，及时汇报医生。

（4）脑脊液漏：观察伤口引流的量、颜色、性状。观察切口渗液的量、颜色、性状。观察有无头晕情况。如引流液量多、色淡，或停引流管后，切口渗液多、色淡，应及时通知医生。如为脑脊液应让患者床头抬高，引流管暂不用负压；颈后路手术切口加压包扎，及时更换敷料，预防颅内感染。

（5）切口感染：观察切口有无红肿热痛、渗液。切口及时换药。

（6）肺部感染：两肺呼吸音、咳嗽咯痰情况；体温、血象、胸片变化，鼓励有效咳嗽深呼吸，鼓励饮水，卧床时鼓励床上活动，病情允许时尽早下床。

（7）泌尿系感染：观察尿液的量、色及性状、停尿管后有无尿路刺激症及尿潴留或尿失禁；鼓励多饮水，保持排尿通畅，按医嘱使用有效抗生素或膀胱冲洗，每日1—2次。病情允许时，尽量起立或站立排尿。

（8）肺栓塞：观察神志、生命体征、氧饱和度、胸闷胸痛情况。典型表现为咳嗽、胸痛、呼吸困难、低氧血症、意识改变。但有些患者缺乏典型症状或无症状，不注意时易被忽略。如有明显低血氧，又不能用其他原因解释者，有明显的诊断次要指标（如贫血、血小板减少等）可以初步诊断，应密切观察，并应开始治疗。预防措施：患肢抬高，小心搬运，预防感染和防治休克，给氧。治疗以症状治疗为主。呼吸支持疗法，头部降温，脱水疗法，镇静剂，肝素、低分子右旋糖配、激素、抑肽酶、利尿剂，严格控制晶体液量，加强抗感染等。

（9）DVT：观察下肢有无疼痛、肿胀、静脉扩张、腓肠肌压痛。预防，加强小腿肌肉静态收缩和踝关节的活动、理疗、预防性抗凝治疗、避免在下肢静脉输液。超声有助于其诊断。血栓形成后，避免患肢活动，忌做按摩、理疗等，按医嘱予抗凝溶栓治疗。

（10）内固定松动、移植骨块滑脱：宣教颈部制动，颈托固定，轴线翻身，术后卧床，按医嘱决定床头抬高及下床。

（11）压疮：观察患者疼痛的部位，尤其注意骶尾部、坐骨结节、大粗隆部、肩脚区及足跟部皮肤情况。卧床患者每2小时翻身、抬臀。

（12）便秘：评估患者的饮食结构、排便习惯、目前的排便情况、活动情况。很多患者不习惯床上排便，怕造成别人麻烦，应消除患者的心理顾虑，宣教便秘及便秘防治的相关知识，宣教保持大便通畅的重要性。

（13）下肢挛缩畸形：预防，卧床期间定期被动活动下肢关节，休息时置下肢于近伸直位，保持踝关节在90度左右，防止足下垂。

（14）骨质疏松：预防为主，截瘫患者及早进行功能锻炼。适当日光浴。

（15）坠床跌倒的危险：卧床时加强床上功能锻炼。请康复科医生协助患者功能锻炼、正确下床。初次下床需预防体位性低血压，活动时有家人陪护，地面防滑，选择防滑鞋，避免裤腿过大过长。

九、健康教育

1.体位与活动　轴线翻身。颈椎手术患者颈部制动，颈托一般固定 3 个月。胸腰椎术后患者腰围一般固定 3 个月，具体视复查情况决定是否继续佩戴腰围。术后继续功能锻炼。

2.饮食　鼓励进高热量、高蛋白、富含维生素易消化的饮食，避免高脂、辛辣饮食。

3.心理支持　鼓励患者保持良好精神状态，乐观地面对生活，树立战胜疾病的信心。

4.劝导患者及周围人员戒烟，预防呼吸道感染。

5.保持大小便通畅。

6.说明颈托及腰围固定的作用和注意事项。

7．合理使用药物镇痛或其他镇痛：介绍药物的名称、作用和副作用。

8.功能锻炼　指导患者进行各种力所能及的功能锻炼，最大限度提高患者的生活自理能力。

9.指导患者定时门诊复查，并说明复查的重要性。如出现病情变化，及时来医院就诊。

第十六节 颈椎病的护理

颈椎病系颈椎间盘退变，老化及继发性改变刺激或压迫神经根，脊髓或影响椎动脉血液供应，引起的一系列症状和体症。临床上脊髓型颈椎病有明显脊髓受压症状者需实施手术治疗。

一、病情观察要点

1.观察患者体脉搏呼吸血压和瞳孔神志。

2.患者四肢感觉及肌力下降的程度。有无肢体活动度减小，上肢放射痛或麻木的部位；下肢是否行走乏力，有无髋膝关节僵硬。

二、护理措施

（一）术前护理

1.按骨科术前护理常规护理。

2.心理护理：稳定情绪，积极对待手术。

3.指导患者行手术体位训练及推拉气管的练习。

4.选择合适颈围。

（二）术后护理

1.定时测量血压、脉搏、呼吸并记录，给予氧气吸入及心电监护。

2.颈部制动，以颈围固定头颈部，禁止颈部扭曲活动，翻身时注意保持头颈躯干在同一水平面，维持颈部相对稳定，床边备气管切开包。

3.密切观察颈部有无肿胀、切口渗血及呼吸情况，如有颈部明显增粗，切口渗血多，呼吸困难等，需警惕局部出血或血肿，立即报告医生及时处理。

4.观察四肢感觉运动情况：观察有无喉返、喉上神经损伤的迹象，如吞咽困难、饮水呛咳、声音嘶哑、发言不清等，及时报告医生。

5.加强基础护理，预防压疮，泌尿系感染等并发症，痰多者协助拍背排痰，必要时雾化吸入。

加强四肢床上活动，防止肌肉萎缩，下床活动时以颈围保护颈部，防跌倒。

三、健康指导

1.了解疾病知识

2.选择高度适宜的枕头，保护颈部及脊柱正常的生理弯曲，避免长期悬空，屈曲或仰伸。

3.加强功能锻炼，进行颈部及上肢活动。术后3个月经拍片示植骨椎间隙已完全融合后可进行颈部功能锻炼，开始时做颈部屈伸活动，然后旋左旋右活动，最后再做旋转活动。

4.配戴颈围3个月。注意勿从事重体力劳动

5.继续用神经营养药

第十七节 脊柱骨折的护理

脊柱骨折不论是否合并脊髓损伤，均应注意正确搬动病人，避免不适当的搬动，防止继发性损伤。

一、病情观察要点

1.脊柱局部：损伤节段有无肿胀、皮下瘀斑或破损，损伤节段有无压痛，腰背肌有无痉挛。

2.四肢或下肢有无麻木、乏力。

3.有无腹胀、尿潴留、便秘。

4.搬运和运送方式是否正确。

二、护理措施

1.脊柱骨折合并休克应就地抢救，休克纠正后再搬动病人。

2.搬动时须保持脊柱伸直位。颈、胸腰椎损伤者勿使躯干旋转。颈椎损伤病人应一人两手固定头部，托住下颌并略施牵引，其他人抬起躯干和下肢一起搬动运到担架或床上，并用沙袋或衣物固定于颈部两侧。

3.翻身时，保持躯体伸直位，不可扭曲脊柱；行颅骨牵引病人，同时翻动头和躯干；并按颅骨牵引常规护理。

4.截瘫病人按截瘫常规护理。

5.压缩性脊柱骨折伤后早期，按医嘱进行躯干和肢体锻炼。先以伤椎位中心，背部垫以软枕，逐日增加，使被压缩的椎体复原。单纯压缩性骨折，于伤后 2~3 日病情稳定疼痛减轻后，即可开始仰卧功能锻炼。

三、健康指导

1.指导功能锻炼，包括肢体的被动及主动练习。

2.教会患者及其家属自我护理方法，加强练习。

3.指导进食富含纤维素的食物。

4.定时翻身，1次/2h。翻身时使头颈躯干在同一直线上，防止脊髓扭转受压 5.教会患者适应生活方式的变化，正视现实。

第十八节 手外伤的护理

手外伤的治疗效果不但取决于初期的外科处理，伤后和术后良好的护理是预防并发症促进伤口愈合和功能恢复的关键。

一、病情观察要点

1 创口部位及性质，皮肤缺损范围、肌腱、神经、血管及骨关节损伤的程度。

2 扎止血带的时间，观察患肢皮肤情况：色泽、温度等，若发现皮肤青紫、肿胀，应及时松解止血带，并配合医生采取相应措施。

3 观察患者伤口疼痛情况。

4 患者生命体征，及时发现休克的早期症状，以便及时处理。

二、护理措施

（一）伤后早期处理

1 维持手功能，用石膏托将手固定在功能位，即腕关节背伸20°，稍尺侧，掌指和指间诸关节稍屈，拇指呈对掌位，使手呈半握拳状，包扎时注意用纱布隔开手指，勿使相邻的手指皮肤相互接触。

2 保暖。室温以18—20为宜，必要时用烤灯，应避免温度过高引起烫伤。

3 注意血液循环。手外伤包扎，宜露出指端，以观察其血液循环。如发现皮肤苍白或青紫、皮温降低、明显肿胀或指腹萎陷等，应及时报告医生。将伤肢垫高，适当按摩，以改善局部血液循环。

4 预防感染。保持局部敷料清洁、干燥。渗血多时及时更换。

5 手外伤伴有神经损伤者，可出现感觉消失、营养障碍等改变，应注意防护，避免冻伤、擦伤、烫伤等。手术后，应观察原失去神经支配区域的感觉是否有所恢复，手指活动功能，肌力增加等神经恢复情况。

（二）恢复期功能锻炼

1 单纯软组织损伤或指端伤，无骨折和肌腱断裂者，伤后 2—3 日即可开始作关节伸屈运动。

2 肌腱损伤缝合后，早期可做不增加缝合肌腱张力的轻微被动活动，3 周后可作主动和被动相结合的关节伸屈练习。

3 骨折做内外固定者，需待有骨连接后，进行主动和被动功能锻炼，并配合理疗。

4 指导病人进行力所能及的手工操作，最好进行职业性的手功能锻炼，促进手功能尽快恢复。

三、健康指导

1.了解疾病知识。

2.多食高蛋白营养丰富且易消化之食物。

3.加强功能锻炼。

4.复诊。

第十九节 外伤性截瘫的护理

创伤性截瘫多由脊柱骨折、脱位所致。合理的护理是为了防止合并症，为后期的功能恢复和重建创造条件。

一、病情观察要点

1.严密观察患者四肢、躯体感觉、运动及截瘫平面有无变化。

2.体位、皮肤完整性。

3.高位截瘫注意观察呼吸情况，保持有效咳嗽咳痰。

4.能否自主排尿及排便情况。

二、护理措施

（一）一般护理

1.早期观察生命体征的变化，高热时行物理降温，高位截瘫有呼吸困难时，可行气管切开。

2.注意肢体感觉、运动、反射情况，注意截瘫平面有无改变。

3.保持皮肤完整性，预防压疮发生。

4.鼓励做未瘫痪肢体的运动，同时对瘫痪肢体，做被动活动和肌肉按摩，预防关节僵直，肌肉萎缩。双下肢置于功能位，足背伸90°，用护架托住，防足下垂。

5.给予高热量、易消化食物，少量多餐，多吃水果、蔬菜，防止便秘。

6.心理护理：建立良好护患关系，减轻消极情绪，树立战胜疾病的信心。

（二）并发症的预防及护理

1.压疮的预防及护理：

（1）睡气垫床，保持床铺平整、干燥、清洁。

（2）保护骨突部位。

（3）2小时翻身1次。翻身时禁止推、拖、拉动作，保持头颅、躯干成一直线，禁止扭曲、旋转。有颅骨牵引时，应一人双手扶住头颈，略施牵引，和第二、三者一起协助翻身。

（4）发生褥疮，按外科换药常规处理。

2.呼吸道感染预防及护理：

（1）高位截瘫应注意呼吸情况。常因呼吸肌麻痹而产生窒息。

（2）鼓励病人有效咳嗽、咳痰，翻身时轻轻叩击背部。

（3）如有肺部感染，应采取健侧卧位，以利体位引流。

（4）行雾化吸入，2次/日，使分泌物稀释易于排出，必要时吸痰。

3.泌尿系统感染的预防及护理：

（1）鼓励病人多引水：每天2000—4000ml.

（2）保持尿道口清洁：每天清洁和护理会阴部2次，定期更换导尿管。

（3）留置导尿者，应间歇开放导尿管，每4—6小时开放导尿管一次，这样有利于训练膀胱功能。膀胱冲洗，2次/日。

（4）少食含钙质的饮食，如乳类，并适当减少食盐量，增加引水量，预防尿路结石的发生。

三、健康指导

1.定时翻身，防止压疮，作好生活护理。

2.做肢体的被动、主动运动，肌肉按摩。

3.加强营养，进高热量、易消化的食物，多吃水果、蔬菜。

4.指导患者及家属训练反射性膀胱形成，尽早恢复自行排尿。

第二十节 急性骨髓炎的护理

急性骨髓炎是骨科常见疾病之一，为化脓菌引起的骨膜、骨质及骨髓的炎症，起致病菌多为金黄色葡萄球菌。

一、病情观察要点

1. 患处关节有无红肿热痛及活动障碍。

2.是否有寒战高热，神志有无改变，以判断有无全身性感染。

3.营养状况：是否消瘦或贫血。

二、护理措施

1.卧床休息，患肢制动，固定于功能位，减轻疼痛，减少体能消耗。

2.观察全身症状和局部表现，观察意识状态，高热时及时降温，防止发生惊厥。

3.根据医嘱使用抗生素，要注意药物不良反应和双重感染。

4.骨髓腔钻孔引流者保持引流通畅，观察引流液性质。

5 做好皮肤护理，防止压疮。

6.卧床休息，待 X 片证实基本恢复正常后，开始负重行走。

三、健康指导

1.讲究卫生，及时修剪指甲，保持伤口周围皮肤清洁。

2.注意加强营养，给予高蛋白，高维生素膳食。

3.注意体温变化，预防复发。

4.坚持康复训练。

5.定时复查，不适随诊。

第十一章 骨外科疾病手术的护理

第一节 脊柱侧弯手术的护理

正常人的脊柱从后面看是直的，在枕骨中点至骶骨棘的连线上，如果脊柱向左或向右偏离了这条中线，称为脊柱侧弯。

一、病情观察要点

1.患者生命体征变化。

2.伤口、引流情况。

3.观察双下肢感觉、运动及括约肌功能变化。

3..体位、受压皮肤情况。

二、护理措施

（一）术前护理

1.认真完成各种术前准备工作，如检查、备皮等。

2.了解心肺功能情况，病人由于胸廓畸形，引起心、肺功能障碍。可督促进行吹气练习，以增加肺活量。

3.训练床上大小便，以免手术后排尿困难和便秘。

4.加强心理护理，让病人了解术后可能发生的一些困难和问题，告之如何进行换醒试验，要求积极配合。

（二）术后护理

1.睡气垫床，保持床铺平整、干燥。

2.术后平卧 6 小时后每 2—3 小时翻身 1 次，翻身后凸出部位下方须加垫进行保护，翻身时注意保持脊柱一致性，严禁扭曲、旋转，以防内固定勿脱钩。

3.观察生命体征，注意创口渗血情况。

4.保持引流管通畅，记录性质和量。若引流量多且快，24 小时超过 500ml 应报告医生处理。

5.观察双下肢感觉、运动及括约肌功能情况，并与术前作比较对照。

6.术后 6 小时以后仍禁食，直至肠功能恢复。

7.胃肠道反应的观察：由于手术牵拉及全身麻醉影响或维持过度矫正位置，术后可出现肠麻痹、恶心、呕吐情况。若术后 3 日以后仍有这些症状，且呕吐胆汁，呈喷射状，应警惕肠系膜上动脉综合征发生。

三、健康指导

1.饮食：为营养需要及血红蛋白的恢复，可给予含铁剂饮食及多种维生素。

2.术后初期可作深呼吸，四肢作相应的锻炼。早期禁忌作脊柱弯曲，扭转及提取重物活动或劳动。

3.两年内限制任何对脊柱不协调的剧烈运动和极度弯曲工作。

第二节 脊柱结核手术的护理

脊柱结核的发病率约占全身关节结核的 50% 以上，腰椎活动度大，最易受累，其次为胸椎，颈椎。若治疗不及时，可造成截瘫。

一、病情观察要点

1.观察患者血压、脉搏、呼吸及体温变化。

2.观察伤口有无渗血情况。

3.观察双下肢感觉运动情况并与术前相比较。

4.体位、皮肤完整性。

二、护理措施

（一）术前护理

1.按骨科术前护理常规护理

2.卧硬板床休息，局部制动。

3.翻身时采用轴线翻身法，防止脊柱扭转或屈曲。

4.遵医嘱应用抗结核药，术前正规有效抗结核药物应用不少于2周，观察药物疗效

及毒副反应。

5.增强营养，给予高热量、高蛋白及富含维生素的饮食。

6.脊柱结核合并截瘫，按外伤性截瘫护理常规护理。

（二）术后护理

1.定时测量血压、脉搏、呼吸并记录。

2.观察伤口有无渗血，如渗血较多及时通知医生处理。

3.观察双下肢感觉运动情况并与术前相比较。

4.全麻清醒后进高热量、高蛋白、高维生素的饮食，以改善全身营养状况。

5.继续抗结核药物治疗。

6.鼓励病人括胸、深呼吸、咳嗽和上下肢运动。

7.定时翻身，预防压疮。

三、健康指导

1.绝对卧床休息3月。

2.连续抗结核治疗2年，每月复查肝功能。

3.加强营养，注意休息，防止劳累。

4.定期复查。

第三节 腰椎间盘突出症手术的护理

腰椎间盘突出症为纤维环破坏，髓核组织突出压迫了神经而引起的一种综合征，其主要症状为药痛及一侧或双侧下肢痛，合并下肢感觉异常。

一、病情观察要点

1.脊柱外型，有无腰椎压痛、放射痛及腰椎活动度的改变。

2 患者双下肢感觉、运动，有无疼痛、麻木，腰椎间盘摘除术后可能出现的相应的神经牵拉反应或受损症状。

3.大小便功能障碍。

4.术后患者是否出现头晕、头痛、恶心呕吐、负压引流液颜色变化等脑脊液漏症状，应及时发现并记录。

5.脱水药物作用、患者体温、伤口等情况。

二、护理措施

（一）术前护理

1.作好术前一般准备，如各种检查、皮试、交叉配血、备皮等。

2.训练病人床上使用大小便器，以免术后因体位不适而影响排便。

3.指导进行腰背肌功能锻炼和直腿抬高活动，为术后锻炼做准备。

4.讲解手术必要性和可行性，解除对手术的恐惧感。

（二）术后护理

1.睡气垫床，保持床单平整、舒适。术后平卧 6 小时，以达到压迫止血的目的。术后 6 时采用轴线翻身法翻身，预防压疮。

2.观察生命体征并记录，有异常时报告处理。

3.观察双下肢感觉及运动功能情况，注意肢体疼痛、麻木情况是否改善。

4.术后 24 小时内注意伤口渗血情况，有负压引流管时注意引流液性质和量，防止脑脊液漏和大出血，引流量达 100ml/h 要及时报告。

5.术后 24 小时，要注意病人小便是否排出，由于麻醉或体位不适有可能发生尿潴留，要及时处理。

6.功能锻炼指导：

（1）术后在麻醉恢复后，即可协助病人作直腿抬高，初次 30º，逐日加大，预防神经根粘连。

（2）术后 3 日作主动直腿抬高活动。

（3）术后 1 周，开始作腰肌功能锻炼，以增强脊柱稳定性，要循序渐进，悉心指导。

三、健康指导

1.给病人讲解预防机体和组织老化知识，如：注意平时坐、行、劳动姿势，以减少慢性损伤。

2.继续做直腿抬高活动和腰背肌功能锻炼，至少坚持半年。

3 术后.卧硬板床休息至少 2 月，下床活动时，戴好腰围。不可提重物，急弯腰等。

第四节 腰椎前路减压融合术的护理

在腰椎前路减压融合术中，由于植骨块位于脊柱的前中柱，是脊柱的承重轴，具有明显的生物力学优势，融合效果优于后路融合术。尽管在操作技术上较之后路手术更困难，但在某些病例，前路融合术是不可替代的。

一、腰椎前路减压融合术的适应证

腰椎前路减压融合术适用于：

1.胸腰椎骨折或骨折脱位伴不完全性瘫痪，硬膜前方有压迫，拟行前路减压者。

2.胸腰椎椎体结核、肿瘤病灶清除术后。

3.各种类型的脊椎滑脱。

4.腰椎不稳引起腰痛和不稳症状者。

5.胸腰椎后路融合失败者。

二、护理问题/关键点

1.出血。

2.疼痛。

3.呼吸道管理。

4.腰围护理。

5.切口及 JP 管引流。

6.并发症的观察与处理（脊髓神经损伤、脑脊液漏、切口感染、肺部感染、泌尿系感染、肺栓塞、下肢深静脉血栓形成、神经根粘连、内固定松动移植骨块滑脱、压疮、便秘、下肢挛缩畸形、受伤的危险。

7.躯体运动障碍。

8.药物（甲强龙）。

9.教育需求。

三、初始评估

1.生命体征、神志、疼痛。

2.生活方式，吸烟、饮酒史。

3.心理、社会、精神状况。

4.家庭支持情况。

5.体重、营养状况。

6.过去史、近期手术史、目前用药情况（高血压、冠心病、糖尿病、呼吸系统疾病等）。

7.目前有无皮肤局部感染灶、有无鼻窦炎、牙龈肿痛、呼吸道感染、尿路感染等。

8.活动能力。

9.症状：疼痛（腰痛和下肢放射痛）、感觉异常、肌力下降、行走不稳、腰部活动受限、会阴感觉及二便控制力改变、性功能改变、严重时截瘫。

四、持续评估

1.神志、生命体征。

2.营养状况　有无贫血、低蛋白血症及患者的进食情况。

3.患者对疾病的认知程度，有无焦虑、恐惧。

4.病情及主要症状。

（1）疼痛：部位、程度、伴随症状，疼痛的诱发因素，疼痛的进展情况。

（2）感觉异常：部位、程度、性质。

（3）活动受限：腰部活动受限，四肢肌力可能下降，行走不稳。

（4）排便功能障碍。

（5）性功能障碍。

5.实验室检查结果。

6.放射检查结果：X 线、MRI，CT，必要时 ECT。

五、干预措施

1.体位与活动　腰椎间盘突出症或腰椎滑移患者适当行走，注意安全，防坠床跌倒。腰椎结核、腰椎肿瘤需按医嘱卧床休息，腰椎骨折必须绝对卧床，腰部制动，轴线翻身（使患者保持肩背臀部一直线，侧卧时可选用三角靠垫），搬运时应采取平板搬运或三人平托法，腰部固定制动，保持患者身体轴线平直不扭曲。

2.饮食　以高蛋白、高维生素、高热量饮食为主，多吃新鲜蔬菜和水果，糖尿病者控制饮食及水果，多饮水。

3.心理护理　保持良好的心态，正确对待疾病。从心理上认清接受手术治疗的必要性，对手术要达到的目的及可能发生的并发症与意外事项，有一定的心理准备。可让患者和家属与同种手术成功的患者交谈。

4.呼吸道护理　劝服戒烟，有肺部疾病尽早治疗；指导作深呼吸及有效咳嗽；预防感冒。

5.疼痛护理：

（1）有效控制疼痛，保证足够的睡眠。

（2）宣教疼痛的评分方法，疼痛引起的原因及减轻疼痛的方法，如药物控制、理疗、腰部制动（腰围固定）、卧床休息。

（3）感觉异常、肌力下降、行走不稳：注意安全，防坠床跌倒；避免热敷，防烫伤。排便护理：截瘫患者排尿障碍予留置导尿，注意预防尿路感染。如有便秘，可使用开塞露塞肛。大便失禁，注意保护肛周皮肤。

6.腰围护理：

（1）腰围是否合体，对软组织有无卡压，对皮肤有无摩擦，固定带是否牢固。

（2）位置是否正确，松紧是否合适。

7.做好术前准备和术前指导，做好术前常规检查：

（1）能会演示轴线翻身动作及功能锻炼方法。

（2）床上练习大小便。

（3）腰椎前路手术患者术前晚需灌肠。

六、术后评估

1.手术情况：手术方式、术中出血、输血、麻醉等。

2.神志、生命体征、疼痛、心电监护、氧饱和度、尿量、血糖值、患肢肢端的血供、活动、感觉情况。

3.营养状况　患者的进食情况及有无贫血、低蛋白血症。

4.患者心理状态　有无焦虑、失眠。

5.对活动的注意事项了解程度及配合情况。

6.两肺呼吸音、咳嗽咳痰及痰的性质。

7.患者的活动能力　观察下肢血供、活动、感觉情况，并与术前作比较。

8.观察切口敷料及切口愈合情况。

9.切口 JP 管引流量、色、性质。

10.观察切口疼痛、下肢放射痛情况。

11.腰椎前路手术后观察腹部体征、肠鸣音、排气排便时间。

12.留置导尿，尿液的量、色、性状；停尿管后排尿的情况。

13.放射和实验室检查的结果：颈椎 X—RAY、CBC、Cx7 等。

14.用药情况，药物的作用及副作用。

七、术后干预措施

1.体位与活动　平卧位，腰部制动，每2小时轴线翻身。术后早期进行四肢的主动或被动功能锻炼。按医嘱决定床头抬高或下床的时间。医嘱允许下床，腰部负荷时，必须戴腰围，腰围一般固定3个月。

2.饮食　腰椎后路术后6小时可进普食；腰椎前路手术术后暂禁食，待肛门排气后开始进食流质，逐步过渡到普食。平时多饮水、多吃水果、蔬菜；高蛋白饮食；避免高脂、辛辣饮食。

3.心理支持　保持良好的心态，正确对待疾病。

4.呼吸道管理。

（1）氧饱和度监测，观察双肺呼吸音。

（2）必要时给予吸氧，一般予鼻导管吸氧2-4 L/min，若氧饱和度<95%改面罩8-10 L/min。

（3）鼓励有效咳嗽咳痰、深呼吸，咳痰困难者，予雾化吸入，肺叩打 PRN，必要时吸痰。

（4）如有胸闷、胸痛、气急、氧饱和度异常及时通知医生。

5.疼痛护理。

（1）有效控制疼痛，保证足够的睡眠。

（2）宣教疼痛的评分方法，疼痛引起的原因及减轻疼痛的方法，如放松疗法、转移注意力、药物控制，提高患者疼痛阈值，减轻心理负担。

（3）预防性用药　静脉镇痛泵使用。观察静脉镇痛泵的作用及副作用。

（4）疼痛>5分，针对疼痛引起的原因，给予相应的处理。疼痛原因明确按医嘱尽早给予止痛药，30分钟后观察止痛效果。

（5）术后按医嘱尽早给予甲强龙，可防治因神经根水肿引起的疼痛。

6.切口护理。

（1）观察切口敷料情况及切口愈合情况，有无红肿热痛、渗液。切口渗液时，协助做好分泌物培养，加强换药。

（2）观察切口周围有无肿胀或软组织张力增大，如有局部明显肿胀，应马上检查引流是否通畅，必要时通知医生。

7.切口 J-P 管护理。

（1）妥善固定，保持通畅。

（2）观察引流量、色、性质，保持引流呈负压状态，常规予术后 48 一 72 小时，当引流量少于 50ml/天时即可拔引流管。

8.留置尿管的护理。

（1）观察尿液的量、色、性状。

（2）间歇夹尿管，训练反射膀胱或自动膀胱，尽早停尿管，预防泌尿系感染。

（3）留置尿管者一天 2 次会阴护理。

9.观察药物的作用及副作用　观察激素的副作用（如水钠潴留、高血压、高血糖、低钾、低钙、应激性溃疡、精神性兴奋等），同时要预防口腔真菌感染。

10.并发症的观察与处理。

（1）出血：观察生命体征、切口敷料、切口引流、尿量、面色、末梢循环、CBC 等，补充血容量。腰椎前路手术后有可能发生后腹膜血肿，应注意腹部体征。

（2）脊髓神经损伤：观察感觉、活动情况。与术前比较，如发现异常，及时汇报医生。

（3）脑脊液漏：观察伤口引流的量、颜色、性状。观察切口渗液的量、颜色、性状。观察有无头晕情况。如引流液量多、色淡，或停引流管后，切口渗液多、色淡，应及时通知医生。如怀疑有脑脊液漏，应让患者头低脚高位，后路手术者可采取俯卧位；引流管暂不用负压；无引流管时，予切口加压包扎；及时更换敷料，预防颅内感染。多饮水、静脉补液。

（4）切口感染：观察切口有无红肿热痛、渗液、体温变化，实验室指标如 CBC、ESR、CRP；切口及时换药，补液抗炎治疗。

（5）肺部感染：两肺呼吸音、咳嗽咯痰情况；体温、血象、胸片变化，鼓励有效咳嗽深呼吸，鼓励饮水，卧床时鼓励床上活动，病情允许时尽早腰围固定适当下床。

（6）泌尿系感染：尿液的量色及性状、停尿管后有无尿路刺激症及尿潴留或尿失禁；鼓励饮水，保持排尿通畅，截瘫患者早日训练反射膀胱或自动膀胱，膀胱感染时，按医嘱使用有效抗生素，保留导尿，将膀胱排空并进行膀胱冲洗，每日 1~2 次。病情允许时，尽量起立或站立排尿，感染控制后，改间歇导尿进行排尿训练，至残余尿减少到 100－50ml 以下，则可除去导尿管。

（7）肺栓塞：观察神志、生命体征、氧饱和度、胸闷胸痛情况。典型表现为咳嗽、胸痛、呼吸困难、低氧血症、意识改变。但有些患者缺乏典型症状或无症状，不注意时易被忽略。如有明显低血氧，又不能用其他原因解释者，有明显的诊断次要指标（如贫血、血小板减少等）可以初步诊断，应密切观察，并应开始治疗。预防，患肢抬高位放置，小心搬运，预防感染和防治休克，给氧。治疗以症状治疗为主。呼吸支持疗法，头部降温，脱水疗法，镇静剂，肝素、低分子右旋糖酐、激素、抑肽酶、利尿剂，严格控制晶体液量，加强抗感染等。

（8）下肢深静脉血栓形成：观察下肢有无疼痛、肿胀、静脉扩张、腓肠肌压痛。预防，加强小腿肌肉静态收缩和踝关节的活动、理疗、下肢气压治疗、预防性抗凝治疗、避免在下肢静脉输液。超声有助于其诊断。血栓形成后，避免患肢活动，忌做按摩、理疗等，按医嘱予抗凝溶栓治疗。

（9）神经根粘连：卧床时，行仰卧抬腿、空中蹬车活动，以避免神经根粘连。

（10）内固定松动、移植骨块滑脱：宣教腰部制动，轴线翻身，术后卧床，按医嘱决定床头抬高及下床。腰部负荷时，必须戴腰围，腰围一般固定 3-6 个月，具体视复查情况而定。

（11）压疮：观察患者疼痛的部位，尤其注意尾骶部、坐骨结节、大粗隆部、肩胛区及跟部皮肤情况。卧床患者每 2 小时翻身、抬臀。

（12）便秘：评估患者的饮食结构、排便习惯、目前的排便情况、活动情况。很多患者不习惯床上排便，怕造成别人麻烦，应消除患者的心理顾虑，宣教便秘及便秘防治的相关知识，宣教保持大便通畅的重要性；多吃含粗纤维多的蔬菜、水果，多饮水；予手法按摩腹部；指导排便训练；必要时给以药物治疗、清洁灌肠或人工取便。

（13）下肢挛缩畸形：预防，卧床期间定期被动活动下肢关节，休息时置下肢于近伸直位，保持踝关节在 90 度左右，防止下垂。

（14）骨质疏松：预防为主，截瘫患者尽早进行功能锻炼，进行适当的日光浴。

（15）坠床跌倒的危险：卧床时加强床上功能锻炼。请康复科医生协助患者功能锻炼、正确下床。初次下床需预防体位性低血压。活动时有家人陪护，地面防滑，选择防滑鞋，避免裤腿过大过长。

八、健康教育

1.体位与活动　轴线翻身，腰部制动，下床后腰围固定3个月。术后功能锻炼，术后即可让患者在床上进行握拳练习和手指活动，踝背伸活动；练习直腿抬高，开始时每次10-20下，每天三次，循序渐进。截瘫的患者给予被动功能锻炼。指导患者出院后适当进行腰部肌肉锻炼。下床时间，严格遵医嘱执行。

2.饮食　鼓励进高热量、高蛋白、富含维生素易消化的饮食，适当补充含钙食物。避免高脂辛辣饮食。

3.心理支持鼓励患者保持良好精神状态。

4.劝导戒烟。

5.保持大小便通畅。

6.说明腰围固定的作用及注意事项。

7.介绍药物的名称、剂量、用法、作用和副作用。

8.指导患者定时门诊复查，并说明复查的重要性。如出现病情变化，及时来医院就诊。

第五节 颈椎前路减压植骨内固定或颈后路减压内固定术的护理

一、护理问题/关键

1.呼吸困难。

2.窒息（血肿压迫气管、咳嗽、咯痰、喉头水肿、肺不张、误吸）。

3.出血。

4.疼痛（咽痛）。

5.颈托护理。

6..牵引的护理。

7.切口及JP管引流。

8.并发症的观察与处理（肺栓塞、下肢深静脉血栓形成、脊髓神经损伤、脑脊液漏、切口感染、肺部感染、泌尿系感染、固定松动移植骨块滑脱）。

9.躯体活动障碍（压疮、便秘、下肢挛缩畸形、受伤的危险）。

10.药物（甲强龙）。

11.教育需求。

二、初始评估

1.神志、生命体征、疼痛。

2.生活方式，吸烟、饮酒史。

3.心理、社会、精神状况。

4.家庭支持情况。

5.体重、营养状况。

6.过去史、近期手术史、目前用药情况（高血压、冠心病、糖尿病、呼吸系统疾病等）。

7.目前有无皮肤局部感染灶、有无鼻窦炎、牙龈肿痛、呼吸道感染、尿路感染等。

8.活动能力。

9.症状：疼痛、感觉异常、肌力下降、行走不稳、眩晕、颈部活动受限、严重时截瘫。

三、持续评估

1.神志、生命体征。

2.营养状况有无贫血、低蛋白血症及患者的进食情况。

3.患者对疾病的认知程度，有无焦虑、恐惧。

4.病情及主要症状。

（1）疼痛：部位、程度、伴随症状，疼痛的诱发因素，疼痛的进展情况

（2）感觉异常：部位、程度、性质。

（3）活动受限：颈部活动受限，四肢肌力可能下降，行走不稳。

（4）排便功能障碍。

5.颈托或枕颌带、颅骨牵引情况。

6.实验室检查结果。

7.放射检查结果：X线、MRI，CT。

8.手术方式。

四、干预措施

1 体位与活动　颈椎病患者适当行走，注意安全，防坠床跌倒。颈椎骨折或脱位必须绝对卧床，颈部制动，颈托固定或枕颌带牵引，轻微轴线翻身，确保头颈肩一直线；搬运时应采取平板搬运或三人平托法，颈部固定制动，保持患者身体轴线平直不扭曲。

2 饮食　以高蛋白、高维生素、高热量饮食为主，多吃新鲜蔬菜和水果，糖尿病者控制饮食及水果，多饮水。

3 心理护理　保持良好的心态，正确对待疾病。从心理上认清接受手术治疗的必要性，对手术要达到的目的及可能发生的并发症与意外事项，有一定的心理准备。可让患者和家属与同种手术成功的患者交谈。截瘫患者的心理护理。

4 呼吸道护理　劝服戒烟，有肺部疾病尽早治疗。指导作深呼吸及有效咳嗽，预防感冒。

5 疼痛护理。

（1）有效控制疼痛，保证足够的睡眠。

（2）宣教疼痛的评分方法，疼痛引起的原因及减轻疼痛的方法，如药物控制，理疗。颈椎骨折患者可采用枕颌带牵引或颅骨牵引，减轻疼痛。

6 安全　患者有感觉异常，肌力下降，行走不稳等须注意安全，防坠床跌倒，避免热敷，防烫伤。

7 排便护理　截瘫患者排尿障碍予留置导尿，注意预防尿路感染。如有便秘，可使用开塞露塞肛。大便失禁，注意保护肛周皮肤。

8 颈托护理。

（1）检查颈托是否合体，对软组织有无卡压，对皮肤有无摩擦，固定带是否牢固。

（2）检查位置是否正确，松紧是否合适。

（3）保持颈部皮肤清洁、干燥。颈托内垫棉垫（或棉布），每天更换。

（4）侧卧时，垫高头部，高度与肩膀同宽，使头、颈和躯干保持一直线。

（5）平卧时，垫高头部2～3cm，使头、颈、躯干保持一直线。意识清醒配合的患者可打开颈托，颈部两侧用沙袋固定。

9 牵引护理可分为枕颌带牵引和颅骨牵引。

（1）床头抬高遵医嘱，观察牵引是否确实有效。

（2）颈椎骨折或脱位已复位时，在颈部和两肩之下垫薄枕头，头颈位置严格遵医嘱。

（3）牵引重量根据医嘱调整。

（4）颅骨牵引针孔一天2次PVP-I或75%酒精消毒，预防针孔感染。

（5）枕颌带牵引时，予以内衬小毛巾，注意下颌及两侧耳廓卡压处皮肤有无发红皮损。

（6）如发现有过度牵引危象（表现为肌肉痉挛、不正常运动或不对称的眼球活动）或牵引松弛无效及时通知医生，减少重量。

10.做好术前准备和术前指导，做好术前常规检查

（1）准备合适的颈托，手术当日带入手术室。颅骨牵引是否带牵引重锤遵医嘱。

（2）颈前路手术者入院后即行气管推移训练：指导患者用右手拇指将颈前方的气管从术侧（一般为右侧入路）向对侧缓慢柔和推移，循序渐进，每次15－20min，注意勿损伤皮肤。

（3）颈后路手术者理全发。

（4）能回演示轴线翻身动作及功能锻炼方法。

（5）床上练习大小便。

五、术后评估

1.手术情况；手术方式、术中出血、输血、麻醉等。

2.神志、生命体征、疼痛、心电监护、氧饱和度、尿量、血糖值、患肢肢端的血供活动感觉情况

3.营养状况：患者的进食情况及有无贫血、低蛋白血症。

4.患者心理状态：有无焦虑、失眠。

5.对活动的注意事项了解程度及配合情况。

6.颈托固定情况。

7.两肺呼吸音、咳嗽咳痰能力及痰的性质、量、色。

8.患者的活动能力，观察四肢活动感觉情况，并与术前作比较。

9.观察切口敷料、切口敷料及切口愈合情况，观察有无皮下血肿形成。

10.切口 JP 管引流量、色、性质。

11.观察切口疼痛、咽喉疼痛、后枕部疼痛情况。观察止痛药的作用及副作用。

12.留置导尿，尿液的量、色、性状；停尿管后排尿的情况。

13.放射和实验室验检查的结果；颈椎 x-RAY，CBC，Cx7。

14.用药情况，药物的作用及副作用。

15.观察说话语调有无改变，有无嘶哑、喝水有无呛咳。

六、术后干预措施

1.体位与活动　平卧位，颈部制动，颈托固定，每 2 小时轴线翻身。术后早期进行四肢的主动或被动功能锻炼。按医嘱决定床头抬高或下床的时间。颈托护理同术前干预措施。

2.饮食　术后 6 小时可进流质，视咽部疼痛情况逐步过渡到普食，多饮水、多吃水果、蔬菜。高白饮食。避免高脂、辛辣饮食。

3.心理支持　保持良好的心态，正确对待疾病。

4.呼吸道管理。

（1）监测氧饱和度，观察双肺呼吸音，观察有无喉鸣音。

（2）选择合适的吸氧方式，一般予鼻导管吸氧 2-4L/分，若氧饱和度＜95%改面罩 8-10L/分。有气切选择气切面罩高频湿化吸氧。

（3）床边常规备气切包 48 小时，备吸痰装置。

（4）常规雾化吸人，鼓励有效咳嗽咳痰、深呼吸、咳痰困难者，肺叩打 PRN，必要时吸痰。

（5）如有胸闷、胸痛、气急、氧饱和度异常及时通知医生。

5.疼痛护理。

（1）有效控制疼痛，保证足够的睡眠。

（2）宣教疼痛的评分方法，疼痛引起的原因及减轻疼痛的方法，如放松疗法、转移注意力、药物控制，提高患者疼痛域值，减轻心理负担。

（3）预防性用药静脉镇痛泵使用。观察静脉镇痛泵的作用及副作用。

（4）疼痛＞5分，针对疼痛引起的原因，给予相应的处理。疼痛原因明确按医嘱尽早给予止痛药，30分钟后观察止痛效果。

（5）术后按医嘱尽早给予甲强龙，可防治咽喉疼痛及因神经根水肿引起的疼痛。

（6）咽痛给予雾化吸入，鼓励多饮水；后枕部疼痛，给予颈托内衬垫小毛巾。切口疼痛一般不明显。

6.切口护理。

（1）观察切口敷料情况及切口愈合情况，有无红肿热痛、渗液。切口渗液时，协助做好分泌物培养，加强换药。

（2）观察切口周围及颈部有无肿胀或软组织张力增大，如有局部明显肿胀，应马上检查引流是否通畅。如患者同时伴有呼吸困难，应马上通知医生，协助医生做好切口敞开引流的准备，避免血肿压迫气管引起窒息。

7.切口J-P管护理。

（1）妥善固定，保持通畅。

（2）观察引流量、色、性质，保持引流呈负压状态，当引流量少于50mL/天，常规予术后48-72小时拔引流管。

8 导尿管的护理。

（1）观察尿液的量、色、性状。

（2）间歇夹尿管，训练反射膀胱或自动膀胱，尽早停尿管，预防泌尿系感染。

（3）留置尿管者一天2次会阴护理。

9.观察药物的作用及副作用　观察激素的副作用（如水钠潴留、高血压、高血糖、低钾、低钙、应激性溃疡、精神性兴奋等），同时要预防口腔真菌感染。

10.并发症的观察与处理。

（1）喉头水肿、血肿、肺不张、窒息：观察呼吸音、呼吸频率节律、咳嗽咯痰、氧饱和度情况；观察有无气管移位、咽喉部有无红肿痛、有无误吸及痰液堵塞，观察伤口引流是否通畅，有无形成切口皮下血肿；倾听患者主诉，有无胸闷气急。如患者有憋气、呼吸急促、表浅，提示有喉头水肿的可能，需严密观察，妥善处理；颈椎前路手术者，如出现呼吸困难，颈部增粗，提示为颈深部血肿压迫气管所致，应立即配合医生床旁剪开缝线，放开积血；颈椎后路手术出现呼吸困难，多为局部血肿压迫或水肿所致，应立即通知医生，准备气管插管；对不伴有颈部肿胀的呼吸困难，多系喉头水肿所致，应立即通知医生，准备行气管切开。术后48小时内床边常规备气切包及吸痰装置。

（2）出血：观察生命体征、切口敷料、切口引流、尿量、面色、末梢循环、CBC等，补充血容量。

（3）脊髓神经损伤：观察感觉、活动情况。与术前比较，如发现异常，及时汇报医生。

（4）脑脊液漏：观察伤口引流的量、颜色、性状。观察切口渗液的量、颜色、性状。观察有无头晕情况。如引流液量多、色淡，或停引流管后，切口渗液多、色淡，应及时通知医生。如为脑脊液漏，应让患者床头抬高，引流管暂不用负压；颈后路手术切口加压包扎，及时更换敷料，预防颅内感染。

（5）切口感染：观察切口有无红肿热痛、渗液，切口及时换药。

（6）肺部感染：两肺呼吸音、咳嗽咳痰情况；体温、血象、胸片变化，鼓励有效咳嗽深呼吸，鼓励饮水，卧床时鼓励床上活动，病情允许时尽早下床

（7）泌尿系感染：尿液的量、色及性状、停尿管后有无尿路刺激症及尿潴留或尿失禁；鼓励多饮水，保持排尿通畅。按医嘱使用有效抗生素或膀胱冲洗，每日1-2次。病情允许时，尽量起立或站立排尿。

（8）肺栓塞：观察神志、生命体征、氧饱和度、胸闷胸痛情况。典型表现为咳嗽、胸痛、呼吸困难、低氧血症、意识改变。但有些患者缺乏典型症状或无症状，不注意时易被忽略。如有明显低血氧，又不能用其他原因解释者，有明显的诊断次要指标（如贫血、血小板减少等）可以初步诊断，应密切观察，并应开始治疗。预防，患肢抬高位放置，小心搬运，预防感染和防治休克，给氧。治疗以症状治疗为主。呼吸支持疗法，头部降温，脱水疗法，镇静剂，肝素、低分子右旋糖酐、激素、抑肽酶、利尿剂，严格控制晶体液量，加强抗感染等。

（9）深静脉血栓形成：观察下肢有无疼痛、肿胀、静脉扩张、腓肠肌压痛。预防，加强小腿肌肉静态收缩和踝关节的活动、理疗、预防性抗凝治疗、避免在下肢

静脉输液。超声有助于其诊断。血栓形成后，避免患肢活动，忌做按摩、理疗等，按医嘱予抗凝溶栓治疗。

（10）内固定松动、移植骨块滑脱：宣教颈部制动，颈托固定，轴线翻身，术后卧床，按医嘱决定床头抬高及下床。

（11）压疮：观察患者疼痛的部位，尤其注意尾骶部、坐骨结节、大粗隆部、肩胛区及跟部皮肤情况。卧床患者每 2 小时翻身、抬臀。

（12）便秘：评估患者的饮食结构、排便习惯、目前的排便情况、活动情况。很多患者不习惯床上排便，怕造成别人麻烦，应消除患者的心理顾虑，宣教便秘及便秘防治的相关知识，宣教保持大便通畅的重要性。

（13）下肢挛缩畸形：卧床期间定期被动活动下肢关节，休息时置下肢于近伸直位，在 90 度左右，防止下垂。

（14）骨质疏松：预防为主，截瘫患者及早进行功能锻炼。适当日光浴。

（15）坠床跌倒的危险：卧床时加强床上功能锻炼。请康复科医生协助患者功能锻炼、初次下床需预防体位性低血压。活动时有家人陪护，地面防滑，选择防滑鞋，避免裤腿过大过长。

七、健康教育

1.体位与活动轴线翻身，颈部制动，颈托固定一般 3 个月。术后功能锻炼。

2.饮食鼓励进高热量，高蛋白，富含维生素易消化的饮食，避免高脂、辛辣饮食。

3.心理支持鼓励患者保持良好精神状态。

4.劝导戒烟，预防呼吸道感染。

5.保持大小便通畅。

6.说明颈托固定的作用及注意事项。

7.介绍药物的名称、剂量、用法、作用、和副作用。

8.指导患者定时门诊复查，并说明复查的重要性。如出现病情变化，及时来医院就诊。

第六节 膝关节镜手术的护理

一、概述

关节镜检查是指在手术室内使用一种内镜，能深入关节腔内进行诊断检查和治疗操作的一种较安全实用的新技术。关节镜在一根细管的端部装有一个透镜，将细管插入关节内部，关节内部的结构便会在监视器上显示出来，可以直接观察到关节内部的结构。关节镜不仅用于疾病的诊断，而且已经广泛用于关节疾病的治疗。它的优点在于诊断准确率高、对组织损伤小、合并症少而轻、康复住院时间短、术后痛苦轻微等。

二、一般护理

（一）按骨科疾病手术前后一般护理常规护理。

（二）观察生命体征。

（三）做好心理护理及生活护理。

（四）给予高蛋白、高维生素，含纤维素丰富易消化饮食。

三、专科护理

（一）患肢观察

密切观察患肢疼痛、皮温、颜色、感觉、肿胀、血运、足趾活动情况及伤口包扎松紧度，检查患者足背动脉搏动情况，注意倾听患者的主诉，如剧烈疼痛、麻木、感觉减退等，发现异常时通知医生妥善处理。

（二）局部护理

术后术肢膝关节伸直抬高 15°～20°，膝后垫软枕，膝关节屈曲 50°位。患膝维持弹力绷带加包扎。若术后伤口渗血，也可行局部冷敷，冰袋置于膝关节两侧，以减轻水肿程度，防止进一步渗血，减轻疼痛。

（三）切口护理

严密观察切口渗血、渗液情况。保持敷料清洁干燥。

（四）功能锻炼

1. 麻醉消失即可进行踝泵训练、踝旋转运动、足趾各关节屈伸运动。

2. 术后第 1 天开始行股四头肌舒缩锻炼及直腿抬高练习。

3. 术后第 1—2 天，若检查后发现患膝关节腔内无积液，可按患者疾病和手术类型，进行膝关节主动屈伸锻炼，以患者不感到疼痛和疲惫为宜，遵医嘱使用 CPM 机辅助进行被动膝关节屈伸锻炼。

4. 术后第 2—3 天，鼓励患者下床逐渐负重活动，以患膝能耐受为宜。

5. 在锻炼的过程中，强调"早锻炼、晚负重"的原则，锻炼要循序渐进地进行，坚持不懈，避免康复心切而动作过急、过猛，引起新的损伤。

6. 4—6 周后可完全恢复，此期间鼓励患者尽可能地进行原地脚踏车、散步、游泳等锻炼，但在膝关节功能完全恢复前，不能进行跑、跳活动。

7. 6—8 周后可以进行各项适量体育活动。

四、健康教育

（一）坚持膝关节主动及被动锻炼，并逐渐增加患肢的活动量及负重量，防止摔倒，再次损伤患膝。

（二）保持良好的心境，克服急躁情绪。

（三）加强饮食指导，多食富含蛋白质（奶制品、豆制品、肉类等）、钙（海产品、奶制品等）、纤维素（芹菜、韭菜等）的饮食，多食水果，多饮水，增强机体抵抗力。

（四）合理安排作息时间，注意劳逸结合，避免过度劳累引起关节腔内积液。

（五）出院 1 周后门诊复查，以后定期门诊复查至术后 3 个月。

（六）半年内避免剧烈的体育运动，1 年后可恢复运动。

第七节　截肢术的护理

截肢是指通过手术切除失去生存能力，没有生理功能、危害人体生命的部分或全部肢体，以挽救患者生命，并通过安装假肢和康复训练改进肢体功能。

一、护理问题/关键点

1.疼痛；2.出血 ；3.肿胀；4.感染；5.关节挛缩；6.悲观失望；7.受伤的危险；8.教育需求；

二、初始评估

1.神志、生命体征、疼痛。

2.生活方式，吸烟、饮酒史。

3.心理、社会、精神状况。

4.家庭支持情况。

5.体重、营养状况。

6.过去史、近期手术史、目前用药情况（高血压、冠心病、糖尿病、呼吸系统疾病等）。

7.截肢的原因：严重毁损伤、严重感染或特殊感染、恶性肿瘤、严重骨筋膜室综合征并发生肾功能衰竭等。

三、持续评估

1.神志、生命体征、患肢肢端的血供活动感觉情况。

2.营养状况：有无贫血、低蛋白血症及患者的进食情况。

3.患者对疾病的认知程度，有无焦虑、恐惧。

4.病情及主要症状。

（1）疼痛情况：部位、程度、伴随症状，疼痛的诱发因素，疼痛的进展情况等。

（2）皮肤组织情况：观察皮肤组织局部有无红肿热痛、静脉扩张、肿块的大小、质地、边界。

（3）患肢肿胀情况：观察肿胀的程度。

（4）感觉情况：有无麻木异样感。

（5）血供情况：足背或桡动脉搏动情况、肢端皮温、颜色、毛细血管充盈情况。

（6）活动情况：有无关节活动障碍。

（7）有无合并病理性骨折。

5.实验室检查。

6.放射检查结果： 心电图、CXR， X‐RAY，CT，MRI，ECT。

7.局部穿刺病理活检报告。

8.有无其他脏器转移灶。

四、术后评估

1.手术情况：手术方式、术中出血、输血、麻醉等。

2.神志、生命体征、疼痛、氧饱和度、尿量、血糖值、患肢肢端的血供活动感觉情况。

3.营养状况；患者的进食情况及有无贫血、低蛋白血症。

4.患者心理状态：有无焦虑、失眠、悲观、失望。

5.患者的活动能力。

6.两肺呼吸音、咳嗽咳痰及痰的性质。

7.切口敷料及切口愈合情况。

8.残端肿胀情况：观察肿胀的程度。

9.切口 JP 管引流量、色、性质、管周敷料。

10.留置导尿，尿液的量、色、性状。

11.放射和实验室验检查的结果。

12.用药情况，药物的作用及副作用。

五、术后干预措施

1.体位与活动　抬高患肢，2 日后放平。术后即开始肌肉的等长收缩活动；大腿截肢者要防止髋关节屈曲外展挛缩，小腿截肢者要避免膝关节屈曲挛缩，练习残肢伸屈活动，达到术前范围。

2.饮食　以高蛋白、高维生素、高热量饮食为主，多吃新鲜蔬菜和水果，糖尿病者控制饮食及水果。

3.心理支持　保持良好的心态，正确对待疾病。介绍安装假肢的情况，需要时协助联系假肢专业人员，尽量帮助患者消除顾虑。

4.疼痛护理。

（1）有效控制疼痛，保证足够的睡眠。

（2）宣教疼痛的评分方法，疼痛引起的必然性及减轻疼痛的方法，如放松疗法、转移注意力、药物控制，提高患者疼痛阈值，减轻心理负担。

（3）预防性用药，电子镇痛泵使用。观察镇痛泵的作用及副作用。

（4）对患肢痛的患者要关心体贴，做好解释，并对症处理，可采用理疗和睡眠疗法，疼痛顽固者，可进行精神心理治疗，适当的残肢活动和早期行走有利缓解症状。

（5）疼痛＞5分，针对疼痛引起的原因，给予相应的处理。疼痛原因明确按医嘱尽早给予止痛药，30分钟后观察止痛效果。

（6）对于恶性肿瘤引起的疼痛，根据疼痛的强度、性质、持续时间，按三阶梯止痛给药。

5.切口护理。

（1）观察切口敷料情况及切口愈合情况，有无红肿热痛、渗液。

（2）切口感染者，协助做好分泌物培养，加强换药。

6.切口 J- P 管护理。

（1）妥善固定，保持通畅。

（2）观察引流量、色、性质。

7.导尿管的护理。

（1）观察尿液的量、色、性状。

（2）间歇夹尿管，训练膀胱功能，尽早停尿管。

（3）留置尿管者一天2次会阴护理。

8.并发症的观察与处理。

（1）出血：观察意识、生命体征、切口敷料、引流量色性状、尿量、皮温、Hb 等，床尾备粗止血带，出血严重时首先用止血带结扎（将结扎时间记录于止血带上，每次结扎时间不能超过90分钟），并立即通知医生，紧急处理。

（2）感染：观察生命体征、血象、残端愈合情况，有无渗液，渗液的量色性状，保持引流通畅，残端用弹力绷带加压包扎，避免残端积液，及时换药。

（3）关节挛缩：患肢功能位放置，早期主、被动功能锻炼。必要时石膏托固定。

六、健康教育

1.体位与活动 大腿截肢者要防止髋关节屈曲外展挛缩，小腿截肢者要避免膝关节屈曲挛缩。残肢要积极锻炼，保持关节正常活动范围，早期可扶拐行走。

2.饮食鼓励进高热量、高蛋白、富含维生素易消化的饮食。

3.心理支持 鼓励患者保持良好精神状态，有条件者观看假肢的宣传片，减轻患者的心理负担。

4.注意安全 下床活动时因很多患者尚未适应截肢，身体易失去平衡，要预防跌倒。

5.安装假肢的准备伤口愈合后开始进行患肢的肌肉锻炼、按摩、拍打以增强皮肤耐受性，关节主动性运动，使患肢残端能够负重、关节灵活，为安装假肢做准备。

6.劝导戒烟。

7.介绍药物的名称、剂量、用法、作用和副作用。

8.指导患者定时门诊复查，并说明复查的重要性。如出现病情变化，及时来医院就诊。

第八节 游离皮瓣的护理

游离皮瓣是指具有独立动静脉系统的皮瓣，可以通过吻合血管游离组织移植或带血管蒂皮瓣移位两种方式。

一、护理问题/关键点

1.疼痛；2.感染；3.血运观察；4.皮瓣肿胀；5.烤灯护理；6.活动受限（便秘）；7.教育需求；

二、初始评估

1.基础生命体征、疼痛、神志。

2.生活方式，吸烟、饮酒史。

3.心理、社会、精神状况。

4.家庭支持情况。

5.体重、营养状况。

6.过去史、近期手术史、目前用药情况（高血压、冠心病、糖尿病）。

7.皮肤黏膜情况。

8.患者缺失部位的伤口情况

9.症状：患肢缺失部位疼痛、出血、肿胀、活动障碍。

三、术前评估

1.神志、生命体征.尿量 .供皮区和受皮区的皮肤情况

2.营养状况：有无贫血、低蛋白血症及患者进食情况。

3.患者对病情的认知程度、有无焦虑、恐惧。

4.病情及主要症状。

（1）疼痛情况：部位、程度、伴随症状，疼痛的诱发因素，疼痛的进展情况。

（2）出血量。

（3）感觉情况：有无麻木异样感。

（4）畸形及活动度。

（5）伤情及伤口污染程度。

四、术前干预措施

1.术前禁食水。

2.禁烟。

3.皮肤准备　备皮范围包括供皮区。检查供皮区皮肤有无炎症，皮癣，疤痕等。

4.心理护理：保持良好的心态，正确对待疾病。可让患者和家属与同种手术成

功的患者交谈，要向患者做好充分的解释工作，使患者了解方案，认识手术的优点及可能出现的并发症，说明术后姿势固定所引起的不适，并指导患者模拟术后姿势，以提高适应能力和在床上的生活习惯，减少术后疼痛和情绪波动。

5.疼痛的护理：

（1）有效控制疼痛，疼痛原因明确，尽早给予止痛药，30 分钟后观察止痛效果。

（2）宣教疼痛的评分方法，疼痛引起的必然性及减轻疼痛的方法，如药物控制，转移注意力，放松疗法。

6.做好术前准备和术前指导。

五、术后评估

1.手术情况：手术方式、术中出血、输血、麻醉等。

2.神志、生命体征、疼痛、氧饱和度、尿量、血糖值、皮瓣的血供运动感觉情况。

3.营养状况：患者的进食情况及有无贫血、低蛋白血症。

4.患者心理状态：有无焦虑、失眠。

5.患者的活动能力，对活动的注意事项了解程度及配合情况。

6.两肺呼吸音、咳嗽咳痰及痰的性质。

7.皮瓣的颜色、张力、肿胀、血运情况。

8.放射和实验室检查的结果。

9.用药情况，药物的作用及副作用，有无出血倾向。

10.留置导尿，尿液的量、色、性状。

11.石膏支具固定情况。

六、术后干预措施

1.密切观察生命体征的变化 T，P，R，BP。

2.室温保持在 23～25°C 左右，患处可用烤灯照射，一般采用 40W，距离 30～50cm，避免造成局部温度过高及烫伤。

3.术后 7 天绝对卧床，适当抬高皮瓣区的肢体 20～30 度。

4.饮食 术后 6 小时可进普食，以高蛋白、高热量、高纤维素为主。多吃新鲜蔬菜及水果，糖尿病 患者控制饮食及水果。保持大便通畅。

5.心理支持保持良好的心态，正确对待疾病。

6.疼痛护理。

（1）有效控制疼痛，保证足够睡眠。

（2）宣教疼痛的评分方法，创伤疼痛引起的必然性及减轻疼痛的方法，放松疗法，提高患者疼痛阈值，减轻心理负担。

（3）预防性用药，电子静脉镇痛泵的使用，观察电子镇痛泵的作用及副作用。

（4）疼痛＞5 分，针对疼痛引起的原因，给予相应处理。如调整体位，调整石膏支具松紧度，解除局部皮肤卡压。

（5）疼痛原因明确按医嘱尽早给予止痛药，30 分钟后观察止痛效果。

7.术区护理。

（1）观察术区敷料情况及伤口愈合情况，有无红肿热痛、渗液。

（2）伤口感染者，协助做好分泌物培养，加强换药。

（3）观察皮瓣的血运情况，及时发现问题，对症处理。

8.导尿管的护理。

（1）观察尿液的量、色、性状。

（2）间歇夹尿管，训练膀胱功能，尽早停尿管。

（3）留置尿管者一天 2 次会阴护理。

9.使用抗凝药物，严密观察有无出血倾向，禁止患者进食带刺的食物。

10.禁止吸烟。

七、健康教育

1.心理支持鼓励患者保持良好的精神状态，紧张、焦虑极易引起末梢小血管的收缩，影响患者皮瓣的成活。

2.卧位：平卧位 7 天，绝对卧床，患肢抬高 20～30 ℃。尤其不要睡高枕，不要向患侧侧卧，以减少肿胀，促进血循环。

3.饮食：鼓励患者进高热量、高蛋白、富含维生素易消化的饮食，禁吃带刺的食物，多饮水保持大便通畅。

4.劝导禁烟：烟中尼古丁能够使周围小动脉收缩，易发生血管危象，影响再植肢体的成活。

5.介绍药物的名称、剂量、用法、作用和副作用。

6.指腹侧切口划痕放血须告知患者保持伤口敷料清洁，划痕放血的原因是为了代替静脉的回流，减轻局部肿胀，保证皮瓣成活。

7.告知患者皮瓣成活后离院注意事项：

（1）再植指术后 40 天拔钢针。

（2）在医师指导下做康复锻炼。

（3）继续戒烟。

（4）冬季注意保暖防冻伤。

（5）防止烫伤。

（6）户外活动注意对皮瓣区的保护。

（7）遵守医嘱来院复查。

第九节 断肢再植手术的护理

断肢再植是综合性的创伤外科手术，断肢多因切割伤、撕裂、碾轧所致。通过再植手术，可获得较好的功能，但手术难度大，术后易发生血管痉挛，血栓形成及感染，应特别重视护理。

一、病情观察要点

1.观察患者全身情况，如体温、脉搏、呼吸、血压、尿量、体位。保持室温，注意保暖。

2.观察再植肢体的皮温、肤色、肿胀、毛细血管充盈情况，动态观察，前后对比，及时发现问题。

3.观察伤口渗血情况。

4.疼痛、呕吐、排尿、排便情况，有情况需及时处理，防止导致血管痉挛。

二、护理措施

（一）术前护理

1.密切观察生命体征变化，对合并休克或其他严重损伤者，紧急处理，尽快做手术准备。

2.做好术前心理护理，使病人有信心配合治疗。

3.做术前常规准备。

（二）术后护理

1.病人住单间，室温以25°～28°为宜，严格执行消毒隔离制度，实现保护性隔离。

2.平卧位，绝对卧床2—3周，适当抬高患肢，局部制动。

3.冬天伤肢局部用烤灯保暖，测量皮温前应关闭烤灯半小时。

4.密切观察体温、脉搏、呼吸、血压、尿量，防止和及时发现肾功能衰竭及早期休克征象。

5.注意伤口渗血情况，床边备止血带。

6.术后3周，可逐渐轻微被动活动，以促进功能恢复。

7.严密观察伤肢血液循环情况，包括皮肤温度、颜色、肿胀、毛细血管返流情况，注意与健肢对比，详细记录，一旦出现循环障碍，特别是血管危象的表现，应立即报告医生处理。

8.遵医嘱进行补液、抗炎治疗。同时给予解痉、抗凝药物，预防血管栓塞和痉挛。

9.除伤肢以外其他部位应早期活动，伤肢则在术后3周伤口已愈合并拆线后开始锻炼，联系患肢伸屈握拳等动作，被动活动时动作轻柔，并对再植部位妥善保护。

三、健康指导

1.加强营养，增加机体抵抗力。

2.加强患肢康复锻炼，尽快恢复患肢功能。

第十节　人工髋关节置换手术的护理

一、疾病概述

髋关节是由股骨头与髋臼相对构成，当股骨头或髋臼出现磨损或坏死时，将会出现疼痛及运动障碍。随着年龄的增大，骨组织逐渐流失，骨组织的血运供给不足，大大增加了老年人群特别是高龄人群发生股骨颈骨折的风险。股骨颈骨折患者应给予积极的治疗以减少并发症的发生，提高存活率以及生活质量。保守治疗需要长时间卧床，并发症多，治疗过程中骨折发生再移位的可能性较大，多不主张采用。人工全髋关节置换术治疗不稳定性股骨颈骨折疗效确切，得到众多学者的认可。全髋或半髋人工关节置换术，就是用人工材料制成的股骨头和（或）髋臼换下已坏死或磨损的股骨头和髋臼，形成人造关节，以重建关节运动功能的手术。

二、一般护理

（一）按骨科疾病手术前后一般护理常规护理。

（二）需要皮肤或骨牵引者，按皮肤或骨牵引护理常规护理。

（三）观察生命体征，注意有无合并症。

（四）协助患者每2～3h翻身1次，防压疮。

（五）做好生活护理及心理护理。

（六）给予高蛋白、高维生素，含纤维素丰富易消化饮食。

三、专科护理

（一）体位护理

术后取平卧位保持患肢外展15-30°中立位，穿防旋鞋，双腿间放置软枕，避免侧卧，患肢搬运及便器使用时应保持患髋与臀部在同一水平上平抬平放，以防止髋关节脱位；逐步过渡到坐位，避免屈髋小于90°。

（三）病情观察

术后心电监测，严密观察生命体征及血氧饱和度。注意观察患肢的肿胀程度、肤色、温度、感觉、运动、末梢血循环等情况。

（四）切口护理

1.观察切口敷料、切口周围是否肿胀。

2.妥善固定引流管，观察并记录引流液颜色、性状和量。

3.保持引流管通畅，防止扭曲、打折、脱出；③若引流量＞100ml/h，色鲜红，及时报告医生，对症处理。

（五）功能锻炼

1.早期（术后6小时~2d）：在医务人员指导术后6小时内行肌肉向心性按摩及足趾运动；术后6-24小时行踝泵运动；术后第1-2天行股四头肌等长收缩、踝泵及髋关节伸屈运动，角度<45°；术后第3日行直腿抬高锻炼，从床上抬高，维持3～5s直到感到疲劳为止。

2.中期（术后3~15d）：仰卧屈髋屈膝运动（禁止髋关节内收内旋）→卧位到坐位运动→坐位到站位训练→扶拐/助行器床边站立练习行走（必须在医务人员指导下

进行）。

3.后期（术后 2 周~3 个月）：继续进行中期功能锻炼，并逐渐增加练习时间和频率

（六）并发症的观察及预防

1.出血　密切观察生命体征和引流量，术后每小时持续出血量超过 100ml，立即报告医生，迅速建立 2 条以上静脉通道，遵医嘱输液、输血。

2.感染　观察体温有无持续升高，关节周围有无红、肿、热、痛。注意伤口敷料渗出情况，及时更换敷料，保持清洁干燥，负压引流保持通畅，尽量缩短各种置管时间。

3.下肢深静脉血栓　注意患肢的皮温、小腿的周径、足部肿胀及疼痛程度。

（1）基本预防措施：①手术操作尽量轻柔、精细，避免静脉内膜损伤；②规范使用止血带；③术后抬高患肢，防止深静脉回流障碍；④常规进行静脉血栓知识宣教，鼓励患者勤翻身、早期功能锻炼、下床活动、做深呼吸及咳嗽动作；⑤术中和术后适度补液，多饮水，避免脱水；⑥建议患者改善生活方式，如戒烟、戒酒、控制血糖、控制血脂等。

（2）物理预防措施:足底静脉泵、间歇充气加压装置及梯度压力弹力袜等。

（3）药物预防措施:低分子肝素；磺达肝癸钠；利伐沙班；华法林。

4.假体脱位:注意听取患者的主诉否有剧烈疼痛、突然间出现弹响声，观察患肢是否有短缩、内收、内旋、活动受限等到异常情况。

5.预防措施：①髋关节术后屈曲不超过 90°，避免内收内旋等动作。如不屈身捡物、屈身拉被子、坐沙发、矮凳下蹲、马桶太低等。②不内收内旋，如不盘腿坐、双足交叉、侧身卧时两腿间没夹枕头。③不负重，不过早提拉重物，双拐行走 6 周后，单拐行走继续 6 周左右。④选择一张高而有扶手的椅子，或将一至两个枕头垫放于一张普通的椅子上，以保持髋关节屈曲不超过 90°，勿把身体向前倾。

四、健康教育

（一）保持居室通风 200ml 清新，光线充足，室内环境整洁，地上无杂物及绳索等物品，地面干燥不湿滑。

（二）合理调节饮食，进食高钙、富含维生素的新鲜蔬菜、水果、奶制品等食

物，保证营养但避免体重过度增加，宜多饮水，戒烟戒酒，忌辛辣刺激食物，避免高脂、高胆固醇饮食，控制体重，以减轻关节负荷。

（三）治疗高血压、糖尿病等相关疾病，防止出现头晕、低血糖等跌倒。

（四）遵医嘱服用抗骨质疏松药物，注意药物用法及注意事项，如固邦、福善美等宜早上空腹服用，服后饮水 200ml 以上，服用钙剂后也要多饮水，适量摄入活性维生素 D。

（五）使用助行器或双拐 6 周后改单拐再拄 6 周；②避免重体力劳动，避免患肢屈髋大于 90°，生活中"六不要"：不要交叉双腿，不用卧于患侧，不要坐矮椅；坐位时不要前倾；不用弯腰拾物；不要床上屈膝坐

（六）指导患者上下床及楼梯的正确方法。上下楼梯及床时，记住"上用健肢""下用患肢"，每次只能上下一级楼梯，不要上每个台阶高于 14cm 的楼梯。

（七）预防关节脱位，髋关节术后屈曲不超过 90°，避免内收内旋等动作，生活中"六不要"：不要交叉双腿，不用卧于患侧，不要坐矮椅；坐位时不要前倾；不用弯腰拾物；不要床上屈膝坐。

（八）注意预防感染，定期随诊至终身；紧急就诊表现：髋关节局部出现红、肿、热、痛或肢体肿痛，异常声音或活动等。

第十一节 人工膝关节置换手术的护理

一、疾病概述

人工膝关节置换术是采用金属及高分子聚乙烯材料模拟人体的膝关节和软骨，用以代替严重受损关节的一种功能重建手术，从而使患者恢复关节功能。主要适用于骨性关节炎、类风湿关节炎、创伤性关节炎等疾病。

二、一般护理

（一）按骨科疾病手术前后一般护理常规护理。

（二）术晨用 1% 的聚维酮碘溶液消毒手术区域并用无菌治疗巾包扎。

（三）生活不能自理者协助患者做好生活护理。

（四）做好心理护理。

（五）给予高蛋白、高维生素，含纤维素丰富易消化饮食。

三、专科护理

（一）体位护理

术后抬高患肢，促进静脉回流，膝关节术前有屈曲畸形的患者，膝下不垫枕（膝关节悬空位），将软枕垫在小腿部位，靠自然重力使膝关节伸直，矫正屈曲畸形。

（二）病情观察

1.观察生命体征。

2.观察伤口敷料，引流液的颜色、量并做好记录，保持引流通畅。

3.观察患肢肢端血运、五趾活动及足背动脉搏动、患肢足背屈伸等情况。

4.术后按医嘱患膝冰敷24～48h，减少出血及疼痛。

（三）并发症的观察及预防

1.出血　密切观察生命体征和引流量，术后每小时持续出血量超过100ml，立即报告医生，迅速建立2条以上静脉通道，遵医嘱输液、输血。

2.感染　观察体温有无持续升高，关节周围有无红、肿、热、痛。注意伤口敷料渗出情况，及时更换敷料，保持清洁干燥，负压引流保持通畅，尽量缩短各种置管时间。

3.下肢深静脉血栓　注意患肢的皮温、小腿的周径、足部肿胀及疼痛程度。

（1）基本预防措施：①手术操作尽量轻柔、精细，避免静脉内膜损伤；②规范使用止血带；③术后抬高患肢，防止深静脉回流障碍；④常规进行静脉血栓知识宣教，鼓励患者勤翻身、早期功能锻炼、下床活动、做深呼吸及咳嗽动作；⑤术中和术后适度补液，多饮水，避免脱水；⑥建议患者改善生活方式，如戒烟、戒酒、控制血糖、控制血脂等。

（2）物理预防措施：足底静脉泵、间歇充气加压装置及梯度压力弹力袜等。

（3）药物预防措施：低分子肝素；磺达肝癸钠；利伐沙班；华法林。

4.假体松动/骨折：预防措施：①告知术后2个月内避免坐矮椅；②体胖者劝其减轻体重；③避免跑、跳、背重物等活动；④注意安全防护，避免跌倒、坠床等意外事件发生。

（七）功能锻炼

1.早期（术后 6 小时~2d）：在医务人员指导术后 6 小时内行肌肉向心性按摩及足趾运动；术后 6-24 小时行踝泵运动；术后第 1-2 天行股四头肌等长收缩、踝泵及髋关节伸屈运动，角度<45°；术后第 3 日行直腿抬高锻炼，从床上抬高，维持 3~5s 直到感到疲劳为止

2.中期（术后 2~14d）：加强膝关节屈伸活动范围，将膝关节置于外展位，进行 CPM 活动训练，角度由 0~30°开始，根据个体情况每日增加 10~20°，每日 2 次，每次 30 分钟，一周内逐步增加活动度 0~90°；逐步进行直腿抬高训练→膝关节下压训练→仰卧屈膝训练→坐位膝关节屈伸训练→适应性站立训练→借助扶手下蹲训练→助行器/扶拐行走训练

3.后期（术后 2~6d）：继续上述功能锻炼，并逐渐增加练习时间和频率，加强膝关节屈伸及股四头肌训练

（八）用药护理

使用低分子肝素等抗凝药物时必需监 7 测患者的血小板计数，观察出血倾向。及时报告医生处理。

四、健康教育

（一）保持合适体重，避免过度负重，剧烈运动如跳跃、急停转动等。

（二）指导患者逐步加强膝关节屈伸功能锻炼。

（三）弃拐时间因人而异，建议患者使用单拐，上楼以健肢先上，下楼患肢先下。

（四）使用拐杖或助行器行走 3~6 个月，避免患肢负重。

（五）避免外伤和过度劳累，预防膝关节假体松动和磨损。

（六）多进食富含钙食物，防止骨质疏松。

（七）注意预防感染，定期随诊至终身；紧急就诊表现：髋关节局部出现红、肿、热、痛或肢体肿痛，异常声音或活动等。

第十二节 常见手术术后体位护理及康复锻炼

一、正确功能位

（一）上肢正确功能位

1.肩关节：外展 45^0，前屈 30^0，外旋 15^0 。

2.肘关节：屈曲 90^0 。

3.腕关节：背屈 20-30^0，尺倾 5-10^0 。

（二）下肢正确功能位

1.髋关节：前屈 15-20^0，外展 10-20^0，外旋 5-10^0 。

2.膝关节：屈曲 5^0 或伸直 180^0。

3.踝关节：背屈 90^0。

二、术后体位护理原则

1.向病人解释功能位正确摆放的重要性，取得配合。

2.肢体功能位符合病人病情需要，利于骨病康复。

3.病人感觉舒适，骨突处有合适衬垫，避免局部压疮发生。

4.指导关节肌肉功能锻炼，预防肌肉萎缩和关节僵硬。

三、石膏固定护理

（一）体位

四肢石膏固定者，需将四肢抬高（高于心脏水平），以利于静脉血液和淋巴回流，预防并减轻肢体肿胀。抬高下肢可用枕垫或悬吊法，使患处高于心脏20cm。

（二）功能锻炼

1.石膏固定当日，指导患者进行石膏内肌肉的舒缩活动，如股四头肌的等长收缩。

2.加强未固定关节的主动功能锻炼，鼓励患者活动石膏固定肢体近端及远端的关节，防止关节僵硬。

3.石膏拆除后每日按摩肌肉 2～4 次，并加强关节功能锻炼。

4.病情允许时鼓励患者下床活动，首先在床边站立，然后再扶拐短距离行走，循序渐进。

四、外固定支架护理

（一）体位

上肢骨折术后，用薄枕垫高患肢 30^0。下肢骨折术后将薄枕垫于国窝及小腿处，使膝关节屈曲 20－30^0，以促进淋巴和静脉血液回流，减轻肿胀。合并血管损伤或骨间膜高压征患肢不宜垫高，以免加重肌肉缺血、肿胀、坏死。

（二）功能锻炼

1.肌肉锻炼：术后当日即可做肌肉的静力收缩或舒张，每日 2～3 次，每次 15～30min。

2.关节锻炼：上肢骨折以肩关节和肘关节为重点。肩关节以外展、上举、旋转为主，肘关节以屈、伸、外旋为主。术后 2～3d 可开始锻炼，下肢骨折主要锻炼膝关节屈曲 80^0，踝关节锻炼伸屈至 90^0。

五、牵引术后的护理（皮肤牵引、骨牵引）

（一）体位

为保持反牵引，床尾应抬高，一般皮肤牵引抬高 10～15cm，骨牵引抬高 20～25cm，而颅骨牵引则抬高床头。股骨颈骨折、转子间骨折时外展 30～40^0，足部中立位，可穿丁字鞋（防旋鞋），防止外旋。股骨上段骨折保持半卧位尽量外展，以利于骨折对位。胫骨中下段骨折行骨牵引时，可将牵引绳系在牵引弓的外界，使踝关节轻度内翻，以利于骨折复位。

（二）功能锻炼

骨折早期，应指导并协助患者牵引肢体进行股四头肌的舒缩运动及足趾的伸屈运动，并逐渐活动膝关节和踝关节。2 周后，可指导患者做引体向上运动，联系髋关节，膝关节，踝关节之间的协同运动，但要以活动后患者无疼痛、疲劳为度，逐步增加活动范围。

六、小夹板固定术后的护理

（一）体位

1.注意保护患肢，保持正确的位置，严防骨折断端重新移位；固定期间，抬高患肢，嘱患者身体活动时要保持患肢的功能位置。

2.随时注意观察小夹板的松紧度，以布带能在夹板上下移动1cm为标准。随着患肢肿胀逐渐消退，应注意经常调整布带松紧度。

3.密切观察患肢血液循环情况，如发现肢端皮肤青紫或苍白，肤温较对侧下降甚至冰凉，主诉剧痛、麻木等现象，应立即报告医师，及时处理。

（二）功能锻炼

鼓励患者活动肢端手指或足趾，做肌肉的静力收缩运动，做未固定关节的屈伸运动。

七、锁骨骨折护理

（一）体位

1.仰卧位：患者去枕仰卧于床上，肩胛区垫枕以使两肩后伸。

2.半卧位：用三角巾将患肢悬吊于胸前，不低于心脏水平。

3.站立位：用三角巾将患肢悬吊于胸前。

（二）功能锻炼

1.术后1-3天，局部伤口疼痛许可时，患者前臂吊带保护下下地活动。

2.术后2天，患肢进行前臂旋转、握拳等动作练习，活动时间不少于10分钟。

3.术后5天伤口愈合良好即可开始肩关节持续被动活动，活动范围由功能位逐渐扩大，活动时间2小时/次，2次/日，应持续至骨折愈合为止。

4.术后3周，行肩关节功能被动锻炼：病人仰卧位，患侧屈肘90度，手自然放于胸前。康复治疗师位于患者患侧，一手握患者腕关节，一手握住肘关节，缓慢匀速进行患侧肩关节前屈、后伸、外展、内旋、外旋等活动，每个动作要求动作平稳、匀速、缓慢，时间不少于5秒，重复10次。

5.术后2-3月，患者弯腰，患肢手提沙袋进行钟摆活动练习肩关节。

八、肱骨外科颈骨折护理

（一）体位

患肢曲肘于胸前，平卧位时在患肢下垫一软枕使之与躯干平行，避免前屈或后伸，术后第二日可抬高床头 $30\sim45^0$，患肢用软枕抬高，无明显不适，可下床活动，下床活动时用三角巾或上肢吊带将患肢悬吊于胸前，内收型骨折，用外展支架固定患肢于外展位。

（二）功能锻炼

1.内收型　复位后 1 周做握拳、屈肘、提肩活动。至 2 周时可做患肢的前屈，外展活动，但不能做后伸及内收活动。至 3 周时，不但可以做外展、前屈、也可加做后伸活动，并逐步加大活动范围。通常至第 4 周即可酌情解除外固定，此时可加做内收活动，并重复前屈、后伸、外展等活动，逐步加强肩关节运动，双臂前伸后展、弯腰划圈、旋转、手指爬墙、后伸摸背等。

2.外展型　在复位后 1 周内可做握拳、屈肘、提肩活动。至 2 周时可做患肢的前屈、内收活动，但不能做后伸及外展活动。至 3 周时在做内收、前屈的基础上加做后伸活动，并逐渐加大活动范围。通常至第 4 周时酌情解除外固定，此时加做外展活动，并重复前屈、后伸、内收活动，逐步加强肩关节活动。

3.指导、督促病人在日常生活中使用患肢，发挥患肢功能。早、中期即可要求用患肢端碗、刷牙等。后再视功能恢复情况，要求逐步达到生活自理。

九、肱骨干骨折护理

（一）体位

内固定术后以半卧位为宜，平卧时可于患肢下垫一软枕，使之与躯体平行，以促进血液回流，减轻肿胀

（二）功能锻炼

1.早期：固定后，开始练习伸屈指、掌、腕关节的活动，患肢上臂肌肉应用力做主动舒缩活动，但禁忌做上臂旋转活动，以免再发生移位；

2.中期：在伤后 2～3 周，除继续进行早期的功能锻炼外，还应逐渐练习肩、肘关节的活动；①伸屈肩、肘关节：患者可用健手握住患侧腕部，使患肢向前伸展，

然后再屈曲肘关节，同时上臂后伸；②做划圆圈动作：患者身躯向患侧倾斜，肘关节屈曲90度，上臂向下垂直，健手握住患侧腕部，做肩关节旋转动作，即划圆圈动作；③双臂上举：将两手置于胸前，十指交加，肘关节伸直约135度，用健肢带动患肢，肘关节屈曲60度左右，双上臂同时上举，然后逐渐放回原处；

3.后期：①继续中期的功能锻炼。②举臂摸头，上臂外展、外旋，用手摸自己的后头部。③反臂摸腰：患肢上臂外展、内旋、屈肘、后伸，然后用手指背侧触摸腰部。④双臂轮转：又称云手；左上肢屈肘，前臂置于胸前，掌心向后、向上；右侧上肢伸直，外展于体侧，掌心向下。首先左上肢向外上方经外下方再向内划弧圈，还至原处；同时右侧上肢向下内方经内上方向外划弧圈，还至原处；如此循环往复。此法可使肩、肘、腰、腿、颈部均得到锻炼。

十、肱骨髁上骨折

（一）体位

患肢抬高。

（二）功能锻炼

1.复位及固定当日可以握拳、屈伸手指，第二天增加腕关节屈伸练习，胸前悬挂三角巾悬挂患肢，做肩前后左右摆动练习，1周后增加肩部主动练习，包括肩屈、伸、内收、外展和耸肩，并逐渐增加其运动幅度。

2.三周后去除固定，主动行肘关节屈、伸练习或前臂旋前后旋后练习。伸展型骨折着重恢复屈曲活动度，屈曲型骨折则增加伸展活动度，禁忌做反复粗暴屈、伸肘关节，以免骨化性肌炎发生。

十一、桡骨远端骨折

（一）体位

患肢前臂石膏托固定，平卧时以软枕抬高于心脏水平10cm。离床活动时用三角巾或前臂吊带悬挂于胸前。

（二）功能锻炼

固定初期，应注意向病人解释功能锻炼的必要性和骨折可能发生的并发症以及并发症的预防办法，引起病人足够的重视。早期在骨折两周之内，复位后即指导病人用力握拳，以锻炼指间关节和掌指关节活动及锻炼前臂肌肉的主动收缩。对老年患者应特别强调肩关节活动的重要性，在伤后三天即应进行锻炼肩关节的前屈、后伸、内收、外旋、环转活动以防止肩手综合症的发生。中期即伤后三到四周，骨痂逐步生成或成熟，局部肿胀消失，已接近临床愈合，在早期功能锻炼的基础上，开始进行腕关节背伸和桡侧偏斜活动，前臂旋转活动的练习，要循序渐进，逐步增加活动度，以免骨折再移位。后期骨折已达到临床愈合标准，外固定已解除，要针对病人不同情况进行指导，尤其是腕、肘关节的活动度，对于关节功能有不同程度障碍者，要进行充分的练习。

十二、人工股骨头、髋关节置换术后的护理

（一）体位

向病人说明正确的卧姿与搬动是减少潜在并发症——脱位的重要措施，帮助其提高认识，并以详细的指导，以避免置换的关节外旋和内收导致脱位。

1.术后予气垫床，尽量减少翻身、搬动。术后搬运患者时，双膝之间夹三角垫捆绑好，使髋关节外展 $10\sim20^0$，防止搬运时脱位。

2.使用简易接尿器以免移动髋关节，放置便盆时从健侧置盆，以保护患侧。

3.侧卧时，仰向健侧，并在两腿之间置三角形厚垫或大枕头，也可使用辅助侧卧位的抱枕，使髋关节术后的病人能够自己随意变换体位时而不发生脱位（若髋关节内旋内收、屈曲大于 90 度就有发生脱位的危险）。

4.坐姿：双下肢不交叉，坐凳时让术肢自然下垂，不坐低椅，矮凳，软沙发，不屈身向前拾物。

（二）功能锻炼

1.防止深静脉血栓：术后使用弹力绷带 3 天或足底静脉泵。

2.术后头三天的体疗方案：麻醉恢复后，鼓励患者踝泵运动，促进血液回流；股四头肌、臀肌等长收缩练习；深呼吸练习。

3.第 4-7 天治疗方案（1）髋关节伸直练习，做术侧髋关节主动伸直动作，或髋下垫枕，充分伸展屈髋肌及关节囊前部。（2）股四头肌的等张练习。（3）上肢肌力练习，目的是恢复上肢力量，使病人术后能较好地使用拐杖。

4.术后一周开始的康复：

（1）床上练习：作髋关节半屈位的主动或主动抗阻力屈髋练习。术后 7 天后，如无特殊情况，可允许病人翻身。

（2）吊带辅助练习：通过床架上的滑轮装置，依靠绳索和大腿吊带的向上牵引力量，同时作主动辅助屈髋练习、髋关节外展、内收练习。

（3）坐位练习：坐的时间不宜长，每天 4-6 次，每次 20 分钟。坐位是髋关节最容易出现脱位的体位，如果术中关节稳定性欠佳，应放弃坐位练习。坐下之前做好准备，有靠背和扶手的椅子，加坐垫，倒退，看好位置，双手扶稳，缓缓坐下，屈髋不能超过 90 度，要坐较高的椅子。

（4）如何下地：教会患者离床时患肢先伸直离床；离床坐时患肢与身体的角度>90°。

（5）如何用步行器迈步行走：先用助行架辅助行走，待重心稳定，改用双侧腋杖。先将步行器摆在身体前 20 厘米处，先迈出患肢，再健肢跟上。如此循环。

（6）如何上下楼梯：上楼梯时先将健肢迈上台阶，再将患肢体迈上台阶，下楼梯时先将患肢迈下台阶，再将健肢迈下台阶。

十三、髌骨骨折术后的护理

（一）体位

患肢垫软枕抬高 48 小时，以促进血液回流，还可以每 1～2 小时冷敷 10～15 分钟，以减轻局部充血，同时观察弹力绷带的松紧情况。

（二）功能锻炼

麻醉恢复后，进行踝泵运动及股四头肌等长收缩；术后第 3 天进行膝关节屈伸活动，即膝关节 30°以内的被动屈伸活动，1 周左右鼓励患者主动练习膝关节屈伸活动；术后 10 d 左右，指导患者在床边主动屈曲膝关节，扶拐下床行走，3 次 /d，30 min/次，逐渐增加活动范围，每天早、中、晚各做患肢直膝悬空抬举 20 次，逐渐增加时间及活动量；术后 2 周开始指导患肢主动活动，指导患者及家属每日轻捏髌骨周围软组织，以髌骨为中心，向肢体两端揉，拇指或手掌根部由轻到重推动髌骨上缘，使髌骨向远端活动，3 次 /d，各推 50 次左右，防止髌骨周围软组织粘连；术后 3 周左右，试着行走及缓慢下蹲锻炼，力求步态正常。

十四、胫骨平台骨折术后的护理

（一）体位

保持膝关节屈曲5度或伸直。抬高患肢，严禁肢体外旋。如为内侧平台骨折，尽量使膝关节轻度外翻；外侧平台骨折，尽量使膝关节轻度内翻。腘动脉损伤血管吻合术后给予屈膝位，以防血管再破裂

（二）功能锻炼

1.麻醉恢复后开始做股四头肌收缩和踝关节屈伸的锻炼。

2.早期膝关节CPM功能锻炼。术后第一天即可行膝关节CPM功能锻炼。，膝关节被动活动度为：第1～3天0^0-30^0，第4～8天0^0-50^0，第9-13天0^0-80^0，2周屈膝达90^0。但锻炼需循序渐进，其速度及范围视患者的疼痛及切口情况进行调整，同时注意加强股四头肌主动功能锻炼。早期非负重性功能锻炼非常重要，禁止过早负重，以免造成关节面再度塌陷，影响关节功能。

3.4～6周逐步做膝关节屈伸锻炼，骨折愈合后才开始负重行走，指导正确使用拐杖。

十五、胫腓骨骨折术后的护理

（一）体位

术后抬高患肢小腿，高于心脏水平，踝关节背伸90^0，足尖向上，保持外展中立位。

（二）功能锻炼

1.骨折早期　伤后1-2周内，伤肢肿胀疼痛，骨折端不稳定，容易再移位。此期功能锻炼的主要形式是患肢肌肉舒缩运动，指导患者做踝关节及足趾背屈活动，禁止左右摆动踝关节。原则上骨折部上、下关节不活动，身体其他部位均应进行正常活动。此期间功能锻炼的主要目的是促进患肢血液循环，以利消肿和稳定骨折。

2.骨折中期　伤肢肿胀消退，疼痛减轻，骨折端纤维连接，并逐渐形成骨痂，骨折部趋于稳定。此期锻炼的形式除继续增强患肢肌肉舒缩活动外，在医护人员或

健肢的帮助下逐步恢复骨折部上、下关节的活动，并逐渐由被动活动转为主动活动，动静结合，促进全身气血流畅，在不影响骨折复位的情况下，分别进行抬臀、护胸、直腿抬高及健侧肢体活动。伤后5-6周，骨折部有足够的骨痂时，可以进一步扩大活动范围和力量，防止肌肉萎缩，避免关节僵硬。

3.骨折后期　骨折临近愈合后，功能锻炼的主要形式是加强患肢关节的主动活动和负重锻炼，使各关节迅速恢复正常活动范围和肢体正常力量

十六、膝关节镜检术后的护理

（一）体位

患肢用软枕抬高 $15\sim30^0$，外展 $10\sim20^0$ 中立位，关节适当屈曲，使膝关节处于松弛状态，利于血液回流，以减轻术后切口疼痛和患肢肿胀。不同的位置损伤术后肢体有不同的放置：（1）半月板修复术后是将膝部置于伸直位，以软垫抬高；（2）内侧副韧带重建术后置膝于微屈 $20\sim30^0$ 并略内收位；前交叉韧带重建术后置膝于屈曲 $20\sim30^0$ 位，后交叉韧带重建术后置膝关节于微屈位。

（二）功能锻炼

根据患肢的功能状态，按照股四头肌等长收缩——直腿抬高练习——终末伸膝锻炼——膝关节活动范围练习的顺序循序渐进，锻炼原则为次数由少到多，锻炼时间由短到长，强度逐渐增加。

1.股四头肌练习，术后24h内可要求患者行股四头肌"绷劲"作肌肉等长收缩。如患者术后因疼痛不敢练习，可嘱其先练健侧腿，再练患腿，应定时检查练习的进度。患者练会之后，开始每天练 $4\sim5$ 次，每次 5min 左右，以患者不感到腿累为原则，在练习患腿的同时也要练习健侧腿的股四头肌，以免卧床过久，健侧腿肌肉因废用而无力。

2.下肢关节功能康复器（CPM）的应用。不同的手术术后 CPM 的锻炼时间不同、角度不同。半月板修复术后患者在术后 3 天拆除弹性绷带后即开始进行 CPM 锻炼。开始为 $0\sim30°$，应注意半月板前角修复的患者膝部不能过直，后角修复的患者膝部不能过屈，行韧带损伤重建术后患者一般在术后 $1\sim2$ 周后进行 CPM 功能锻炼，前交叉韧带重建术者角度应为 $30\sim60°$，不能超过 $60°$，后交叉韧带、副韧带重建者也应从小角度开始，3 个月内不能超过 $90°$，护士应严格掌握其锻炼角度，以免

加重关节内创伤，影响康复。

十七、肩关节镜检术后的护理

（一）体位

患肢用颈腕带悬吊置肘关节屈曲 90^0 功能位，肘与胸之间垫一枕垫，使肩关节保持轻度外展位。

（二）功能锻炼

肩外展 50^0，前屈 20^0，内旋 25^0 是肩关节功能要求最低活动范围，肩关节周围手术后功能锻炼应大于此范围才能使患者肩部功能接近正常。

1.手术当天麻醉消失后，开始活动手指、腕关节。

2.术后第一天，协助患者起床，被动朝各个方向活动患侧肩关节，2～3 次/天，5 分钟/次。

3.术后第二天被动活动患侧肩关节 5 分钟，再让患者主动朝各个方向活动患肢 5 分钟，指导患者坐患肢摆动练习。

4.术后一周让患者主动朝各个方向移动患肢，笔直向前伸，高举过头顶，向外伸展绕过身体绕到背上，在每个方向都尽可能伸展患肢。5.肩关节的外展和前屈控制在 90^0 以内，术后一周逐渐加大主动锻炼的范围，至第四周，肩关节活动恢复到正常水平，并开始进行对抗肌力锻炼。

十八、人工膝关节置换术后的护理

（一）体位

术后患肢予弹力绷带加压包扎、制动，保持中立位，予软枕抬高患肢超过心脏水平，也可采用持续冰敷患处 24 小时，以减轻局部充血、出血，减轻膝关节肿胀、疼痛。严密观察患肢末梢血液循环，如患肢出现发绀、肿胀、疼痛、麻木、皮肤发凉等，报告医生及时处理。协助病人翻身时，尽量向健侧翻身，注意支撑患部，避免施力于其上。

（二）功能锻炼

术后 6 小时指导病人开始作股四头肌等长收缩锻炼，术后第 1 天，在适当的镇痛基础上行 CPM 训练，屈曲角度为 0-45^0，每次 1 小时，每天 2 次，每天增加角度 10^0，术后 1 周屈膝至少达到 90^0。并指导病人主动进行膝关节屈伸活动，术后 1 周协助下床站立，如无头晕等不适，可用助行器或拐杖在床旁行走，术后第 2 周 CPM 使用角度增大至 100^0，指导病人在床上进行双下肢直腿抬高练习。主动直腿抬高练习，以巩固训练效果，利用助行器或拐杖练习行走，作步态训练，术后第 3 周可在跑步机上进行行走训练，第 4 周开始练习上、下楼梯活动，早期主要依靠拐杖，适应后脱离拐杖。指导康复训练应循序渐进不可操之过急。

十八、牵引术护理

持续牵引可分为：皮牵引、骨牵引、吊带牵引。

（一）病情观察要点

1.患肢疼痛、肿胀、温度、颜色、感觉、动脉搏动及活动度等情况。

2.患者的体位、牵引的位置是否正确，是否有效牵引。

（二）护理措施

1.皮牵引

（1）牵引前清洁患肢的皮肤，必要时剔除汗毛。

（2）注意胶布、绷带有无松散或脱落，肢体有无胶布过敏及皮肤溃疡等情况。

（3）经常检查牵引方向是否与患肢纵轴保持一致，绳索有无受阻，患肢与健肢长度是否一样，牵引重量是否合适。

（4）督促病人定时做肌肉收缩运动，手足关节功能锻炼。

（5）观察末梢血液循环是否良好，感觉有无障碍。冬天注意患肢保暖。

2.骨牵引

（1）骨牵引针分别用胶塞小瓶套入，以防钢针划破皮肤。保持牵引针针孔处清洁干燥，预防感染，碘伏棉球擦拭，每日 2 次。注意牵引针有无偏移，如有偏移，用碘伏消毒后调至对称。

（2）保持牵引绳与被牵引肢体的长轴一致。颅骨牵引时，应抬高床头 $15°$～$20°$；下肢牵引时抬高床尾 $15°$～$20°$。不可随意改变病人体位，如需纵向移动时，须有一人拉住牵引绳，取下重锤后方可移动，不可让绳放松。

（3）检查骨突出部位，以防压迫性溃疡。

（4）鼓励病人做肌肉收缩及手指（足趾）运动，防止肌肉萎缩和关节强直。牵引床上设拉手，以便病人起坐活动。

（5）冬天注意保暖。盖被不可压在牵引绳上，以免影响牵引效果。

（6）预防并发症：协助病人适当变换体位，深呼吸，叩拍背部，鼓励咳痰，预防坠积性肺炎发生。多饮水，预防泌尿感染和结石。

3.吊带牵引

（1）头带牵引重量不超过 5kg，床头抬高 15°～20°。经常巡视，如病人有明显不适，可暂停牵引，待症状缓解后再牵。

（2）吊带内垫好棉垫或纱布，以免发生压伤。

（3）骨盆托带牵引者，因不能翻身，应注意预防压疮，大便时放松吊带，防止吊带污染。

（4）骨盆纵向牵引者，床尾抬高 15°～20°，牵引重量 15～20kg，每天 1～2 次，每次 1—2 小时.

（三）健康指导

1. 保持牵引位置正确，以免影响效果。

2. 指导病人作肌肉收缩运动，活动未固定的关节和肢体。

3. 经常注意末梢循环是否良好，感觉有无障碍，给予适当衬垫，避免皮肤损伤。

4. 骨牵引针孔保持清洁，防止感染。

十九、石膏绷带术及石膏固定的护理

（一）目的

1.维持固定，保持患肢的特殊体位。

2.保护患部，减轻或消除患部的负重。

3.封闭伤口，作患部的牵引或伸展，矫正肢体畸形。

（二）适应证

1.骨折固定，关节脱位固定，关节损伤后的固定。烧伤、冻伤肢体的保护。

2.肢体软组织损伤后的固定，周围神经、血管、肌腱断裂或损伤、手术修复后固定。

3.骨、关节急慢性炎症，肢体软组织急性炎症。

4.矫正畸形，常用于畸形的预防、畸形矫正术、成形术后固定，包括血管、皮瓣移植术后的固定。

（三）禁忌证

1.病情严重，全身一般状况差，如心、肺、肾功能不全或有进行性腹水等，包扎石膏后会引起生命危险者。

2.患部伤口有厌氧菌感染者。

3.心、肺功能不全，呼吸、循环有严重疾病者。

4.孕妇禁作腹部石膏固定。

5.年龄过大体力虚弱者、年龄过小忌用巨型石膏。

6.伤口有活动性出血者，禁用封闭石膏固定。

（四）石膏绷带固定手术前的准备

1.用物准备

打石膏用的长桌或平台，石膏衬垫，石膏剪，石膏刀，剪刀，棉花，绷带，纱布块，有色铅笔，毛巾，橡胶单。石膏支垫，脸盆或桶装40度的水。

2.病人准备

（1）向患者介绍石膏固定的目的，需要怎样配合，可能有哪些不适及并发症，注意事项，术前做到心中有数。

（2）洗澡更换内衣，头颈胸固定者理发，四肢石膏固定者剪指甲。

（3）有伤口者先更换敷料，摆好肢体功能位及特殊体位，注意体位舒适保暖。

（五）石膏固定术的常见并发症及其护理措施

1.骨筋膜室综合征

（1）原因及表现：石膏绷带硬固后内容量固定，没有张弛余地，因此如果包扎过紧或肢体出现进行性肿胀时，可造成肢体（尤其是前臂或小腿肌群）骨筋膜室综合征。早期表现为肢体持续性灼痛，进行性加重，局部感觉异常；患侧足趾呈屈曲状，被动牵拉引起剧痛。如处理不及时，可造成肌肉缺血、坏死，进而发生缺血性肌肉挛缩，甚至肢体坏疽。

（2）护理措施：①石膏固定应松紧适宜；②固定后需严密观察患肢肢端血液循环，如发现异常须及时通知医师处理。，并同时做好切开减压手术前护理准备。

2.压迫性溃疡

（1）原因　多因石膏绷带包扎压力不均匀，使石膏凹凸不平或关节塑形不好所致，也可因石膏尚未凝固定型时就将石膏放在硬物上，造成石膏变形。

（2）临床表现　一般病人表现为局部持续性疼痛不适，溃疡形成或组织坏死后，石膏局部有臭味及分泌物。

（3）护理措施　应通知医师及时开窗检查进行处理。

3.骨质疏松

（1）原因　大型石膏固定后，固定范围广泛，固定时间较长，即使进行功能锻炼也容易发生废用性骨质脱钙骨质疏松。大量钙盐从骨骼中逸出而进入血液并从肾脏排出，不仅容易造成泌尿系结石，同时骨质疏松本身也不利于骨质修复和骨折愈合。

（2）护理措施　坚持每日作肢体按摩及各关节活动锻炼，以减少骨质脱钙。

4.化脓性皮炎

（1）原因　固定部位皮肤不洁，有擦伤及软组织挫伤，局部压迫而出现水泡，破溃后可形成化脓性皮炎。

（2）护理措施：①固定前应将石膏固定的肢体清洗干净，一般不需剃毛；②对骨骨骼突出部位应加衬垫；③如有伤口应先更换敷料，并及时开窗处理，以免影响治疗。

5.坠积性肺炎

（1）原因　多为大型躯干石膏固定及合并上呼吸道感染的老年病人，石膏固定后不能翻身活动而导致坠积性肺炎。

（2）护理措施：①鼓励并指导病人进行深呼吸及咳嗽咯痰；②定时给病人翻身、拍背以协助排痰，必要时服祛痰药物，行超声波雾化吸入和体位引流。

6.关节僵直

原因：①受伤肢体经长时间固定而不注意功能锻炼可致使静脉血和淋巴液回流不畅；②患肢组织中有浆液纤维性渗出物和纤维蛋白沉积，可使关节内外组织发生纤维粘连；③同时由于关节囊及周围肌肉的挛缩，关节活动可有不同程度的障碍。

7.肌肉萎缩

原因：受伤后的肢体长期不活动致使神经感受器受刺激减少，而神经的离心性冲动也相应减少，导致局部组织的血液供应和物质代谢降低所致。

8.石膏综合征

常见于石膏背心固定术的病人。

（1）原因　由于石膏背心将整个胸腹部包裹，而尤以上腹部包裹过紧后，将影响病人进食后胃的容纳与扩张。

（2）临床表现　病人进食后有腹痛、呕吐，呕吐物主要是胃内容物，一般无胆汁。如胸部石膏包裹过紧时可出现呼吸窘迫、紫绀。

（3）护理措施：①石膏背心时胸部不宜过紧；②病人若有不适或呕吐，确认石膏壳包扎过紧所引起时，可在石膏背心上腹部区开一石膏窗；③石膏背心固定好后嘱病人注意不要进食过饱，坚持少食多餐，逐步适应石膏背心的包裹；④注意观察呼吸，如发现呼吸及面包、脉搏、血压、尿量等发生改变，应认真检查，及时给氧，并通知医生紧急处理。

（六）石膏固定病人的护理

1.护理目标

（1）做好生活护理和心理护理，解除病人的精神负担，增加安全感，保持乐观愉快的心境。

（2）认真观察石膏固定后的肢体，及时处理各种异常情况，防止并发症发生。

（3）保证固定效果，顺利达到治疗目的。

（4）指导功能锻炼，最大限度地恢复患肢功能。

2.一般护理

（1）石膏固定前的肢体或躯干应清洗干净，如有伤口应先换药。

（2）在寒冷环境中要注意病人的保暖，防止着凉；气候炎热时做好防暑降温工作，尤其是躯体大型石膏，往往因散热不好病人发生中暑。

（3）长期应用石膏固定，皮肤表面可有一层死去的上皮组织，应及时清除。清除的方法为用温热的湿毛巾浸湿擦去，而不可强行撕剥。

（4）拆除管型石膏时，应先在最薄弱部位纵形切开，再将切口逐渐扩大。

（5）拆除石膏后的肢体可辅以中医治疗，如中药浸泡、熏蒸或按摩、推拿等。

3.常见护理问题及措施

（1）有发生血液循环障碍的可能　相关因素：①石膏固定过紧；②肢体位置不

当。

护理措施：①对刚刚施行石膏固定的病人应列入交接班项目，进行床头交接班；②将患肢抬高，以利静脉血液和淋巴液回流。上肢可用托板或悬吊架，下肢可用枕头垫起，使患处高于心脏水平面10～20cm；③严密观察患肢有无苍白、厥冷、发绀、疼痛、感觉减退及麻木等，如发现异常应及时通知医生并妥善处理。如肢端血运障碍，应立即将石膏剪开减压；如指（趾）不能主动活动，皮肤感觉减退或消失，但血运尚好，表明是神经受压，应立即在受压部位开窗减压或更换石膏；如血运障碍伴神经受压，应考虑缺血性挛缩的可能，必须立即拆除石膏找出原因进行处理。

（2）有发生压疮的可能　相关因素：①病人全身营养状况比较差；②卧床时间较长；③石膏局部形成凹陷。

护理措施：①石膏固定时需用手掌托住被固定的肢体，不能用手抓捏，以免在石膏上形成凹陷，对肢体形成局限性压迫；②石膏边缘应修理整齐、光滑，使病人舒适。避免卡压和摩擦肢体；③压疮的早期症状是局部持续性疼痛。注意观察石膏边缘及骨隆突部位有无红肿、摩擦伤等。每日用手指蘸酒精伸到石膏边缘里按摩一次，以促进局部血液循环，同时要协助病人定时翻身变换体位，保持床单被褥清洁、平整、干燥、无碎屑，以预防未包石膏的骨突出部位发生压疮；④利用嗅觉进行观察。如石膏内有腐臭气味，说明石膏内有压疮，已形成溃疡发生坏死，或是石膏内原有外伤感染，应通知医生及时处理；⑤为了解除局部压迫或使压疮易于换药，可在石膏上开窗。

（3）有石膏污染的可能　相关因素：①病人长期卧床，生活不便；②伤口有分泌物。

护理措施：①保持石膏及床铺的整洁，勿使粪、尿及饮料食物污染石膏；②为用石膏托固定的病人换药时，要及时清除伤口分泌物，伤口用敷料保护，敷料的厚度应能充分吸附渗血渗液，不致污染石膏。为开石膏窗的病人换药时要用足够纱布填塞在石膏窗内的四周，防止冲洗液和脓液流入石膏管型内，换药后再抽出堵塞的纱布；③如果石膏外面染有污物，可用毛巾蘸肥皂及清水擦洗干净，擦洗时水不能过多，以免石膏软化变形；④对严重污染的石膏应及时更换。

4.有石膏变形的可能　相关因素：①石膏质量差；②石膏未干固前托肢体的方法不正确。

护理措施：①石膏未干固前：a.要用手掌平托石膏固定的肢体，不可用手指抓捏。b.尽量不要搬动病人，若病人要变换体位，应给予适当的扶持。c.切勿牵拉、压迫、活动，也不可将包石膏的肢体放置在硬质床板或地面上，更不可在石膏上放置重物，以免引起石膏折断、变形，骨折端移位或石膏凹陷处压迫血管、神经、软组织，使肢体出现缺血坏死形成溃疡；②石膏未干固前不应覆盖被毯。如天气寒冷盖被须用支架托起，并注意保护外露肢体。温度低、湿度大时，可用灯泡烘烤或以电风扇吹干。石膏干后注意勿使其受潮；③石膏干固后脆性增加，由于杠杆作用在关节部位容易断裂，搬动时切忌对关节处施加屈折成角力量，而应平托加以保护。翻身或改变体位时，都应设专人注意保护石膏，避免折裂。

（5）有肌肉萎缩的可能　相关因素：①缺乏功能锻炼知识；②功能锻炼不主动。

护理措施：①于石膏固定的当日就可指导病人作石膏内的肌肉舒缩运动；②病情允许时鼓励病人下床活动，可先在床边站立，再扶拐杖短距离行走，循序渐进；③石膏拆除后可每日按摩肌肉2～4次，并加强功能锻炼。

（6）生活方式的改变　与疾病及其治疗有关。

护理措施：①了解病人心理状况，给予安慰鼓励，以增强病人战胜疾病的信心。应向病人说明石膏固定的意义及注意事项。为病人创造舒适的治疗环境，尽快适应新的生活；②护士应主动、耐心、细心，关心体贴病人，满足生活所需，尊重少数民族病人的生活习惯，使病人感到舒适；③鼓励病人进高蛋白、高热量、易消化的饮食，并要多饮水、多食蔬菜及水果，防止便秘。必要时可服缓泻剂或采取人工排便措施。

参考文献

[1]沈世强.外科无菌术及其新进展[J].中国实用外科杂志，2005，25（1）：20-21.

[2]姜洪池，许评.手术操作中的无菌技术[J].中国实用外科杂志，1995，15（1）：55-56.

[3]张延龄.围手术期抗生素应用原则和方法[J].外科理论与实践.2001，6（6）：355-356.

[4]吴在德，吴肇汉．外科学[M].北京：人民卫生出版社，2008：2-6.

[5]姜洪池，陆朝阳.进一步加深对微创理念的理解[J].中华外科杂志，2008，46（1）：3-4.

[6]许森林，余时沧．将外科病理融入病理学实验课教学的实践与体会[J]．局解手术学杂志，2013，22（2）：219－220．

[7]马木提江·阿巴拜克热，买合甫拜·艾山，阿丽娅·阿克木，等．以问题为基础学习在七年制医学生外科动物手术学教学中的应用[J]．中华医学教育杂志，2013，33（1）：89－91．

[8]徐小元，丁惠国，贾继东，等.肝硬化门静脉高压食管胃静脉曲张出血的防治指南[J].中华内科杂志，2016，55（1）：203-219.

[9]CourtneyM，Townsend JR，Daniel Beauchamp R，et a.l SabistonTextbook ofSurgery[M].17th ed.Elsevier Inc，2004：35.

[10]Horan TC,GaynesRP,MartoneWJ,eta.l CDC definitions ofnos-ocomial surgical site infections,1992 : Amodification ofCDC de-finitions ofsurgicalwound infections[J].InfectControlHospEp-idemio，l 1992，13（10）：606-608.

[11]Quebbeman EJ，Telford GL，Wadsworth K，et a.l Double-gloving：Protecting surgeons from blood contamination in the operatingroom[J].Arch Surg，1992，127（2）：213-217.

[12]（美）卡内尔.坎贝尔骨科手术学[M].王岩，译.11 版.北京；人民军医出版社，2009：2649～2650，2644.

[13]（美）布朗.创伤骨科学[M].王学谦，译.3 版.天津：天津科技翻译出版公司，2007：1504～1505，1501.

[14]黄强，王满宜，荣国威，等.复杂肱骨近端骨折的手术治疗[J].中华骨科杂志，2005,25（3）：159-164.

[15]姜保国，傅中国，张殿英，等.肱骨近端骨折的外科治疗及术后康复[J].中华创伤杂志，2002，18（3）：133-135.

[16]LIN J.Effectiveness of locked nailing for displaced three-partproximal humeral

fractures[J].Trauma，2006，61（2）：363.

[17]郭隆森.肱骨近端加压锁定钢板与传统钢板治疗肱骨近端骨折的临床疗效比较[J].当代医学，2010，1（633）：99-100.

[18]Phipatanakul WP， Norris TR.Indications for prosthetic replacementin proximal humeral fractures[J].Instr Course Lect，2005，54（4）：357.

[19]扈本文.胃、十二指肠溃疡合并穿孔出血20例外科治疗[J].中国现代药物应用，2010,4（3）：163-164.

[20]何元.胃大部切除术治疗胃十二指肠溃疡大出血疗效观察58例[J].中国医药指南，2010，8（20）：251-252.

[21]徐绍俊.胃大部切除术治疗胃十二指肠溃疡大出血68例疗效分析[J].医学信息（下旬刊），2009，1（11）：273-274.

[22]马金海，马强.急性胃十二指肠大出血外科治疗[J].滨州医学院学报，2004，27（1）：263-264.

[23]欧定武.胃大部切除术治疗胃十二指肠溃疡大出血的临床疗效分析[J].医学信息（上旬刊），2011，24（1）：1118-1119.

[24]赫捷. 结直肠肛门[M]//2011中国肿瘤登记年报. 北京：国家癌症中心， 2011： 50-2.]

[25]王春燕，朱永通，邓建华，等．中药烫熨联合颈部推拿治疗椎动脉型颈椎病的临床疗效[J]．山东医药，2013，53（33）：36－38．[2]刘英，王清贤，刘雪辉，等．祛风止痛透骨散热熨法结合经络松筋拍打疗法治疗颈椎病60例疗效观察[J]．颈腰痛杂志，2014，35（2）：156－157．

[26]苏颖燕.胸腰椎爆裂型骨折并截瘫21例临床护理[J].齐鲁护理杂志，2012，18（14）：88-89.

[27]谢英.心理健康教育在腰椎骨折伴截瘫康复护理中的意义分析[J].四川医学，2013，34（11）：1755-1757.

[28]岳万友，杜祥琴，赵春梅，等.胸腰椎骨折伴截瘫患者的护理及康复训练[J].中国伤残医学，2014，22（11）：197-198.

[29]赵亚男，刘红星，杨旭东，等．中药冲击松解疗法联合理疗治疗神经根型颈椎病临床研究[J]．河北中医，2010，32（7）：971－973．

[30 杜克，王守志.骨科护理学[M].北京：人民卫生出版社，1995：324，329-330.

[31]李蕾，刘化侠.认知功能障碍老年人疼痛评估的研究进展[J].中华护理杂志，2006，41（11）：1035.

[32]张艳，刘青.对116例手术病人术后镇痛认识的调查分析[J].中华护理杂志，2006，41（10）：

950.

[33]戴晓阳. 护理心理学[M]. 北京：人民卫生出版社，2004：1.

[34]蒋继国. 护理心理学[M]. 北京：人民卫生出版社，2009：128－129.

[35]石含英. 截瘫患者心理护理[J]. 第三军医大学学报，2002，24（2）：151.

[36]张宝丽. 毫米波联合甲钴胺治疗糖尿病周围神经病变的护理［J］. 护理学杂志，2008，23（5）：30－31.

[37]荣金明，杨巧玲，陶泓，等. 疼痛的基础与临床护理［J］. 国外医学·护理学分册，2003，22（5）：215－219.

[38]方芳. 慢性疼痛的评价和护理现状［J］. 现代护理，2006，12（9）：807－809.

[39]丁兰平，左偕梅. 疼痛治疗的心理护理［J］. 医学理论与实践，2002，15（11）：1 330－1 331.